燕京刘氏伤寒流派传承系列

热病急重症临证录验

高飞 著

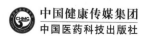

中国健康传媒集团

中国医药科技出版社

内 容 提 要

本书是作者从医 50 年来辨治热病和急重症的临床经验集，分上下两篇。全书以病案为主，详细记录了作者辨证、治疗过程，且将其在临床中不同阶段的感悟与认识穿插其中，对临床治疗发热性疾患和急重症具有独到指导价值。书中所载处方多由经方化裁而来，有助于读者进一步理解并掌握仲景经方的临床应用。本书可供中医临床医师、中医院校师生和中医爱好者学习使用。

图书在版编目（CIP）数据

热病急重症临证录验 / 高飞著 . — 北京：中国医药科技出版社，2023.9
（燕京刘氏伤寒流派传承系列）
ISBN 978-7-5214-3788-1

Ⅰ.①热… Ⅱ.①高… Ⅲ.①温病—临床医学—经验—中国 ②中医急症学—经验—中国—现代 Ⅳ.① R254.2 ② R278

中国国家版本馆 CIP 数据核字（2023）第 037201 号

美术编辑 陈君杞
版式设计 也 在

出版　**中国健康传媒集团** | 中国医药科技出版社
地址　北京市海淀区文慧园北路甲 22 号
邮编　100082
电话　发行：010-62227427　邮购：010-62236938
网址　www.cmstp.com
规格　710×1000 mm $^1/_{16}$
印张　17 $^3/_4$
彩插　1
字数　318 千字
版次　2023 年 9 月第 1 版
印次　2023 年 9 月第 1 次印刷
印刷　三河市万龙印装有限公司
经销　全国各地新华书店
书号　ISBN 978-7-5214-3788-1
定价　58.00 元

获取新书信息、投稿、为图书纠错，请扫码联系我们。

前　言

我于 1969 年入伍任连队卫生员，学过简单的针灸知识并即学即用，初领中医之效。大约 1970 年秋，炊事班小李的母亲因急性阑尾炎致周围脓肿来部队寻医。小李家在山区，离县城几十里路，交通不便，发病时未能及时就医。待数日后到县医院时，仍有发热、右下腹疼痛，且可扪及包块，压痛明显，考虑为"阑尾周围脓肿（已局限）"，便找到部队寻求进一步治疗。我那时还未学习中医，但卫生员培训有针灸内容（速成的），学过几十个常用穴位及施针方法、注意事项，在自己身上练习一下后，马上就能给患者施针。小李母亲来队当天，因转诊上级医疗单位或军区医院尚需时间，恰好我前几天刚学了一个新穴——阑尾穴，在外膝眼下 5 寸（足三里下 2 寸）（同身寸），于是就想试试。这时，患者仍有低热、右下腹痛，行走亦受影响，右下腹可摸到包块且有压痛。我用了 1 支阿托品，加注射用水 3 毫升，共 4 毫升，选最粗的 7 号针头，取右侧阑尾穴和左侧足三里穴，进针后见无回血，提插数下，出现明显针感后迅速注入药水，每穴 2 毫升。第 2 天，患者腹痛明显减轻，我一高兴，就把办转诊的事搁下了。又取左侧阑尾穴和右侧足三里穴，照前法施之。如此交替 6 天，患者体温正常，腹痛、压痛消失，右下腹包块也逐渐变软、缩小。随后去医院检查说不需手术治疗，在部队住了几天就回家了。此后数月，每次小李有家信来，我都问问，小李说母亲一切正常。初生牛犊不怕虎，这种操作现在看过于大胆，但当时也做了有问题及时请示上级医生的准备。此例疗效很好，令我印象极深。当时并未想到以后会以医生为职业，现在看来，这个案例增加了我学习中医的兴趣和信念。

1971 年 2 月，我作为"工农兵大学生"（单位选送，不需考试）就读于山东医学院中医系（1970 年 8 月，山东中医学院并入山东医学院成为中医系，1975 年恢复，现为山东中医药大学）。入学不久，尚未开课，经简单培训后，我们便参加了丝虫病普查的实践活动。丝虫病是地方传染病，由蚊子传播。丝虫寄生于人体淋巴系统，其幼虫微丝蚴在夜间人们睡下后才会游移到周围血液，故采血需要夜出晨归。中医系 108 人编为 8 个班，晚饭后各自出发前往约定村庄，路途一二十里路不等。到达目的地后，先做些"群防群治"的宣传活动，等乡亲们睡下，半夜时分再在生产队指派人员带领下挨家逐人采耳血，一时儿哭犬吠，户户不宁。凌晨归来吃饭睡觉，中午起床吃"早"饭，然后去教室，在显微镜下各自检阅本组所采血片，查找微丝蚴，并登记造册，晚饭后再次整队出发下一村落。如此披星戴月走乡串户 10 余天，最后汇总感染人员名册，统一交防疫部门发放枸橼酸乙胺嗪进行治疗。后来我去泗水县学习中医基础课程，周末有时会在老师带领下去周围村子巡诊。

1974 年 8 月，我毕业后回原部队农场卫生所任助理军医。干部战士、职工、家属孩子，各科疾患者要最先经过我，大多数能治就治，少数复杂重些的再转上级医院。头痛脑热、腹痛下利自不待言，切脓肿，肩、肘、下颌关节脱臼整复，甚至急腹症、小儿肺炎、心衰都处理过。卫生所附带调剂室，像复方甘草合剂、颠茄酊等都可随用随配。我还和卫生员一起利用空地种了些菊花、薄荷、牛蒡子、决明子等，收获后可作单方使用。1976 年，济南军区军医学校中医教研室缺少教员，我奉调入职。教研室吴敬新、夏继本、张孝纯、陈亮光等老同志给我很多帮助。校领导对我学习深造给予大力支持。教学之余，我还去济南铁路医院中医科随几位老医生学习。其中有位王华东医生，本是铁路公安，因有祖传家底，也在中医科出门诊，我跟他学了几招。尤其是我去了山东省中医院（山东中医药大学附属医院）进修 1 年，跟周凤梧、张鸣鹤、俞昌正、周次清、吕同杰、王文正等老师学习了不少知识本领。

20 世纪 70 年代末，各地举办了不少中医提高班（"回炉班"）和西学中班，我有幸聆听过张志远、王允升等老师的讲座。

这十几年是一个增长见识的阶段。拉拉杂杂说这些，是因为这些在那个年代看似普通的经历对我日后的学习成长，尤其是怎样做一个合格的中医而言，都是值得珍惜的资粮。

1981 年，我考取了北京中医学院（现北京中医药大学）刘渡舟教授的伤寒学专业研究生，经恩师悉心教导和临床带教 6 年，同时也受到重点中医院校高层次的严谨训教，故而在基础理论和临床辨证等诸方面都有了提高。

作为最早的中医博士之一，我毕业后一直在解放军 304 医院中医科工作，专注临床 30 余年，习用经方解决诸多热病、急重症、杂症。在综合医院医疗实践中逐步建立自信，形成特色，有了一些学术成绩。此外，我还在陈振相主任领导下开展临床科研，并在焦树德、路志正主任委员的带领下参与组织中华中医药学会内科心病专业委员会的学术活动。

日积月累，至今略有一些临证经验，愿与同道分享。

我平素疏于整理记录，大多数验案（以会诊病例为主）随手记于处方笺、小本子、纸片上，抽屉满了，堆于纸箱中，诊室、办公室经多次搬移，大部分遗失。退休后将两纸箱纸片搬回家，2020年着手整理时，才发现过半数因记录不全，难以使用，有的则是书写潦草，难以辨识。教训深刻！亡羊补牢，得抓紧把能用的整理出来。

这本书涵盖热病、急重症（急性发热亦属急症范围），杂症拟归纳另册。写法不全按照"先案后按"之惯例，对热病证治的探索结合了我在临床工作上不同阶段的感悟和认识。亦采用札记形式，无固定体例。大学老师张志远国医大师的《张志远临证七十年精华录》《国医大师张志远医论医话》《国医大师张志远习方心悟》等笔记体著作在写法上给予我启示。曾荣修《伤寒田曾流传习录》（美国纽约，柯捷出版社，2018年1月第二版）病例较多，不说空话，值得学习。

我意多举案例，少做分析，读者自有品鉴。案例省去病案号；个别年龄、就诊日期等漏记，若诊治过程尚明，且有一定参考价值，仍用之；案例篇幅长短不一；早年不少处方现今看来诸多不妥，可示警戒，故亦用之。总体以实事求是为原则，希望对读者提供些微借鉴。

借此机会，感谢恩师的教诲和培养，感谢指导、帮助过我的老师和前辈，感谢医院平台和中西医同事们的信任和支持，也感谢患者的信任。

我耽于临床，无意为师。不过师兄弟或有学生来跟我门诊、会诊，还有一些主动要求跟诊的其他专业的博士生、硕士生、本科生，也有几位已担任高职的医生亦对经方应用感兴趣。在这些同道中，不乏经典娴熟、根基扎实，又能认真思索，提出较有深度问题者，对我这种懒于梳理的散人颇有启发和督促效果。教学相长，一起进步。为此也要感谢他们几位：武冰、申丹、王思嘉、翟昌明、曾莉、郑敏坤、张柏岳、吴博、王锐、李建媛、王国力、宋文杰、黄志贵等。其实沉下心来写点东西也与其中几位的建议有关。

习斋学人

于京西四季青

辛丑芒种

目录

上篇　热病

第一节　发热临床研究和4首经验方 ·············· 2

一、初步分析，找出重点证候 ·············· 2

二、针对重点证候研制协定处方（4种）并进行临床观察 ······ 3

三、4首协定处方（经验方）组成 ·············· 6

第二节　麻黄汤、大青龙汤、麻黄发表方（经验方）应用 ·········· 8

一、北京冬季流感证治 ·············· 8

二、关于寒疫 ·············· 10

三、应用麻黄一得之见 ·············· 11

四、讨论 ·············· 13

五、临证录验 ·············· 13

第三节　银翘散、升降散、清咽饮（经验方）应用 ·········· 18

一、方解 ·············· 18

二、临证录验 ·············· 19

第四节　外寒内热证治验 ·············· 30

一、治疗思路 ·············· 30

二、临证录验 ·············· 30

第五节　葛根汤类方应用 ·············· 39

一、葛根汤 ·············· 39

二、葛根芩连汤 ·············· 44

第六节　麻黄石膏剂应用 …………………………………… 46

　　一、"空调伤寒"证治 ……………………………………… 46

　　二、临证录验 ……………………………………………… 47

第七节　白虎汤、竹叶石膏汤、玉女煎应用 ………………… 55

　　一、白虎汤及其加减方 …………………………………… 55

　　二、竹叶石膏汤 …………………………………………… 61

　　三、玉女煎 ………………………………………………… 65

第八节　小柴胡汤、清解饮（经验方）应用及热入血室证治 …… 67

　　一、方解 …………………………………………………… 67

　　二、临证录验 ……………………………………………… 67

　　三、热入血室证治 ………………………………………… 87

第九节　桂枝汤、柴胡桂枝汤应用 …………………………… 94

　　一、桂枝汤 ………………………………………………… 94

　　二、柴胡桂枝汤 …………………………………………… 95

第十节　大柴胡汤应用 ………………………………………… 105

　　一、方解 …………………………………………………… 105

　　二、临证录验 ……………………………………………… 105

第十一节　柴胡桂枝干姜汤应用 ……………………………… 117

　　一、方解 …………………………………………………… 117

　　二、临证录验 ……………………………………………… 118

第十二节　麻黄附子剂应用 …………………………………… 139

　　一、方解 …………………………………………………… 139

　　二、临证录验 ……………………………………………… 139

第十三节　达原饮、新达原颗粒（经验方）应用 …………… 143

　　一、方解 …………………………………………………… 143

　　二、临证录验 ……………………………………………… 144

第十四节　甘露消毒丹、三仁汤、藿朴夏苓汤应用 ………… 166

　　一、方解 …………………………………………………… 166

　　二、临证录验 ……………………………………………… 167

第十五节　五苓散、桂苓甘露饮、柴苓汤、猪苓汤应用 …… 176

　　一、五苓散、桂苓甘露饮 ………………………………… 176

二、柴苓汤（小柴胡汤合五苓散）⋯⋯⋯⋯⋯⋯⋯⋯⋯⋯⋯ 181

三、猪苓汤 ⋯⋯⋯⋯⋯⋯⋯⋯⋯⋯⋯⋯⋯⋯⋯⋯⋯⋯⋯⋯⋯ 184

第十六节　麻黄杏仁薏苡甘草汤、加减木防己汤、麻黄连轺赤小豆汤

　　　　　应用 ⋯⋯⋯⋯⋯⋯⋯⋯⋯⋯⋯⋯⋯⋯⋯⋯⋯⋯⋯⋯ 188

一、麻黄杏仁薏苡甘草汤 ⋯⋯⋯⋯⋯⋯⋯⋯⋯⋯⋯⋯⋯⋯⋯ 188

二、麻杏薏甘汤与加减木防己汤合用 ⋯⋯⋯⋯⋯⋯⋯⋯⋯⋯ 190

三、麻黄连轺赤小豆汤 ⋯⋯⋯⋯⋯⋯⋯⋯⋯⋯⋯⋯⋯⋯⋯⋯ 194

第十七节　其他 ⋯⋯⋯⋯⋯⋯⋯⋯⋯⋯⋯⋯⋯⋯⋯⋯⋯⋯⋯⋯ 196

一、其他方剂应用案例 ⋯⋯⋯⋯⋯⋯⋯⋯⋯⋯⋯⋯⋯⋯⋯⋯ 196

二、疑难发热 ⋯⋯⋯⋯⋯⋯⋯⋯⋯⋯⋯⋯⋯⋯⋯⋯⋯⋯⋯⋯ 202

下篇　急重症

第一节　心衰 ⋯⋯⋯⋯⋯⋯⋯⋯⋯⋯⋯⋯⋯⋯⋯⋯⋯⋯⋯⋯⋯ 210

一、关于心衰病名 ⋯⋯⋯⋯⋯⋯⋯⋯⋯⋯⋯⋯⋯⋯⋯⋯⋯⋯ 210

二、《伤寒杂病论》中有关心衰证治 ⋯⋯⋯⋯⋯⋯⋯⋯⋯⋯ 210

三、心衰辨治之常与变 ⋯⋯⋯⋯⋯⋯⋯⋯⋯⋯⋯⋯⋯⋯⋯⋯ 211

四、体会 ⋯⋯⋯⋯⋯⋯⋯⋯⋯⋯⋯⋯⋯⋯⋯⋯⋯⋯⋯⋯⋯⋯ 219

第二节　重症肺炎 ⋯⋯⋯⋯⋯⋯⋯⋯⋯⋯⋯⋯⋯⋯⋯⋯⋯⋯⋯ 222

第三节　腑气不通 ⋯⋯⋯⋯⋯⋯⋯⋯⋯⋯⋯⋯⋯⋯⋯⋯⋯⋯⋯ 227

一、热结 ⋯⋯⋯⋯⋯⋯⋯⋯⋯⋯⋯⋯⋯⋯⋯⋯⋯⋯⋯⋯⋯⋯ 227

二、寒结 ⋯⋯⋯⋯⋯⋯⋯⋯⋯⋯⋯⋯⋯⋯⋯⋯⋯⋯⋯⋯⋯⋯ 235

三、虚滞 ⋯⋯⋯⋯⋯⋯⋯⋯⋯⋯⋯⋯⋯⋯⋯⋯⋯⋯⋯⋯⋯⋯ 238

四、水结湿阻 ⋯⋯⋯⋯⋯⋯⋯⋯⋯⋯⋯⋯⋯⋯⋯⋯⋯⋯⋯⋯ 241

五、蓄血 ⋯⋯⋯⋯⋯⋯⋯⋯⋯⋯⋯⋯⋯⋯⋯⋯⋯⋯⋯⋯⋯⋯ 243

六、复杂情况 ⋯⋯⋯⋯⋯⋯⋯⋯⋯⋯⋯⋯⋯⋯⋯⋯⋯⋯⋯⋯ 244

第四节　脑炎、脑病、脑外伤 ⋯⋯⋯⋯⋯⋯⋯⋯⋯⋯⋯⋯⋯⋯ 248

第五节　血证（便血、呕血、咳血、尿血、崩漏）⋯⋯⋯⋯⋯ 257

一、便血 ⋯⋯⋯⋯⋯⋯⋯⋯⋯⋯⋯⋯⋯⋯⋯⋯⋯⋯⋯⋯⋯⋯ 257

二、呕血 ⋯⋯⋯⋯⋯⋯⋯⋯⋯⋯⋯⋯⋯⋯⋯⋯⋯⋯⋯⋯⋯⋯ 258

三、咳血 ⋯⋯⋯⋯⋯⋯⋯⋯⋯⋯⋯⋯⋯⋯⋯⋯⋯⋯⋯⋯⋯⋯ 260

热病急重症临证录验

四、尿血 ……………………………………………… 261

五、崩漏 ……………………………………………… 262

第六节 急性肾衰 …………………………………… 263

第七节 疮毒内陷走黄 ……………………………… 265

写在结尾 ……………………………………………… 267

热病

上篇

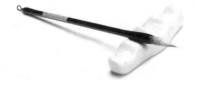

第一节　发热临床研究和 4 首经验方

1988 年，笔者到 304 医院工作，医院要求"科有特色，人有专长"，而中医科以自制"活心生脉饮"等治疗心痹（冠心病）为特色。当时医院领导支持中医科陈振相主任"医药一条龙"设想，将中药房、中药制剂室划归中医科管理。这在综合性医院是一项非常有利于中医发展的举措。

如何形成个人特色？要视临床需要和个人所长而定。发热是常见症状，原因复杂，多需及时诊治，不仅门诊常见，各科病房也有会诊需求，而笔者是学伤寒出身，自然将发热类疾患作为重点关注。

一、初步分析，找出重点证候

最初几年，笔者尚无计划，遇到发热类疾患即随证治之，治法方药不拘伤寒、温病。随着案例增加，经验积累，笔者便想找出常见发热证型，研制几种具有针对性的中药制剂或协定处方。为此，笔者临床特别注意整理相关门诊病历和会诊记录，对积累的案例加以分析总结，并发表数篇报告。下附其中 1 篇摘要。

附：辨证治疗疑难发热 138 例总结[1]（摘要）

笔者以伤寒学说及温病学说为指导，共辨证治疗疑难发热患者 138 例，大多为常规使用抗生素、解热剂后疗效欠佳者，其中 127 例取得满意的退热效果，总有效率为 92.0%。127 例有效病例中，除 8 例长期低热（38.5℃ 以下）患者外，其余均为 38.5℃ 以上的发热患者。服用中药前，127 例患者的最高体温平均为 39.4±0.7℃。

采用六经辨证、温病辨证等方法，将患者按证型及使用方药的不同分为 9 组。各组患者在年龄、病程、平均体温等方面差异不大，但观察到不同证型患者在退热时程上有显著差异。

（1）兼夹湿邪饮邪组与其他组相比，退热时程明显较长，印证了前人"湿热合邪，缠绵难愈"的观点，对临床有一定指导意义。并提示在制定热病疗效标准时，伤寒、温热病与湿热病疗程应有所不同，评价疗效时亦应充分考虑到这一点。

（2）病偏于表者，退热较易。

（3）笔者分析了影响疗程的有关因素，发现白细胞低于正常组与正常组、高于正常组相比，退热时程较长，提示机体正气在治疗中的重要性。此外，物理降温亦有一定的负面影响。

（4）笔者根据最常见证型归纳出4个经验方，谅可覆盖70%以上的外感发热。

二、针对重点证候研制协定处方（4种）并进行临床观察

在第一阶段研究基础上，笔者确定了5种常见证候：风寒表实证（太阳伤寒）、外感风热证、外寒内热证、枢机不利证（邪在少阳）、湿热郁遏证，并以古方为基础拟定4首协定处方。

（1）风寒表实证：麻黄发表方（由大青龙汤化裁而成）。

（2）外感风热证：清咽饮（由银翘散合升降散化裁而成）。

（3）外寒内热证：先用麻黄发表方一二服，得汗后改服清咽饮。

（4）枢机不利证：清解饮（由小柴胡汤加味而成）。

（5）湿热郁遏证：新达原颗粒（由达原饮加味而成）。

1997年至2001年，笔者共治疗5种常见发热证4000多例，可涵盖所治疗各种发热证的80%以上。笔者对记录完整的471例次进行了统计分析，下附相关摘录。

附：471例发热证治分析[2]（摘录）

根据古方并结合个人经验，笔者拟定处方4种，由本院制剂室加工成医院制剂（浓缩煎剂或颗粒剂），经辨证用于治疗风寒表实证、外感风热证、外寒内热证、枢机不利证、湿热郁遏证5种发热证候4000多例，约可涵盖同期各种发热的80%以上。

风寒表实证　用麻黄发表方（由大青龙汤化裁而成）1~2天，每日二三服，若得汗出热退后即可停服。凡感冒、流感、肺炎初期等病症，症见发热恶寒、无汗、头痛身痛等风寒表实证者，皆可辨证用之。

外感风热证　用清咽饮（由银翘散合升降散化裁而成），每日三四服，一般用药3~4天。凡上呼吸道感染、流感、急性扁桃体炎、急性咽喉炎、急性支气管炎、肺炎等病症，症见发热、咳嗽、咽喉红肿疼痛等风热上犯肺系证者，皆可辨证用之。

外寒内热证：据观察，此证临床常见，多见于外寒怫郁而热不得去，或素体内热患者复罹风寒之邪，若单用疏散风热之法则难得速效，故先用发表方一二服发汗解表，继用清咽饮 3 天左右疏散郁热。

枢机不利证：既见于邪犯少阳之外感发热，也见于部分内伤所致枢机不利之发热。用清解饮（由小柴胡汤化裁而成）3~4 天，每日二三服。

湿热郁遏证：症见发热、苔腻等。用新达原颗粒（由达原饮化裁而成）4~5 天，每日二三服。

表 1　各组发热时程和体温（$\bar{x} \pm s$）

分组	例数（例）	发热时程（天）	体温（℃）
风寒表实组	118	5.7 ± 16.1（1~110）*	39.1 ± 0.8
外感风热组	103	4.0 ± 2.5（1~14）	39.1 ± 0.6
外寒内热组	101	2.6 ± 1.5（1~9）	39.2 ± 0.6
枢机不利组	83	9.8 ± 13.3（1~60）	38.9 ± 0.7
湿热郁遏组	66	11.7 ± 24.4（2~180）**	38.8 ± 0.7
方差分析	—	$P<0.05$	$P>0.05$

* 若删去1个极端值110天，则为3.4 ± 2.4（1~15）天。

** 若删去1个极端值180天，则为8.8 ± 10.5（2~75）天。

表 2　各组疗效

分组	治愈［例（%）］	有效［例（%）］	无效［例（%）］	总有效率（%）
风寒表实组	108（91.5）	8（6.8）	2（1.7）	98.3
外感风热组	91（88.3）	8（7.8）	4（3.9）	96.1
外寒内热组	92（91.0）	5（5.0）	4（4.0）	96.0
枢机不利组	60（72.3）	13（15.7）	10（12.0）	88.0
湿热郁遏组	54（81.8）	8（12.1）	4（6.1）	93.9

表 3　治愈病例的平均退热天数（$\bar{x} \pm s$）

分组	平均退热天数（天）
风寒表实组	1.54 ± 0.75
外感风热组	1.92 ± 0.89
外寒内热组	1.73 ± 0.81
枢机不利组	2.31 ± 1.36
湿热郁遏组	2.37 ± 1.24
方差分析	$P<0.01$

471 例次统计结果如表 1、表 2、表 3 所示，各证候总有效率在 88% 至 98.3% 之间。笔者体会，取得较好疗效的关键在于辨证准确，治疗得当。

目前辛凉解表大行其道，麻黄剂反受冷落。实际上，辛温解表若用之得当，取效迅捷可靠，曾将麻黄发表方用于 1998 年冬季北京流感大流行和"空调伤寒"等，均获良效。

据观察，风寒或风热证之发生并不因冬夏季节而有明显差别，主要与邪气性质、起居和禀赋有关。此外，外寒内热证临床较为常见，尤多见于冬夏两季。冬伤于寒易知，夏则由于以空调、电扇等恣意取冷所致。现代人多喜食厚味，素体内热者不乏其人，一旦感受寒邪，则寒束于外，阳气怫郁不得越，或缘缘面赤，或热壅成毒结于咽喉等处。若一味清解，每致病情迁延难愈。先解其外，则郁热蕴毒较易疏散。

外感风热组和外寒内热组平均年龄较低，提示其中小儿患者较多。部分小儿畏惧服药，强行灌喂甚至会导致呕吐，影响治疗。必要时可采用结肠给药。对个别患儿，笔者曾嘱其家长将药液置于开塞露瓶中，由肛门注入，亦可取得较满意疗效。

目前各种疗效标准多不限定疗程，临床不便掌握，也欠科学。为此，本文所拟疗效标准中对疗程作了时间限制。从结果来看，比较符合临床实际。表寒、表热为新感，疗程不宜超过 3 天（注：笔者观察到，无论风寒、风热，病在表者，若辨治得当，七成以上病例可在 24 小时内退热，约九成病患可在 48 小时内退热，因此，将疗程设定为 2 天比较合适。而一般诊疗常规多将疗程设为 3 天或更长，体现不出中医治疗热证初起疗效迅捷之优势）。枢机不利和湿热郁遏者则病程一般较长，加之湿性缠绵的特点，疗程亦应较长些，拟定为 4~5 天。

现临床有一种倾向，一见发热，不辨表里寒热、有无兼夹，一概施以清热解毒类。其弊端很多，主要是寒遏冰伏，或使病程延长，或致变证蜂起。这大概是受西医抗感染说影响的缘故，却丢掉了中医辨证论治的精髓。其实即使对于外感风热证，亦不可过于寒凉，而以辛凉疏散为宜，即蒲辅周老中医所谓"寒而勿凝"。

另一倾向是热病领域中对湿热病的研究不力。从文献来看，对湿热病证临床和基础研究的报告远远少于对温热病证的研究。今后应加强该领域的研究力度。

三、4 首协定处方（经验方）组成

前面发表的报告中提到 4 种协定处方，未给出具体方药组成，原因有二。其一是其为医院协定处方，涉及知识产权；其二是从实际应用看，虽强调辨证应用，但不像汤剂那样可以针对每个患者的具体情况灵活加减，故对有经验的医者来说，效果略逊于"一人一方"。

现借此机会，将处方公开，供大家参考（在使用过程中做过调整）。

（一）麻黄发表方

麻黄 9 克、杏仁 9 克、羌活 9 克、苏叶 9 克、石膏 30 克、甘草 6 克。

煎剂，每剂 100 毫升装瓶封口，1 剂分三服（成人量）；或颗粒剂，每剂分装 3 袋。

命名：君药为麻黄，《神农本草经》谓其有"发表出汗，去邪热气"之功，《素问·六元正纪大论》有"发表不远热"之语，故名。

出处：方中虽有麻杏石甘，但拟方系针对太阳伤寒证，取自大青龙汤。因寒邪束表，"阳气怫郁不得越"，或有郁热在里，故于麻黄汤中加入石膏，即大青龙也。考虑到有些患者郁热较甚，或有咽赤肿痛，桂枝不太合宜，故去之，代之以羌活、苏叶。最初方中有贯众，是受现代药理学影响，谓其有"抗病毒"作用。经临床观察，加不加贯众对疗效并无影响，且其性寒，用于风寒表证并不合适，遂去之。[3]

（二）清咽饮

柴胡 12 克、黄芩 9 克、金银花 9 克、连翘 9 克、薄荷 4 克、僵蚕 6 克、蝉蜕 4 克、桔梗 9 克、芦根 15 克、甘草 4 克、大黄 2 克。

剂量针对 3~7 岁儿童。

煎剂，每剂 180 毫升，分装 3 袋，为三服量。3 岁以下婴幼儿酌减，成人宜增。若幼儿 1 次服用 1 袋（60 毫升）困难时，可少量频服，分作二三服（每次 20~30 毫升），并适当缩短服药间期。

出处：本方由银翘散、升降散合方加减而成。主要治疗小儿风热外感、乳蛾、喉痹等，如化脓性扁桃体炎、急性咽喉炎、疱疹性咽峡炎、麻疹、风疹等。临床应用频率较高，至今已治疗数以千计的患儿，效果可靠，且优于多种市售同类中成药。细菌性感染者用之，则一般无须使用抗生素。

（三）清解饮

柴胡 20 克、黄芩 12 克、半夏 10 克、人参 6 克、甘草 6 克、大枣 6 个、生姜 10 克、石膏 30 克、桂枝 6 克、葛根 12 克。

煎剂，每剂 100 毫升装瓶封口，1 剂分三服（成人量）。

出处：本方由小柴胡汤加桂枝、葛根、石膏而成，针对邪入少阳，或兼太阳、阳明，而仍以少阳为主者。处方设计主要考虑作为医院制剂使用，适应证应稍宽泛些。

（四）新达原颗粒

柴胡 15 克、黄芩 9 克、槟榔 9 克、厚朴 9 克、知母 9 克、白芍 9 克、草果 9 克、青蒿 9 克、甘草 6 克。

颗粒剂，每剂分装 3 袋。或煎剂。

出处：由达原饮加柴胡、青蒿而成。针对湿热郁遏，发热缠绵，苔腻或如积粉者。

以上 4 首自拟方，根据药剂科制剂室制备数量和中药房作为协定处方使用情况，粗略估算了 20 年来治疗患者人数：应用麻黄发表方者上千例，清咽饮者数千例，清解饮者数百例，新达原饮者近千例。

现作为协定处方仍在使用，但限于中药制剂管理规定，已不作为医院制剂制备。

参考文献

［1］高飞. 辨证治疗疑难发热 138 例总结［J］. 中国中医急症，1998，7（5）：210-211.

［2］高飞，王友苏，王世岭，等. 471 例发热证治分析［J］. 北京中医药大学学报，2002，25（2）：57-59.

［3］高飞，王友苏. 对贯众治疗风寒表实证流感价值的质疑［J］. 中华中医药杂志，2006，21（1）：40-41.

第二节　麻黄汤、大青龙汤、麻黄发表方
（经验方）应用

《伤寒杂病论》用到麻黄的方剂有 32 首，主要用于治疗太阳伤寒、咳逆上气、中风历节、刚痉湿痹、痰饮水气等。本节主要讨论用于发表的麻黄汤、大青龙汤和自拟麻黄发表方的使用经验。

《素问·阴阳应象大论》云："其在皮者，汗而发之。"辛温发汗诸法，备见于《伤寒论》，尤其是麻黄、桂枝、青龙三方，孙思邈谓"凡疗伤寒，不出之也"。至后世，随着温病学的发展，辛凉解表法渐臻完善。辛温、辛凉各有所主，但目前辛凉解表大行其道，辛温发汗反受冷落。效法天地、辨证论治本是中医之魂，无论何法，皆不可偏废。

一、北京冬季流感证治

1998 年底，一场流感袭击北京，前后持续 3 周，患者约占人群四分之一（事后有关部门统计发病率达 23%），一时各医院应接不暇。

总体临床表现：主要为恶寒、高热、周身疼痛、无汗，其他伴见症状有头痛、咳嗽、鼻塞流涕等，脉多浮弦紧数，有些患者或有咽干、咽痛，但大都不伴有咽喉红肿。

发病早期，患者表现出了典型的太阳伤寒（风寒表实）证。还有相当多的患者已用解热剂、抗生素、抗病毒剂，或辛凉解表、清热解毒类中药治疗数日而不愈，仍表现出外寒未解之象。

可参考以下《伤寒论》有关条文。

太阳之为病，脉浮，头项强痛而恶寒。（1）

太阳病，或已发热，或未发热，必恶寒，体痛，呕逆，脉阴阳俱紧者，名曰伤寒。（3）

太阳病，头痛发热，身疼腰痛，骨节疼痛，恶风，无汗而喘者，麻黄汤主之。（35）

太阳中风，脉浮紧，发热恶寒，身疼痛，不汗出而烦躁者，大青龙汤主之。（38）

根据辨证，选用大青龙汤化裁拟定处方，命名为"麻黄发表方"。

【组成】

麻黄9克、杏仁9克、羌活9克、苏叶9克、石膏30克、甘草6克。

组方指导思想见上节。最初处方共7味药，另含有贯众9克，乃是考虑到现代药理研究认为其有抑制流感病毒的作用。

经治患者数百例，大多数患者服药1至2次即汗出热退，约八成患者服药后24小时内体温降至正常，仅少数患者需服药2剂。患者热退后，一般恶寒、身痛、头痛等症状亦随之解除。若遗有咳嗽等症状，另予杏苏散2剂善后。

流感流行期间，麻黄汤、大青龙汤也经常使用。一友某日来电，言妻女皆病，高热、恶寒、无汗，即短信发送麻黄汤处方（麻黄9克、桂枝9克、杏仁9克、甘草6克），嘱取2剂，大人分三服，小孩5岁分四服。药未尽剂，皆愈。次日该友亦染，取余药服之即愈。2剂愈3人。

2001年冬，北京再次发生小规模流感，临床证候基本同1998年，主要表现为风寒表实证，故仍用"麻黄发表方"。考虑到贯众味苦微寒，用于风寒表证并不符合中医理法，故于方中去掉，其余6味药不变。经临床观察，疗效未受影响，仍能通过发汗达到迅速退热，解除表证的功效。

事后，检阅1998年和2001年的记录资料，对7味方（含贯众）和6味方（不含贯众）的疗效做了对比。考虑到发热是风寒表实证流感的突出症状，且随着发汗热退，其他恶寒、身痛等亦随之迅速解除，故选择退热时程作为观察指标。经采用U检验、卡方检验，可知两组服药前体温、2日内退热有效率、有效病例退热天数之间均无显著性差异（$P > 0.05$），具体结果见表4。[1]

表4　7味方与6味方退热效果

分组	例数（例）	服药前体温（℃）	2日内退热有效例数[例（%）]	有效病例退热天数（天）*
含贯众组	61	39.1 ± 0.8	59（96.7）	1.37 ± 0.91
不含贯众组	38	39.2 ± 0.6	37（97.4）	1.54 ± 0.75
统计检验	—	$P > 0.05$	$P > 0.05$	$P > 0.05$

*服药后24小时内退热，记为1天；24~48小时退热，记为2天。

【体会】

（1）北京属华北地区，据多年观察，北京地区冬春季流感疫邪属风寒居多，温热较少。治疗多适用辛温解表之法。1998 年至今，笔者用此法诊治了数以千计的流感和普通感冒患者，疗效迅捷可靠。

另有表现为外寒里热或风热者当因证论治。

（2）用麻黄剂治疗流感属风寒表实证者，取效甚捷，通过发汗解表祛除病邪，可迅速退热并解除全身症状。中医讲究辨证论治，其治疗流感的机制不能用抑制或灭活病毒去解释。中医治疗流感凭的是辨证论治，无需直接针对病毒。

（3）贯众味苦微寒，有清热解毒之功，现代药理研究认为其有抗流感病毒作用，但用于风寒表证或寒疫，并不符合辨证论治原则。实践说明，对于流感属风寒表实证者，不用贯众，疗效并不受影响。换言之，贯众在此种情形下不起重要作用。

（4）贯众属同名异种，其入药品种复杂，且有一定毒性，非必要最好不用。目前许多防治流感的中药新药中加入贯众、板蓝根，这种基于现代药理研究的考量值得商榷。

二、关于寒疫

依据经典文献和个人体验，可知寒性疫病确实存在，应对《伤寒论·伤寒例》提出的"寒疫"重新加以探讨。《伤寒论·伤寒例》依季节气候的正常与反常变化，将外感病分为四时正气为病和时行疫气为病两类。曰："春气温和，夏气暑热，秋气清凉，冬气冷冽，此则四时正气之序也……其伤于四时之气，皆能为病。"又曰："非其时而有其气。是以一岁之中，长幼之病多相似者，此则时行之气也。"其中，"从春分以后至秋分节前，天有暴寒者，皆为时行寒疫也"。可见寒疫原意为一种时行疫气，是春夏季节因暴寒而引起的一种流行病。后世不少医家接受这一概念，或有所改易。清代雷丰以为寒疫乃反常之变气，瘟疫乃天地之疠气，二者相悬霄壤。其实，疠气常乘非时之气来袭。如曹植《说疫气》所云："建安二十二年，疠气流行，家家有僵尸之痛，室室有号泣之哀，或阖门而殪，或覆族而丧……此乃阴阳失位，寒暑错时，是故生疫。"因此，不能把非时之气和疫疠之气对立起来。

寒疫本包括在伤寒之内，论治可按六经辨证。鉴于寒疫本义是指一种非时之气，沿用原概念不太适用。笔者基本同意邱模炎等提出的"寒疫是伤寒病中具有强烈传染性和引起流行的一类疾病"的意见[2]，并进一步修改为：寒疫是感受寒性疫邪所引起的具有较强染易性，易引起流行的一类急性发热性疾病。其发病与天时运气、季节、气候密切相关。其辨证论治可参考《伤寒论》的辨证体系。[3]

三、应用麻黄一得之见

1. 用于解表，麻黄宜生用，取其发散之力，用量应视寒邪轻重、禀赋强弱而定，一般用9（6~15）克。1剂药嘱分作三服，服后若不得汗出，或虽汗出而不畅，可间隔两三个小时再服，得畅汗淋漓，或持续小汗至邪已透出，则停后服。

笔者曾1剂用麻黄至30克，但解表无需重用。

2. 理论上讲，一般体质强壮、初患病者，宜大剂峻汗，一汗而解；年老体质偏弱，或病已迁延数日者，则宜小剂取汗，使表邪缓缓随汗而解。

实际上，如寒邪郁闭较甚，则非大汗不足以解之。有时矫枉过正也在所难免。

3. 个别患者因超量服药，发汗太过，出现恶风、自汗、头晕、乏力等症状，应嘱患者得汗表解则停后服，不必尽剂。若余邪未尽，可改用桂枝汤。

4. 麻黄发表方中以麻黄为君药，含有麻黄碱，故在使用说明中注明"高血压和心脑血管病患者慎用"。但也观察了十几例轻中程度的高血压病例，服药过程中并未见有血压明显增高。

约20年前一个深秋，笔者回家探望父母。父亲习惯早起散步，出门未久，觉头痛身倦，返家时周身滚烫，体温已逾39℃。恶寒无汗，其脉弦紧数，示太阳伤寒证。时家中备有"麻黄发表颗粒"，正合此证。然父亲已是耄耋之岁，又患有高血压，疗"君亲之疾"敢否径用麻黄剂？经慎重确定是太阳伤寒无误，乃果断予服1袋（1/3剂，折合生麻黄3克），多饮热水，同时监测血压。服药后1个多小时，恶寒渐止，体温达40.2℃，额上微潮，血压160/90mmHg，与服药前相近，未见升高。又过半小时许，体温降至39℃左右，但汗欲收敛，即再予"麻黄发表颗粒"1袋，须臾汗出渐畅。此后2小时，汗出不止，体温渐降。至午后3时左右，体温已降至正常。从服药至体温正常，共约六七小时，服药2次，不足1剂。随着汗出，血压亦有所降低。

5. 用药时机：避其锐气，击其惰归。

《孙子兵法·军争》载："是故朝气锐，昼气惰，暮气归。故善用兵者，避其锐气，击其惰归，此治气者也……无邀正正之旗，勿击堂堂之阵，此治变者也。"

《素问·疟论》载："无刺熇熇之热，无刺浑浑之脉，无刺漉漉之汗……方其盛时必毁，因其衰也，事必大昌。"

笔者经验，发热初起，邪气正盛，正气尚未完全动员，体温逐渐或迅即上升，伴有恶寒，甚或寒战，在此阶段时勿急于用药，用亦无甚助益。待体温接近或达到峰值，正邪相持不下之际，予服发表剂，可有事半功倍之效。当然，对有高热惊厥史（多见于小儿）者，则另当别论。

6. 凡寒邪束表，郁闭较重者，药后欲汗前，体内阳气得药力相助与邪气相搏，每令人发烦，或欲去衣被，此时可助以热饮。个别汗欲出不能者，笔者常参考《伤寒论》"初服桂枝汤，反烦不解者，先刺风池、风府"之法，按揉患者太阳、风池等穴，疏通经脉，可立使汗出。

7. 关于麻黄发汗机制：麻黄含有麻黄碱、伪麻黄碱、挥发油等成分。原以为发汗主要是挥发油起作用，但《伤寒论》用麻黄嘱先煎，且麻黄以陈者为佳，挥发成分可忽略不论。曾见有药理研究文献称，麻黄可缩短体温达到发汗阈值时间；亦有云使发汗之体温阈值降低者，笔者目前认同这类解释。

8. 关于"有汗不得用麻黄"，并不绝对。《本经疏证》载："然麻黄杏仁甘草石膏汤、越婢汤二证，皆有汗出，汗出更用麻黄，独不畏其亡阳耶……夫寒邪外著，热气沸腾，原因身中阴气痹阻，不与阳交，故麻黄、青龙等汤义，在使阴交于阳，阳气既和，遂和于外著之阴寒为汗，设服之过剂，则阳才外泄，阴即内争，此汗多亡阳之谓也。兹二证者，既已有汗，阳犹甚盛，不与阴和，故或逼阴于外为汗，或逐阴于上为喘，或阳郁不宣为风水，或阻气于上为肺胀……皆阴与阳争，不能胜阳，阳结聚而阴散漫，阳上薄而阴不下输，如是而不用麻黄发其阳，阳终不能布；不用石膏泄阳通阴，阴终不能归。故两方者非特用麻黄，且多用（麻黄杏仁甘草石膏汤），且倍用焉（越婢汤）。"

9. 张锡纯麻黄加知母汤：服麻黄汤后"间有汗出不解者，非因汗出未透，实因余热未清也。佐以知母于发表之中，兼寓清热之意，自无汗后不解之虞"。笔者对用麻黄汤、大青龙汤 1 剂汗未解者，再剂或酌加知母。

10. 表寒证自当解表散寒，今医动辄清解冰敷，致寒凝热伏，迁延不愈者多矣。其实除老弱阳虚、阴虚血燥等当审慎行之外，麻黄确是一味比较安全且疗效迅捷可靠的良药，就看是否用得其所。

11. 剂型以汤剂为佳：曾将麻黄发表方（协定处方）由医院制剂室制成颗

粒剂，效果尚好；而后又请专业和工艺水平更高的某单位代为加工，效果反差。是药材批次不同而麻黄之有效成分较低？抑或提取工艺存在问题？未明何故。考虑到外感风寒者本需啜粥多饮以滋汗源，故含有麻黄之辛温解表剂以汤剂为宜。

《伤寒论·辨可发汗脉证并治》云："凡云可发汗，无汤者，丸散亦可用，要以汗出为解，然不如汤随证良验。"

引申来看，现代中成药工艺"提高"，使用方便，但除少数品种外，多数效果不如汤剂。需要在疗效和方便之间找到平衡。

四、讨论

现代中医受明清发展起来的温病学影响颇深，形成一些片面认识，如以为流行病即是温疫，而不知仲景《伤寒论》毕竟以伤寒、寒疫为主。现今凉解清热大行其道，而麻黄发表几废用矣。读研时，笔者曾亲聆某几位前辈谆谆告诫，《伤寒论》固是经典，但有些方子如麻黄汤现今已经不用了。先生如此，学生当如何？

这种状况古已有之，如孙思邈在《千金翼方》卷第九有云："伤寒热病，自古有之。名贤睿哲，多所防御。至于仲景，特有神功，寻思旨趣，莫测其致。所以医人未能钻仰。尝见太医疗伤寒，惟大青、知母等诸冷物投之，极与仲景本意相反。汤药虽行，百无一效。伤其如此，遂披《伤寒大论》，鸠集要妙。以为其方，行之以来，未有不验。"

又云："夫寻方之大意，不过三种：一则桂枝，二则麻黄，三则青龙。此之三方，凡疗伤寒不出之也。其柴胡等诸方，皆是吐下发汗后不解之事，非是正对之法。"

对于太阳伤寒（风寒表证）之重者，无药可与麻黄汤、大青龙汤比肩！

伤寒、温病皆不可废。或许经过临证实践，能纠正一下认识上的偏颇。

五、临证录验

案例 1

刘某，男，85岁。呼吸科。

初诊（2002年4月20日）：患者发热数日，诊为大叶性肺炎，使用抗生素治疗。现见高热不退，体温可达40℃。用解热剂可暂时汗出热退，随后体温复升，伴恶寒。

［辨证］风寒外束，肺气壅闭。

［方药］麻黄发表颗粒（医院制剂）1剂（3袋）。

一次1袋，冲服，1天可服3次。得汗出热退则停服。

二诊（2002年4月22日）：20日晚上，患者服药十多分钟后汗出，体温始降。次日体温复升至38.8℃时，又服上药1袋，得汗，热渐退。今晨体温37.2℃。见其皮肤潮似微汗，谅其体温自降，余药1袋不必再服。

案例2

任某，男，45岁。门诊。

初诊（2001年3月8日）：患者发热四五天，初起打嚏、清涕、咳嗽，继而恶寒、身痛、无汗。体温38.9℃，咽无明显充血。脉浮，苔白。

［方药］予麻黄发表方（煎剂）1剂。

热退。

案例3

李某，女，成人。干部病房。

［病史］患者低热3天，伴咳嗽、咽痛，血常规及C反应蛋白正常。邀笔者会诊。

初诊（2012年3月1日）：患者发热数天，为低热，恶寒不著，但周身酸痛，咽痛，无充血。脉细，舌淡苔白。

［辨证］外感风寒，肺系不利（肺失清肃）。

［方药］①先予麻黄发表方1剂，分3次服。

②得汗后即停用，改用清解饮（协定处方）减人参、半夏。

柴胡20克、黄芩10克、桂枝6克、石膏30克、葛根12克、甘草6克、生姜10克、大枣6枚，1剂即愈。

按：该例寒热不著而身痛明显，亦是风寒（或湿）在表之征。

有一种说法，以咽痛与否区分风寒、风热，其实不妥。咽痛者，寒热皆有，当分辨之，如少阴客寒之咽痛用半夏散及汤。

案例4

祁某，女，70岁。干部病房。

［病史］患者无明显诱因突发高热，体温达39.5℃。邀笔者会诊。

初诊（2013年3月14日）：患者昨日突发高热，恶寒甚，周身疼痛。脉紧数，舌苔白。

［辨证］太阳伤寒证。

［方药］麻黄发表方。

麻黄9克、桂枝9克、杏仁9克、甘草6克、羌活9克、苏叶9克（后下），1剂。分三到四服。

约20时开始服药，一夜三服（3/4剂），汗出尿多，翌晨热退尽，身轻神爽。

案例5

胡某，男，38岁。

初诊（2003年8月5日）：7月30日，患者乘空调车后出现发热，伴恶寒、身痛、腰痛。现午后、夜间体温升高，最高41.6℃。无咽痛、咳嗽。脉浮弦，苔白。

［辨证］"空调伤寒"，夹湿证。

［方药］大青龙汤合麻杏薏甘汤加减。

麻黄8克、桂枝8克、杏仁12克、甘草6克、薏苡仁15克、石膏30克、茯苓15克，2剂。每剂分二服。

甫一服即得小汗出，续服则汗出连绵，热随之而退。停后服。

案例6

杨某，女，43岁。

初诊（2006年3月16日）：患者恶寒发热3天，起病前有游泳史。现周身痛楚，脉浮数（用解热剂后），舌红苔白。

［辨证］外感风寒。

［方药］麻黄发表方（医院制剂）2剂，1天3次。

二诊（2006年3月19日）：药后汗出，热退大半，身痛除，仍有低热，大便不畅，倦怠，苔腻。

［辨证］药后寒解，然大便不畅，舌见腻苔。考虑本系风寒夹湿，宜麻杏薏甘汤。现热去大半，而湿犹存。

［方药］方便起见，不予汤剂，更予新达原颗粒（医院制剂）3剂。

服之次日热退。

案例 7

李某，男。

初诊（2017 年 1 月 4 日）：2016 年 12 月 20 日，患者出现皮疹、发热、游走性关节痛、乏力。目前亥时恶寒高热，用解热剂后可大汗出而热退，次日复发热，已 10 余天。脉按之不足，苔薄。去年 5 月曾有类似发病。

［辨证］寒热发作有时，是柴胡证特点；见肢节疼痛，可用柴胡桂枝汤。

［方药］柴胡 24 克、黄芩 9 克、半夏 9 克、桂枝 12 克、赤芍 12 克、党参 9 克、甘草 6 克、生姜 15 克、大枣 20 克、石膏 60 克，4 剂。

二诊（2017 年 1 月 7 日）：服药当天和次日（1 月 4 日、5 日）未发热，1 月 6 日起又肢节痛、夜间发热。脉数，苔薄。

［辨证］用柴胡桂枝汤小效而未愈，是邪气未得外解，而与湿相抟成痹。《说文解字》载："痹，湿病也。"

［方药］改用大青龙汤发之，合加减木防己汤通阳利湿。

麻黄 9 克、杏仁 9 克、桂枝 9 克、石膏 45 克、甘草 3 克、防己 12 克、通草 6 克、细辛 3 克、生薏苡仁 15 克，5 剂。

三诊（2017 年 1 月 12 日）：服上方后半小时，患者额、鼻、胸、背开始沁汗，体温渐降。现关节疼痛减轻，犹有低热。脉沉稍数，苔薄。

［方药］上方加赤小豆 15 克、连翘 9 克、桑白皮 12 克（寓麻黄连轺赤小豆汤），5 剂。

愈。

案例 8

华某，男，4 岁。远程（电话、短信）。

初诊（2013 年 3 月 10 日）：家长电话告知患儿昨起发热，体温 38.4℃，头痛，骨节痛，咳嗽，有痰声，精神差。服清咽饮后，体温不降反升，舌苔变白厚。咽不痛不红。

［辨证］风寒外感。

［治法］发表散寒。

［方药］麻黄汤。

麻黄 6 克、杏仁 6 克、桂枝 6 克、白豆蔻 6 克、苏叶 6 克（后下），2 剂。每剂分三服，每 3~4 小时服 1 次，汗出热退后停服。

2013 年 3 月 11 日告知：当晚服药 2 次，今晨体温降至 37℃左右。

按：该患儿自幼易罹外感，以风热乳蛾为多见，每找笔者诊治，均可一二剂退热。家中常备有治疗风热外感之清咽饮（医院制剂），然这次发病却是风寒，服用无效，病反加。

小朋友写贺年片时称呼笔者为"牛"爷爷，童言夸赞，欣慰之余，也视为鼓励。

案例 9

解某，男，63 岁。干部病房。

初诊（1999 年 3 月 15 日）：患者发热 3 天，初起咳嗽，咳甚，咽痛，恶寒，无汗，身楚，缘缘面赤。脉紧数，舌苔白。体温 39.6℃。

［辨证］风寒外感。

［方药］麻黄发表方 1 剂，2 小时退热。

咳未止，改柴胡桂枝干姜汤减桂枝加五味子 2 剂。

案例 10

熊某，男，10 岁。

初诊（1998 年 1 月 15 日）：患者发热，体温 38℃，头痛、欲呕、反酸水。脉数，苔薄黄。

［方药］麻黄 10 克、杏仁 12 克、羌活 10 克、苏叶 10 克、连翘 15 克、甘草 6 克、青蒿 10 克（后下）、芦根 25 克，1 剂。

18：00 一服，21：00 二服，22：30 热退。

按：太阳伤寒证可见呕逆（《伤寒论》第 3 条）。若现今见此证，大概会用葛根加半夏汤。

参考文献

［1］高飞，王友苏. 对贯众治疗风寒表实证流感价值的质疑［J］. 中华中医药杂志，2006，21（1）：40–41.

［2］邱模炎，高杰东，黄福开. 中医疫病学［M］. 北京：中国中医药出版社，2004.

［3］高飞. 说寒疫［J］. 北京中医药大学学报，2007，30（5）：296–297.

［4］仝小林，李平. 中医博士临证精华［M］. 北京：人民卫生出版社，2004.

第三节 银翘散、升降散、清咽饮（经验方）应用

一、方解

（一）清咽饮

清咽饮在四首自拟退热方中，应用频率最高，20 年来已治疗数以千计的患者，效果满意。其主要针对的是小儿风热外感、乳蛾、喉痹、痄腮等，如化脓性扁桃体炎、急性咽喉炎、疱疹性咽峡炎、麻疹、风疹，以及腮腺炎、淋巴结炎等。其中细菌性感染者一般无需使用抗生素。

笔者曾治愈过不少经输液（包括使用抗生素）治疗而效果欠佳的住院患儿。孩童惧针，服中药治愈者，若其再次患病，家长甚至患儿一般都会首先想到找笔者诊治。

【组成】

柴胡 12 克、黄芩 9 克、金银花 9 克、连翘 9 克、薄荷 4 克、僵蚕 6 克、蝉蜕 4 克、桔梗 9 克、芦根 15 克、甘草 4 克、大黄 2 克。

此剂量适用于 3~7 岁儿童，每剂煎 180 毫升，分装 3 袋。每次 1 袋，日三服。婴幼儿酌减，少年、成人宜增。

如果开具汤剂，可灵活加减。如咽喉红肿加玄参、牛蒡子，化脓溃烂加马勃，等等。

处方来源：取自银翘散与升降散合方加减，重点是加入柴胡、黄芩，而以柴胡为君药。

（二）银翘散

银翘散是辛凉解表的代表方，出自《温病条辨》上焦篇。"太阴风温、温热、温疫、冬温，初起恶风寒者，桂枝汤主之；但热不恶寒而渴者，辛凉平剂银翘散主之。温毒、暑温、湿温、温疟，不在此例。"

方用："连翘一两　银花一两　苦桔梗六钱　薄荷六钱　竹叶四钱　生甘草五钱　芥穗四钱　淡豆豉五钱　牛蒡子六钱。"

煎服法亦有讲究："上杵为散，每服六钱，鲜苇根汤煎，香气大出，即

取服，勿过煎。肺药取轻清，过煎则味厚而入中焦矣。病重者，约二时一服，日三服，夜一服；轻者，三时一服，日二服，夜一服；病不解者，作再服。盖肺位最高，药过重则过病所，少用又有病重药轻之患，故从普济消毒饮时时清扬法。今人亦间有用辛凉法者，多不见效，盖病重药轻之故……"

"普济消毒饮时时清扬法"，指"上药为末，汤调，时时服之"。笔者用清咽饮，亦不限于每天 1 剂，初一二日，一般 1 天服 3~4 次，病重者服 5~6 次；风热大部分疏清后，改为 1 天 3 次。九成患儿可在 2 天内退热，然后再用 2 剂利其喉咽，清理余热。

（三）升降散

升降散出自杨栗山《伤寒瘟疫条辨》，蒲辅周先生颇为推崇。"温病亦杂气中之一也，表里三焦大热，其证不可名状者，此方主之。"

方用："白僵蚕（酒炒）二钱　全蝉蜕（去土）一钱　广姜黄（去皮）三钱　川大黄（生）四钱。秤准，上为细末，合研匀。病轻者分四次服，每服重一钱八分二厘五毫，用黄酒一盅，蜂蜜五钱，调匀冷服，中病即止。病重者，分三次服……最重者分二次服。"

"是方以僵蚕为君，蝉蜕为臣，姜黄为佐，大黄为使，米酒为引，蜂蜜为导，六法俱备，而方乃成。""盖取僵蚕、蝉蜕，升阳中之清阳；姜黄、大黄，降阴中之浊阴。""一升一降，内外通和"，能使"杂气之流毒顿消"，"温病表里三焦之热全清"。

笔者常用升降散治疗温毒结聚，但很少单独使用，多与银翘散、柴胡剂、达原饮等组成合方。

二、临证录验

案例 1

汤某，男，8 岁。

初诊（2004 年 11 月 12 日）：患者发热三四天，咽赤，唇舌红。因发热不退，曾使用物理降温。

［辨证］外感风热。

［方药］清咽饮。

柴胡 15 克、黄芩 10 克、金银花 12 克、连翘 12 克、桔梗 8 克、僵蚕 8 克、蝉蜕 6 克、薄荷 6 克（后下）、大黄 2 克、甘草 6 克、芦根 15 克、杏仁 10 克、青蒿 10 克，3 剂。每剂水煎分三四次服。

2 天热退。服药前后逐日最高体温记录见表 5。

表 5　服药前后逐日最高体温记录

日期	11.9	11.10	11.11	11.12（服药）	11.13	11.14
体温（℃）	39.1	39.4	39.6	39.5	37.3	36.3

按：普通风热外感，本来容易治疗，而采用物理降温，寒凝冰敷，反使病程延长。予服清咽饮，并嘱停用物理降温后，迅速退热。

案例 2

冯某，男，22 岁。呼吸科。

初诊（1993 年 7 月 27 日）：患者咽痛 12 天，发热 5 天，体温最高 39.1℃。微恶寒，汗出，吞咽痛，食欲减，口干，唇红，咽赤。舌红，脉数。

［辨证］风热喉痹。

［方药］银翘散、升降散合方。

金银花 20 克、连翘 12 克、荆芥 6 克、薄荷 10 克（后下）、桔梗 30 克、僵蚕 10 克、蝉蜕 10 克、牛蒡子 8 克、玄参 15 克、前胡 10 克、芦根 30 克、甘草 10 克，6 剂。

二诊（1993 年 8 月 2 日）：3 剂后体温降至 38℃以下，热未尽退。

［方药］上方去玄参、荆芥，加柴胡 12 克、黄芩 10 克、杏仁 12 克、青蒿 12 克，3 剂。

8 月 5 日起体温正常。

按：先用银翘散合升降散，见效较慢，6 剂后犹有低热，是不成功的例子。二诊加入柴、芩，即清咽饮。若初诊即用此方，大概会缩短疗程。

案例 3

甄某，男，12 岁。

［病史］患者因化脓性扁桃体炎入院。

初诊（2002 年 2 月 26 日）：患者发热、咽喉肿痛 5 天，静脉滴注先锋霉素 2 天，扁桃体脓苔反由一侧扩展至两侧。

［辨证］风热乳蛾。

［方药］清咽饮（协定处方）加升麻、马勃，4 剂。日 3 服。

预期服 2 剂可退热，实际 3 天退热。可能与患儿素喜肉食，内热较盛有关。嘱其注意节制厚味，并以麻杏甘石汤合凉膈散数剂善后。

案例 4

郭某，男，29 岁。

［病史］患者因"咽痛 7 天，畏寒发热 2 天"入院，体温 38.6℃。查：白细胞 9.2×10⁹/L，中性粒细胞 0.45，淋巴细胞 0.43，异型淋巴细胞 0.12。诊断：传染性单核细胞增多症。

初诊（1993 年 8 月 17 日）：现咽痛如割，咽赤，扁桃体Ⅱ度肿大，上覆脓苔，不欲饮，大便不干。脉略弦，舌苔白，中间黑。

［辨证］乳蛾（风热上壅）。

［方药］银翘散、升降散合方。

金银花 30 克、连翘 15 克、荆芥穗 8 克、锦灯笼 10 克、桔梗 30 克、僵蚕 10 克、蝉蜕 10 克、野菊花 15 克、前胡 12 克、杏仁 12 克、牛蒡子 8 克、玄参 15 克、薄荷 10 克（后下）、芦根 30 克、肉桂 2 克，4 剂。

二诊（1993 年 8 月 23 日）：1 剂热退，4 剂咽痛略除，扁桃体上覆脓苔已退尽。舌苔白，中心褐色，腻。

［方药］改用达原饮。

柴胡 12 克、黄芩 12 克、槟榔 10 克、知母 12 克、草果 6 克、白芍 15 克、厚朴 10 克、甘草 10 克、桔梗 10 克、僵蚕 10 克、蝉蜕 10 克、前胡 10 克，4 剂。

按：笔者治疗传染性单核细胞增多症初起，一般退热需 5 天左右。该例是退热最快者。但热退后苔犹腻，示浊邪未尽，当继续施药。

案例 5

刘某，男，11 岁，体重 64 千克。儿科。

［病史］患儿发热 1 个月，诊断为传染性单核细胞增多症。因发热持久不退，邀请会诊。

初诊（2013 年 9 月 20 日）：患儿发热月余，近 3 天体温可达 39℃以上。一度咽喉肿痛，现已消退。脉浮弦数，舌苔白稍腻，扁桃体肿大。

［辨证］乳蛾（湿热）。

［治法］清热解毒散结。

［方药］清咽饮（协定处方）：每次 2 袋（成人量），日四服。

二诊（2013 年 9 月 21 日）：昨晚服药后体温渐降，午夜复升至 37.8℃，今晨降至 37℃以下。脉浮弦数，舌苔白稍腻。

［辨证］湿热未尽。

［方药］改为达原饮 5 剂善后。

以上 2 例皆诊断为传染性单核细胞增多症。

按：传染性单核细胞增多症系病毒感染，临床表现多样，表现为乳蛾者（风热、湿热证）较为多见。据观察，其与化脓性扁桃体炎不同之处是：①化脓性扁桃体炎上覆脓苔一般较薄，容易拭去；传染性单核细胞增多症则苔膜稍厚。②细菌性感染与病毒性感染相比，白细胞计数和各类白细胞比例不同。化脓性扁桃体炎中性白细胞偏高，传染性单核细胞增多症则可见异型淋巴细胞。③病程长短不同。传染性单核细胞增多症多缠绵难愈，即使辨治无误，通常也需 5~7 天才能退热。

上 2 例用银翘散合升降散加减后，随即退热，但据舌象来看，余邪未尽，仍需继续用药。

案例 6

张某，男，老年。急诊观察室。

［病史］患者因肺部感染及过敏性皮炎入院，有银屑病史。给予抗感染、抗过敏治疗。因突然高热，伴有寒战，体温最高 39.5℃，邀请会诊。

初诊（2011 年 5 月 12 日）：患者今日突发高热，伴有寒战。目前恶寒稍缓解，仍发热，原有咳嗽、咳痰无明显加重。咽痛，咽稍赤。周身皮肤红痒、疱疹、脱屑。脉弦数，舌苔白。

［辨证］肺部感染未愈，复感外邪。外有风热，内有血热，次第治之。

［方药］①先予清咽饮（协定处方）以清热利咽，每日三服。

4 剂热退，咽痛愈，肺部炎症亦减轻。

②继用清热凉血祛风汤药。

生地 30 克、玄参 15 克、赤芍 12 克、银柴胡 15 克、石膏 30 克、忍冬藤 30 克、荆芥 10 克、防风 10 克、甘草 10 克，5 剂。水煎服，每日 1 剂，分 2 次服。

药后皮损明显减轻。

按：笔者多以清咽饮治疗上呼吸道感染属风热证者，有时亦用治风热入里之下呼吸道感染。

案例 7

孙某，女，12 岁。儿科。

初诊（1996 年 12 月 16 日）：患者发热 3 天，昨日体温 40℃，今 39.7℃。热甚时面赤、昏聩，平素纳差，现不能食，大便可。舌边尖红，苔白，脉数。

[诊断] 支气管肺炎。

[辨证] 风热犯肺证。

[方药] 银翘散合升降散。

柴胡 18 克、黄芩 12 克、僵蚕 10 克、蝉蜕 10 克、前胡 10 克、金银花 12 克、连翘 10 克、桔梗 10 克、浙贝 10 克、杏仁 12 克、甘草 6 克、芦根 15 克、大黄 2 克、焦三仙各 10 克，2 剂。每剂分三服。

一服热退。

按： 当时清咽饮处方正在斟酌试用中，本节案例 12、13、14 亦是。

案例 8

王某，男。耳鼻喉科。

[病史] 患者因"急性会厌炎"住院，高热 1 周，体温高达 40℃，用解热剂降温后数小时体温复升。邀请会诊。

初诊（2014 年 5 月 7 日）：患者高热 1 周，咽喉肿痛，颈部亦肿胀疼痛。脉弦滑，舌红，苔白。

[辨证] 喉痈，热毒炽盛。

[治法] 清热解毒散结。

[方药] 小柴胡加石膏汤、银翘散、升降散合方。

柴胡 24 克、黄芩 12 克、金银花 18 克、连翘 15 克、僵蚕 9 克、蝉蜕 9 克、薄荷 9 克（后下）、玄参 15 克、牛蒡子 12 克、姜黄 12 克、大黄 6 克、石膏 90 克、芦根 30 克、甘草 6 克，4 剂。每剂分三服。

服药前后逐日最高体温记录见表 6。

表 6　服药前后逐日最高体温记录

日期	5.7（服药前）	5.8	5.9	5.10	5.11	5.12	5.13
体温（℃）	40.0	39.0	38.5	36.5	36.5	38.5	37.0

二诊（2014 年 5 月 15 日）：服药 2 剂后，热退（5 月 12 日体温升高 1 天，次日降至正常），颈部肿胀亦消，仍咽喉痛。脉弦，舌红，苔白中厚。

[辨证] 湿毒未尽。

[方药] 改用甘露消毒丹。

柴胡 15 克、黄芩 9 克、连翘 12 克、白豆蔻 9 克、藿香 12 克、茵陈 15 克、浙贝 9 克、射干 9 克、马勃 6 克、薄荷 9 克（后下）、六一散 20 克、芦根 30 克、

6剂。每剂分二服。

病愈。

案例9

万某，男，4岁。

初诊（2013年10月31日）：患儿两颐疼痛1天，视之微肿。此前咳数日，鼻阻，便秘。脉数，苔白。

[辨证] 痄腮。

[治法] 清热解毒散结。

[方药] 清咽饮。

柴胡12克、黄芩6克、金银花9克、连翘9克、僵蚕6克、蝉蜕4克、薄荷6克（后下）、酒大黄3克、甘草4克、白芷6克、辛夷6克、杏仁6克，6剂。

二诊（2013年11月5日）：患儿颐肿消，仍咳，便秘。

[方药] 上方去柴胡、白芷，加前胡9克，酒大黄增至6克，6剂。

按： 后得知患儿所在幼儿园陆续发生几例腮腺炎。

案例10

聂某，女，6岁。

初诊（2013年3月8日）：患儿反复咽喉肿痛，伴发热。右侧扁桃体Ⅱ度肿大，略红。舌红，苔薄。

[辨证] 单乳蛾（风热毒邪结聚）。

[方药] 银翘散、升降散合方。

金银花9克、连翘6克、玄参9克、地骨皮9克、僵蚕6克、蝉蜕3克、牛蒡子6克、甘草4克、酒大黄2克，7剂。

按： 患儿五六岁时，多次因乳蛾发热就诊，一般均予清咽饮，有时家长也就近去药店照方抓药。经年余，右侧肿大之扁桃体已回缩。

案例11

患者，女，30岁。远程（短信）。

初诊（2013年3月8日）：患者发热4天，咽喉肿痛，扁桃体肿大，上覆脓苔，诊为化脓性扁桃体炎，用抗生素（头孢）治疗无效。白细胞病初$6.0 \times 10^9/L$，数日后$11.0 \times 10^9/L$，淋巴比例偏高。颌下淋巴结肿大。舌苔白间有红星。体温38.5~39℃。

［辨证］乳蛾，瘰疬（风热毒邪结聚）。

［治法］清热解毒散结。

［方药］清咽饮（医院制剂）：4剂，3次/日（首日剂量加倍）。

二诊（2013年3月11日）：服药当晚，患者体温降至38℃以下，至今晨热已退，咽痛愈，口腔见疱疹，颌下淋巴结仍肿大。

［方药］柴胡12克、黄芩9克、金银花12克、连翘9克、玄参15克、浙贝12克、马勃6克、僵蚕9克、牛蒡9克、甘草6克，3剂。

病愈。

案例12

施某，男，18岁。

初诊（1996年12月17日）：患者发热5天，体温38.5~39.4℃，咽赤，扁桃体Ⅱ度肿大，上覆脓苔，颈侧淋巴结肿大。脉数，舌边尖红。

［诊断］化脓性扁桃体炎。

［辨证］风热乳娥。

［方药］清咽饮加减。

柴胡25克、黄芩15克、金银花15克、连翘15克、浙贝12克、僵蚕12克、蝉蜕10克、甘草10克、前胡12克、桔梗12克、杏仁12克、芦根30克、大黄2克，2剂。

1剂热退。

案例13

徐某，男，8岁。

初诊（1996年12月24日）：患儿咳1周，发热3天，体温39.5℃，精神差，白细胞不高。诊为支原体肺炎，用红霉素治疗。

［辨证］风热咳嗽。

［方药］清咽饮加减。

柴胡15克、黄芩12克、金银花12克、连翘10克、浙贝10克、僵蚕10克、蝉蜕8克、甘草6克、前胡10克、桔梗10克、杏仁12克、芦根15克、荆芥8克、大黄2克，2剂。

16时服药，22时热退净。

案例14

周某，男，4岁。

初诊（1997年1月31日）：患儿前天受寒，昨晨发热，体温39.1℃，头痛，鼻塞。唇红，舌红，苔厚。询其平素喜肉食，大便干，今已2天未便。

［辨证］夹食外感。

［方药］清咽饮加减。

柴胡12克、黄芩10克、僵蚕8克、蝉蜕6克、前胡10克、桔梗10克、荆芥穗6克、杏仁12克、金银花10克、连翘10克、甘草6克、芦根15克、大黄3克、焦三仙各10克，1剂。

服药4小时，便通热退。

按：患儿素喜厚味，大便偏干，复感外邪，从化为热。升降散中大黄等正对其证，更加焦三仙与连翘相伍，寓保和丸之意。

案例15

陈某，女，8个月。儿科。

初诊（1997年9月9日）：患儿发热7天，喷嚏、流涕、轻咳，夜间体温较高，精神、乳食好，大便偏稀，日数次。指纹淡紫，现于风关，舌红苔润。体温39.5℃。

［辨证］外感风寒化热。

［方药］银翘散合升降散。

柴胡8克、荆芥4克、僵蚕6克、蝉蜕6克、前胡6克、桔梗6克、钩藤6克、杏仁6克、金银花6克、连翘6克、甘草3克、芦根10克、石膏10克、薄荷3克（后下），2剂。

1天退热。

按：常有患儿家长询问，孩子幼小，能否用中药。本例未满周岁，喂服中药疗效迅捷。

若指导家长配合施用小儿推拿，亦颇方便。1974年，笔者在青岛中医院实习时，小儿推拿为该院特色之一，手法为"三字经派"，简便易行。笔者学习后，受益不小。一次乘飞机由三亚返京，乘务广播寻找医生。飞机上一患儿不足半岁，发热39℃。机上无药可用，只能施以手法：平肝、清肺、清天河水、掐点小天心，尤其退六腑十几分钟后，体温降至38℃许。因飞机准备降落，且患儿神安，无惊风之象，遂止。

案例16

夏某，女，5.5岁。

初诊（1998年4月25日）：患儿晨起略感不适，体温36.7℃；午间

37.9℃，鼻塞，咽不适、微赤。

［辨证］风热证。

［方药］清咽饮2剂。每剂分四服。

服药后汗出和体温变化见表7。

表7　服药后汗出和体温变化

服药次数	服药时间	汗出情况	体温变化（℃）
一服	14：30	无汗	38.5
二服	19：00	21：00有汗，体温稍退复升	39.0
三服	22：00	持续少量出汗	39.0
四服	24：00	—	<37.0

二诊（1998年4月27日）：体温正常，排便3次。仍鼻塞，涕有血痂，轻咳。

［方药］泻白散合止嗽散3剂善后。

案例17

焦某，男，63岁。

初诊（1990年12月3日）：肺癌患者，做CT检查时受凉，于11：30许发热，体温38℃，咽痛甚，咳嗽，咽赤，脉数。查：白细胞 5.5×10^9/L，中性粒细胞0.79。

［辨证］虽受寒而发病，但未见恶寒，唯见发热、咽痛，辨为风热喉痹。

［方药］予清咽饮：每次30毫升，3次/日，二服热退。

再服2剂，咽痛愈。

案例18

傅某，女，7岁。

初诊（1998年7月7日）：7月6日，患儿始发热，咽不适，7月7日高热，体温39.8℃，咽痛。曾服用阿莫西林，并酒精擦浴。

［辨证］风热喉痹。

［方药］15：00先予清解饮（医院制剂）20毫升，得小汗出，热略退。

半小时后予清咽饮，须臾吐出。

3小时后再予清咽饮，又吐出。但随吐而有汗出，体温渐降至正常。

退热过程历时6小时。

按：①因清咽饮煎药尚需时间，先予现成之清解饮，已见初效。②咽喉赤痛，是肺胃有热。清咽饮入胃，或因其宣发之性，或因对其气味敏感，未及清宣透表，即从捷径呕出。③吐后得汗，提示邪在中、上焦，吐法亦能解表。④清解饮是小柴胡汤加味而成，服药后未吐，是小柴胡原可用于"呕而发热"欤。

案例 19

杨某，男，18 岁。

初诊（1999 年 1 月 9 日）：患者发热 10 天，初病时咽痛，咳嗽，予对症治疗。现仍咽赤，头枕部疼痛，时恶寒，用解热剂可暂时汗出热退。神情默默，纳减。脉细弦，舌苔白。

查血常规：白细胞计数正常，淋巴细胞 0.60。曾作 B 超示：脾大。考虑传染性单核细胞增多症。

［辨证］头枕部疼痛，为邪在太阳；寒热往来，默默不欲饮食，为少阳见证；咽赤、咽痛，为热壅肺系。有是证用是方，杂合以治。

［方药］①清解饮：每次 30 毫升，3 次/日。

②清咽饮：每次 30 毫升，3 次/日。

服药前后逐日最高体温记录见表 8。

表 8　服药前后逐日最高体温记录

日期	1.8（服药前）	1.9	1.10	1.11	1.12
体温（℃）	39.3	39.2	38.3	37.2	36.7

案例 20

王某，男，25 岁。

初诊（2000 年 9 月 5 日）：患者发热、咽痛 10 天，咽痛甚，妨碍吞咽，咽赤，扁桃体Ⅱ度肿大，上覆脓膜显致密。脉数，苔白。

查：白细胞 11.5×10^9/L，中性粒细胞 0.19，淋巴细胞 0.71，单核细胞 0.10。尿蛋白（±）。初诊为化脓性扁桃体炎。笔者高度怀疑传染性单核细胞增多症，建议复查血象，注意查找异型淋巴细胞。

［辨证］乳蛾。

［方药］清咽饮。

服药前体温 38.5~39.8℃，服药 2 剂，于 9 月 7 日退热。

9 月 6 日复查血常规：白细胞 9.9×10^9/L，中性粒细胞 0.28，淋巴细胞 0.58，单核细胞 0.04，异型淋巴细胞 0.10。可确诊为传染性单核细胞增多症。

9 月 11 日再查血常规：白细胞 5.5×10^9/L，中性粒细胞 0.15，淋巴细胞

0.76，单核细胞 0.06，嗜酸性粒细胞 0.03，异型淋巴细胞偶见。

案例 21

胡某，女，4岁。

初诊（1996年12月13日）：患者发热2天不退，体温39.1℃，伴惊厥。双肺水泡音。诊断为支气管肺炎。

［辨证］风热犯肺之咳喘。

［方药］清咽饮加减。

柴胡12克、黄芩10克、僵蚕10克、蝉蜕8克、前胡10克、金银花12克、连翘10克、桔梗10克、甘草6克、大黄1克、芦根15克，3剂。

二诊（1996年12月16日）：服1剂热退，犹咳，有痰，稍喘。

［方药］麻杏甘石汤合柴胡枳桔汤。

麻黄5克、石膏15克、柴胡10克、黄芩10克、前胡10克、桔梗12克、枳壳8克、杏仁10克、甘草6克，3剂。

案例 22

患者，女，28岁。

初诊（2022年1月27日）：患者发热第4天，病初体温多在38℃以下，周身疼痛，稍恶寒，余无明显不适。查白细胞偏低（白细胞：3.7×10⁹/L）。因妊娠8周，仅在家休息，未遽服药，期其自愈。然发热未已，午后体温较高，可达38.5℃左右。现无恶寒、身痛，但咽喉不适，恶心。脉滑，苔薄。咽部充血，扁桃体Ⅰ度肿大。

［辨证］病初系外感风寒，可予辛温解表。延之数日，邪气化热结于咽喉，当予清解，然清中有透，忌过用寒凉。其恶心，非恶阻，乃咽部炎症刺激所致。

［方药］清咽饮。

柴胡15克、黄芩9克、连翘9克、牛蒡子9克、薄荷6克（后下）、芦根30克、桔梗9克、蝉蜕3克、甘草6克，3剂。

次日反馈，1服热退。嘱服1剂毕，余药停服。

按：患者病初即予解表，当可速愈。奈何虑及重身，未敢领药。其实《素问·六元正纪大论》有云："黄帝问曰：妇人重身，毒之何如？岐伯曰：有故无殒，亦无殒也。"故临床治疗孕妇，应当治即治，以免生变；中病即止，无使过之；辨证治疗，殊为可取。

第四节 外寒内热证治验

一、治疗思路

外寒内热主要有两种情况：①寒邪外束，阳气怫郁在表，致郁热在里不得越，治当"解之，熏之"，"更发汗则愈"，用大青龙汤。②素有内热，外为风寒所伤，内热结聚，发为喉痹、乳蛾、肿毒等，一般宜先解其外，再清其热。

对第二种情况，笔者有两种办法。

（1）先予麻黄发表方1剂，嘱分三服。大部分患者一二服后即见汗出，则停服，改用清咽饮（或银翘散合升降散加减）三四帖可也。

（2）抑或仅予清咽饮三四剂，但于第1剂中加入麻黄6~9克，亦可较快取汗。

此外，外感并非风寒、风热那样简单，辛温、辛凉亦非冰炭不容。如葱豉汤一温一凉，为辛温解表之轻剂；银翘散佐以荆芥，吴鞠通谓之为辛凉平剂。

笔者对外寒内热证之轻者，学习赵树森老中医治外感法，每以荆、防与银、翘伍用。揣赵兄行医武汉，人居暖地而腠理疏，纵冒风寒，治有不同。

二、临证录验

案例1

李某，女，10岁。门诊。

初诊（2002年4月20日）：患者咽痛、咽赤、发热数日，恶寒，体温38.5℃以上。舌红，脉数。

［辨证］喉痹（风寒外束，热结咽喉证）。

［方药］先用麻黄发表颗粒（医院制剂）1袋冲服，待汗出后改用清咽饮（协定处方）3剂，3次/日。

次日热退。嘱继续将余药服完，以清利咽喉。

案例 2

张某，女，5 岁。儿科。

［病史］1995 年 12 月 20 日，患儿因肺炎入院，发热、血尿，经治疗热退。1996 年 1 月 1 日，患儿复感寒，旋又发热、咽喉肿痛，诊为急性化脓性扁桃体炎。

初诊（1996 年 1 月 2 日）：患儿体温 39℃，头痛，周身不适，纳差，不大便，浮肿。咽赤，扁桃体Ⅱ度肿大。

［辨证］乳娥（外寒内热）。

［治法］表里双解。

［方药］麻黄 6 克、羌活 10 克、柴胡 12 克、黄芩 10 克、僵蚕 10 克、蝉蜕 6 克、前胡 10 克、浙贝 10 克、连翘 12 克、杏仁 12 克、甘草 6 克、大黄 6 克（后下）、焦三仙各 10 克，2 剂。

次日热退。

案例 3

赵某，女，6 岁。儿科。

初诊（2002 年 11 月 7 日）：患儿反复咳嗽 1 个月，发热 3 天，伴恶寒，不思食，不大便，偶呕吐。苔白而剥。

［辨证］肺胃蕴热，复感外寒。

［方药］先服麻黄发表方（医院制剂），每剂分三服，服一二次得汗后即改小柴胡汤、银翘散、升降散合方。

柴胡 10 克、半夏 6 克、金银花 10 克、连翘 10 克、僵蚕 8 克、蝉蜕 6 克、焦三仙各 6 克、杏仁 8 克、大黄 1 克、芦根 15 克、甘草 3 克、薄荷 4 克（后下），6 剂。每剂水煎分 2 次服，日三服（每天 1 剂半）。

2 剂愈。

案例 4

段某，女，25 岁。诊断为上呼吸道感染。

初诊（2011 年 2 月 19 日）：患者素易咽痛，于 4 天前咽痛重，继而发热、流涕、鼻塞，用清热解毒药和抗生素数天无效，病反加重。发热时伴头痛。脉浮弦数，咽赤，苔薄。早早孕（＋）。

［辨证］患者素有内热，复感风寒。误用清解，风寒未祛，郁热不解。

［方药］自拟方。

麻黄9克、荆芥10克、柴胡18克、黄芩10克、连翘10克、金银花12克、杏仁12克、苍耳子10克、鱼腥草20克、甘草6克、芦根15克、白茅根15克，1剂，分三服。

药后汗出热退。上方去麻黄，继服1剂愈。

案例5

胡某，男，13岁。

[病史]患儿诊断为甲型H1N1流感。因医院有预防措施，不便门诊就医，笔者采取防护措施后，去其自家车中诊脉。

初诊（2009年10月12日）：患儿发热2天，体温38.5℃。身热，不恶寒，身楚，面赤，咽稍赤。脉数，舌红，苔薄。

[辨证]太阳温病，邪毒外袭，阳郁不伸。

[治法]表里双解。

[方药]麻黄9克、柴胡15克、黄芩12克、金银花15克、连翘15克、僵蚕15克、蝉蜕12克、姜黄10克、大黄3克、甘草6克。

午前服药，一服汗出热退。午后即欲去打篮球。

按：笔者自2009年9月始，诊治了几十例甲型H1N1流感患者，病例大多有甲型H1N1流感患者接触史，症状与一般感冒和冬、春季流感不同，临床上较易识别。甲型H1N1患者体温多在38~39℃，虽发热，但多身热不扬，不恶寒；无太阳伤寒之头痛、身疼、腰痛、骨节疼痛，却有身倦、身楚，即周身酸懒；一般无汗，面色多红，甚至缘缘面赤；咽喉不适，但咽痛不著，或有咽干、微渴；咽部多有轻度充血，但不焮红，以稍红或红而稍暗为多；舌质多偏红，苔多薄或白；脉数或稍紧。由症状来看，不似伤寒，应属太阳温病（"太阳病，发热而渴，不恶寒者，为温病"）。

笔者按邪毒外束，阳郁不伸论治，即《伤寒论》48条所云"阳气怫郁不得越"，取"阳气怫郁在表，当解之……更发汗则愈"之理，自拟流感方，以银翘散合升降散加减，冠以麻黄为君药，每剂分为三服。患者服药后，多在2~12小时汗出热退，其他症状亦随之减轻乃至痊愈。

《神农本草经》谓麻黄"主中风，伤寒头痛，温疟，发表，出汗，去邪热气"，可见麻黄不仅可用于伤寒，亦可用于温邪在表者。

笔者还用该方治疗过2例小儿麻疹，疗效称佳。其中1例药后疹出甚多，几遍肌肤，色深。由此托出疹毒，恢复良好。

案例6

邵某，男，12岁。诊断为甲型H1N1流感（诊治后方出诊断报告）。

初诊（2009年9月18日）：患儿昨起发热，体温39℃以上，无明显恶寒，咽喉不痛，身倦。缘缘面赤，咽喉淡赤，扪之尺肤热，脉数稍紧。与前一天发热的同学有密切接触史，该同学已确诊为甲型H1N1流感。

［辨证］太阳温病，邪毒外束，热郁于里。

［治法］发表清里。

［方药］麻杏甘石汤、银翘散、升降散合方。

麻黄9克、杏仁12克、石膏30克、僵蚕15克、蝉蜕15克、金银花15克、连翘15克、羌活12克、甘草6克、酒大黄3克，2剂。每剂分三服。

因取药、煎药尚需时间，先予清咽饮（医院制剂）一服。

中午服清咽饮1袋，继而煎服中药，至晚间体温已降至38℃以下，翌晨体温正常。

按：该例与上例辨证思路一致，而处方有所不同，是因其郁热较上例稍重。

案例7

李某，男，74岁。

［病史］患者因"呕吐2次，伴发热3小时"于6月6日晚入院。次日邀请会诊。

初诊（2006年6月7日）：患者起病前有空调受凉史，现发热、周身不适、口干、腹胀。平素便秘。脉弦数，舌红，苔白少津。

［辨证］风寒外束，内有郁热，胃气上逆。

［方药］大柴胡汤合香苏散。

柴胡12克、黄芩10克、枳实8克、半夏10克、厚朴8克、酒大黄4克、苏叶10克、葛根15克、西洋参5克、香附8克、甘草4克、生姜15克，5剂，水煎服。

即愈。

案例8

高某，男，2岁7个月。

初诊（2004年11月12日）：患儿高热五六天，咽赤痛，稍恶寒。体温最高时40.6℃，用对乙酰氨基酚可暂时退热，3小时后复发热。面色白，舌不红。曾屡用物理降温法。

[辨证] 此外寒内热，用物理降温反致表不解。

[方药] 荆芥 10 克、苏叶 8 克、金银花 10 克、连翘 10 克、柴胡 12 克、黄芩 10 克、僵蚕 8 克、蝉蜕 6 克、杏仁 10 克、桔梗 8 克、大黄 1 克、甘草 6 克、芦根 15 克、薄荷 6 克（后下），1 剂。每剂水煎分三四次服。

次日热退。

服药前后逐日最高体温记录见表 9。

表 9 服药前后逐日最高体温记录

日期	11.9	11.10	11.11	11.12（服药）	11.13
体温（℃）	38.8	39.7	40.6	40.4	36.2

按：患儿面色、舌象提示：不可过用寒凉（物理降温），以免留邪；亦不可过汗（解热剂），以免伤正。该例屡用物理降温，寒凝冰伏较甚，故加入荆芥、苏叶，透邪外出，迅速获愈。

案例 9

王某，男，12 岁。

初诊（3 月 11 日）：患儿发热月余，现犹有低热，咽稍赤。曾查血常规：白细胞计数在正常范围，淋巴细胞、单核细胞较高，不除外传染性单核细胞增多症。予复查血常规，检验单注明：注意查找异型淋巴细胞。

[辨证] 外邪稽留。

[方药] 荆芥 10 克、防风 10 克、金银花 12 克、连翘 10 克、柴胡 12 克、黄芩 10 克、蝉蜕 6 克、杏仁 10 克、牛蒡子 8 克、甘草 6 克、芦根 15 克、薄荷 6 克（后下），3 剂。每剂水煎分三四次服。

3 月 14 日家长电话告知：上方服 2 剂热退，今晨上学前，体温又升至 37.3℃，放学回家再测体温 36.8℃。血常规查到异型淋巴细胞，可以确诊为传染性单核细胞增多症。嘱其再按方取 2 剂，巩固疗效。

按：该例发热虽久，病犹在表。

案例 10

李某，男，6 岁。门诊。

初诊（1996 年 12 月 16 日）：患儿高热数日不退，体温 40℃，咽赤，咳嗽。

[辨证] 风寒化热。

［方药］予清咽饮（协定处方）加减。

柴胡15克、黄芩10克、金银花10克、连翘10克、前胡10克、杏仁10克、桔梗8克、僵蚕8克、蝉蜕6克、芦根12克、甘草3克、大黄1克，2剂。

二诊（1996年12月17日）：患儿汗不出，热不退。询之病前有游泳史。家长煎药加水多，煎煮时间过久，煎出药液偏稀。

［辨证］虽病数日，单以咽赤言化热未必恰切，仍宜解外。

［方药］小柴胡汤、桂枝汤、麻黄汤合方。

柴胡15克、黄芩10克、桂枝10克、白芍10克、麻黄6克、杏仁10克、甘草6克、太子参10克，1剂。

汗出热退。

案例11

丁某，女，34岁。

初诊（1997年1月7日）：患者有鼻衄、哮喘史，半月前在某医院用激光治疗鼻患，此后一直鼻阻。4天前出现高热，体温39.7℃，恶寒，衄嚏，心悸。脉沉细而疾（120次/分），舌苔白厚。

［辨证］肺窍不利，宿疾复加外感。

［方药］麻黄6克、羌活10克、石膏30克、杏仁10克、柴胡15克、黄芩12克、薄荷6克（后下）、苍耳子10克、白芷10克、芦根15克、甘草6克、青蒿10克（后下），3剂。

二诊（1997年1月14日）：服上方1剂后，患者汗出热退，2剂咳减、鼻通。现仍咳，时欲作喘。

［方药］改用麻杏甘石汤合过敏煎（祝谌予先生经验方）。

案例12

纪某，男，69岁。干部病房。

初诊（1997年1月9日）：患者初有咳嗽，复感风寒，发热已6天，体温最高＞39℃，恶寒，身楚，咳重，咳黄痰，鼻塞，便秘。脉小数，舌红苔薄白。

［辨证］外感风寒化热。

［方药］柴胡20克、黄芩12克、羌活10克、桔梗10克、麻黄6克、杏仁12克、甘草10克、石膏15克、瓜蒌30克、苍耳子10克、芦根30克，2剂。

服药后 12 小时热退。改麻杏甘石汤善后。

案例 13

靳某，男，20 岁。

初诊（1997 年 1 月 14 日）：患者发热 2 天，体温 38.9℃，服重感灵、解热剂，仍发热，稍恶寒，周身不适，轻咳，流涕，咽微痛。

［辨证］外寒未解，有化热之势。

［方药］柴胡 15 克、黄芩 12 克、羌活 10 克、桔梗 12 克、麻黄 3 克、杏仁 10 克、甘草 6 克、金银花 12 克、连翘 10 克、苍耳子 10 克、芦根 15 克，2 剂。

1 剂热退。

案例 14

李某，女，32 岁。

初诊（1998 年 1 月 15 日）：患者发热 2 天，体温 39℃，流涕，右侧头痛。

［方药］麻黄 10 克、杏仁 12 克、金银花 12 克、羌活 10 克、前胡 10 克、连翘 12 克、苍耳子 10 克、甘草 6 克、青蒿 12 克，1 剂。

一服汗出热退。

按：该例无明显恶寒，解表清热并用。

案例 15

史某，男，58 岁。干部病房。

初诊（2001 年 2 月 16 日）：患者发热 3 天，体温 38.2℃，恶寒，流涕，咽赤，咽痛。脉浮数。查：白细胞 8.3×10^9/L，中性粒细胞 0.74。

［辨证］外寒内热。

［方药］麻黄发表方 1 剂，清咽饮 2 剂。

服麻黄发表后 3 小时，体温升至 39.4℃，然后汗出热渐退，翌日退至 37℃左右，约 1 天半降至 37℃以下。

按：服麻黄剂后，间有体温先升后降者。可参见本书第二节《麻黄汤、大青龙汤、麻黄发表方应用》"应用麻黄一得之见"中第 7 条解释。

案例 16

王某，男，13 岁。

初诊（1999 年 8 月 25 日）：患儿因化脓性扁桃体炎入住儿科。发热、咽痛 5 天，恶寒，无汗，咳嗽，口微渴，扁桃体肿大。脉弦数，舌边尖红，苔白。

［辨证］乳蛾，外寒内热证。

［方药］清咽饮。

柴胡 12 克、黄芩 10 克、僵蚕 8 克、蝉蜕 6 克、金银花 10 克、连翘 10 克、桔梗 8 克、杏仁 10 克、甘草 6 克、芦根 15 克、薄荷 6 克（后下），4 剂。首剂加麻黄 6 克。

服药前体温 38.6~39.2℃，服药 1 剂，次日退热。

案例 17

刘某，女，70 岁。呼吸科。

初诊（1999 年 2 月 14 日）：患者发热 3 天，初恶寒，现恶寒不著，仍周身疼痛，无汗，咳，不大便。脉数，舌稍红苔黄。查：白细胞 11.8 × 10^9/L，中性粒细胞 0.82。

［辨证］肺炎，风寒化热证。

［方药］麻黄 10 克、石膏 45 克、杏仁 15 克、甘草 10 克、羌活 10 克、黄芩 12 克、桔梗 12 克、连翘 12 克、芦根 15 克、苏叶 10 克，2 剂。

服 1 剂，体温由 38.6℃降至 37.1℃，2 剂降至 36.3℃。

案例 18

罗某，女，49 岁。

初诊（1999 年 6 月 15 日）：患者发热 3 天，体温最高 41℃，恶寒，头痛，身痛。脉弦数，苔白。查：白细胞 13.3 × 10^9/L，中性粒细胞 0.86，红细胞沉降率 75mm/h。

［辨证］素有内热，复感外寒。

［方药］①麻黄发表方加味。

麻黄 10 克、石膏 120 克、杏仁 15 克、甘草 6 克、羌活 10 克、苏叶 10 克、桔梗 10 克、薏苡仁 30 克，1 剂。

②清咽饮同服。

1 剂汗出热退，2 剂体温正常。

案例 19

薛某，男，4 岁。

初诊（1997 年 10 月 30 日）：患者发热 2 天，体温持续在 39~40℃，无汗，纳减，不大便 2 天，咽赤，面赤，脉数。查：白细胞 11.0 × 10^9/L。静脉滴注抗生素。

[辨证] 风寒化热。

[方药] 麻黄 10 克、石膏 30 克、杏仁 10 克、甘草 6 克、柴胡 15 克、前胡 10 克、金银花 12 克、连翘 12 克、僵蚕 10 克、蝉蜕 10 克、桔梗 10 克、芦根 15 克、大黄 3 克，1 剂，分五服。

若不汗出，可二三小时一服。

二诊（1997 年 10 月 31 日）：昨日 14 时、16 时、18 时各服药 1 次，体温渐降，手潮润，至 21 时体温降至正常，余药停服。服药前后各大便 1 次。

[方药] 上方去麻黄、石膏、大黄，余药略减其量，加黄芩、浙贝，2 剂。

柴胡 15 克、黄芩 10 克、杏仁 10 克、甘草 6 克、前胡 8 克、金银花 10 克、连翘 10 克、浙贝 8 克、僵蚕 8 克、蝉蜕 8 克、桔梗 10 克、芦根 15 克。

案例 20

胡某，女，3 岁。

初诊（1998 年 5 月 12 日）：发热 38℃，咳嗽，血象不高。诊断为支气管肺炎，入院静脉滴注红霉素，出现呕恶。

[方药] 予清咽饮 2 剂。

二诊（1998 年 5 月 13 日）：服药后热不退，体温升至 39℃。

[方药] 麻黄 10 克、石膏 40 克、金银花 12 克、连翘 12 克、僵蚕 10 克、桔梗 12 克、浙贝 10 克、鱼腥草 30 克、杏仁 15 克、黄芩 10 克、芦根 15 克、大黄 3 克（后下），1 剂，分 4 次服。

20 时服药，22 时得汗出，热渐退。

按：外寒不解，徒清热无益。解外首推麻黄。

第五节 葛根汤类方应用

一、葛根汤

（一）方解

葛根汤方

葛根四两　**麻黄**三两，去节　**桂枝**二两，去皮　**生姜**三两，切　**甘草**二两，炙
芍药二两　**大枣**十二枚，擘

葛根加半夏汤方

葛根四两　**麻黄**三两，去节　**甘草**二两，炙　**芍药**二两　**桂枝**二两，去皮
生姜二两，切　**半夏**半升，洗　**大枣**十二枚，擘

《伤寒论》发表诸方中，以大青龙汤发汗之力为最，麻黄用到六两，堪称峻汗之剂；其次为麻黄汤，麻黄用三两；再次为葛根汤，麻黄亦三两，而合于桂枝汤中。

笔者早年习用麻黄汤、大青龙汤、自拟麻黄发表方治疗伤寒表证，而近十几年更喜用葛根汤，以其性稍缓和，适应面更广些，家中常备数帖（亦备有小柴胡汤等），以应家人、友人、邻舍不时之需。

葛根，《神农本草经》谓："味甘，平。主消渴，身大热，呕吐，诸痹，起阴气，解诸毒。"《名医别录》云："疗伤寒中风头痛，解肌发表出汗，开腠理，疗金疮止痛，胁风痛。"

笔者用葛根汤治疗发热，主要用治以下病证。

1. 太阳伤寒　"项背强几几"非必见之症。

2. 阳明经证　除发热、恶寒、无汗外，还可见额头痛、眉棱骨痛、目痛、鼻干。《医宗金鉴·伤寒心法要诀》对于阳明经证作歌诀以概括："葛根浮长表阳明，缘缘面赤额头痛，发热恶寒身无汗，目痛鼻干卧不宁。"

关于阳明经证，恩师《刘渡舟伤寒论讲稿》有言，"许多学者把白虎汤证作为阳明经证，混淆了经的概念，不尽合适。严格地说，白虎汤证作为阳明热证似乎较为贴切"。

3. 太阳阳明合病　发热、恶寒、无汗，下利或呕。

（二）临证录验

太阳伤寒、阳明经证

太阳病，项背强几几，无汗，恶风，葛根汤主之。（31）

陆渊雷《伤寒论今释》对葛根汤证和麻黄汤证做过比较，可资参考。

"葛根汤为发热、头痛、脉浮、无汗之主方，应用最广，不必见显著之项强也。其异于麻黄汤证者，麻黄证有喘，葛根汤无之；麻黄证身疼腰痛，骨节疼痛，葛根证纵有骨楚，亦颇轻微；病有汗者，麻黄汤绝对禁用，若有咳嗽或胃肠证时，虽有小汗，葛根汤犹为可用。若不咳，汗较多者，当然属桂枝加葛根汤。"

"流行性热病，流行性感冒为最多。其证三类，若发热，若咳嚏，若吐利，葛根汤皆治之。故临床施治，葛根汤之应用最广。"

2020年以来，不少旅居海外的中医采用经方医治新型冠状病毒感染患者，效果不错。据在意大利的闫崇文医生介绍，运用葛根汤、大青龙汤等方治疗患者约200例，"尤其是葛根汤，疗效之好之快让人惊叹……大凡身体有什么不适，如恶寒恶风、咳嗽、困倦乏力、食欲不振、身上发紧，喝上1次，多则2次，身体有微热、微汗就好了"。这值得关注借鉴。

案例1——上呼吸道感染

张某，女，67岁。

［病史］患者因发热住某医院。查血常规：白细胞 $13 \times 10^9/L$，中性粒细胞0.80。考虑细菌性上呼吸道感染，拟抗生素治疗。因曾多次延笔者为其孙治疗外感发热，便与病房医生协商，暂不用抗生素，可否用中药治疗，特邀笔者往诊。

初诊（2018年12月21日）：患者自诉昨日发热，伴呕吐，头痛，身楚，微恶寒，无汗，体温38℃左右。脉浮弦稍长，舌苔白。有高血压病史。

［辨证］太阳伤寒之轻证。

［方药］予葛根汤原方。

葛根24克、桂枝9克、白芍9克、炙甘草6克、麻黄9克、生姜15克、大枣15克，1剂。煎300毫升，分三服。

若服药后得汗出热退，即停后服。

二诊（2018年12月22日）：患者将药分作四服，21日下午、晚间各一服，周身漐漐汗出，发热渐退。今日上午体温已正常，身痛、头痛俱除。脉弦势已减，肤犹潮润，后二服停用。下午复查血常规已恢复正常，即出院。

按： 该病房主任感中药疗效之神奇，问此方中哪个药是抗菌消炎的。笔者曰："中医不讲消炎，主要是辨证施治，通过药物调整人体的抗邪功能。这种表证一般通过发汗祛除邪气，即可获愈。"

太阳阳明合病

太阳与阳明合病者，必自下利，葛根汤主之。（32）

太阳与阳明合病，不下利，但呕者，葛根加半夏汤主之。（33）

"太阳与阳明合病"，指的是太阳与阳明经表同时受邪，既表现有恶寒发热、头项强痛等太阳经表证，又有缘缘面赤、额头作痛、目痛鼻干、卧寐不宁的阳明经表证。

由于寒邪外束，内迫太阳阳明，而"阳明之气抗邪于表，不能顾护于胃肠之里，里气不和，升降失常，故而出现自发的下利或呕吐等证候。以下利为主的，用葛根汤解经表之邪，升阳明之气。表解则里和，下利必自止"。[1]

案例2——急性细菌性痢疾

黄某，女，32岁。

初诊（1991年9月30日）：患者因发热下利就诊。初起觉周身不适，旋而恶寒发热，一身俱痛，无汗，缘缘面赤，体温迅即升高，达39.7℃，里急，下利十余行。脉紧数，苔白。便常规：镜下见大量脓细胞。

［辨证］此例虽诊断为急性细菌性痢疾，但尚属初起，犹具表证。观其脉证，与《伤寒论》"太阳与阳明合病者，必自下利，葛根汤主之"之病机无二。

［方药］用原方，重用葛根、麻黄。

1剂汗出热退，下利之势亦缓。再以葛根黄芩黄连汤加减2剂，利止病愈。

按： 若按教科书，细菌性痢疾的常用治法是清利大肠湿热。该例表里同病而表实为重，则又治当别论。《素问·生气通天论》曰："体若燔炭，汗出而散。"此予大剂发表之后，不但表证得除，邪气内迫之势亦见逆转，从而迅速获愈。

喻昌治痢以败毒散，称之"逆流挽舟"法，"表解而里滞亦除，其痢自止。即前人所谓从表陷者仍当由里出表"。此案与之异曲同工。

姚荷生《中医内科学评说》载："喻嘉言的'逆流挽舟法'，为针对痢疾兼表而订，且无论其为风寒，或为风热均可。痢疾兼表，有简直不治其利而解其表而利自止，或表解而后再清里。表里同病或表重于里——先表而后里法不会错，若要先里后表则应视其虚实。"[2]

葛根汤和葛根芩连汤可以治疗由表入里的腹泻，以及痢疾兼表者。临床辨证属寒者用葛根汤，属热者用葛根芩连汤。

案例3——小儿发热呕吐下利

陈某之女，7岁。

初诊（2019年5月11日）（电话）：患儿在老家由姥姥看护，近高热2天，体温达40℃，无汗，呕恶，便稀，不思食，但口干欲饮，咽红，口中有味，舌红苔白厚腻。患儿平素食欲甚好，发病前有过饱史。

［辨证］考虑为夹食外感。

［方药］用葛根汤合小柴胡汤解其外。

柴胡15克、黄芩9克、葛根12克、麻黄9克、半夏9克、桂枝6克、白芍9克、炙甘草6克、大枣4个、生姜3片，1剂，分三服。

二诊（2019年5月12日）：患儿服药得汗，汗出黏腻，须臾汗止，再服又汗，体温降至38.5℃。呕吐一次，大便果酱色，喷射状，不欲食，流清涕。舌苔仍厚腻。

［方药］用葛根芩连汤合黄芩汤1剂清其里。

柴胡15克、黄芩9克、黄连6克、葛根18克、半夏9克、白芍9克、炙甘草6克、木香6克、生姜3片、苏叶9克（后下），1剂，分三服。

三诊（2019年5月13日）：患儿呕、利止，但热未退净。

［方药］用三仁汤合升降散1剂化湿和中。

藿香9克、白豆蔻6克、杏仁9克、薏苡仁12克、竹叶6克、半夏9克、厚朴6克、僵蚕6克、蝉蜕4克、六一散15克、芦根15克，2剂。

服1剂愈。14日正常上学。

案例4——发热呕利

杨某，男，40岁。

初诊（2016年12月7日）：患者昨天呕吐数次，继而发热、下利，身痛。脉弦，苔腻。

［辨证］病涉少阳、阳明。

［方药］葛根汤合小柴胡汤。

葛根24克、麻黄9克、桂枝9克、白芍9克、柴胡15克、黄芩9克、半夏12克、生姜30克、甘草6克。

2剂愈。

案例 5——发热下利

史某，女，20 岁。

初诊（2017 年 5 月 12 日）：患者发热、下利 4 天，体温 38.5℃ 左右，伴恶寒头痛，无咽痛咳嗽。

［辨证］太阳阳明合病。

［治法］发表散寒。

［方药］葛根汤合柴胡桂枝汤。

葛根 24 克、麻黄 9 克、桂枝 9 克、白芍 9 克、甘草 6 克、大枣 6 个、生姜 30 克、柴胡 15 克、黄芩 9 克，2 剂。每剂分三服。

二诊（2017 年 5 月 13 日）：服 1 剂药后，患者汗出热退，嘱停服第 2 剂。下利未止，日 3 次，水样便，便前腹痛。

［方药］改用葛根芩连汤、黄芩汤、香连丸合方。

葛根 18 克、黄芩 9 克、黄连 6 克、甘草 6 克、木香 9 克、白芍 12 克，2 剂。

病愈。

案例 6

患儿，男。

初诊（2018 年 12 月 19 日）：患儿发热恶寒，身痛，食欲差，腹略不适，大便不成形。

［辨证］"太阳与阳明合病者，必自下利，葛根汤主之。"

［方药］葛根汤。

服药后，汗出热退，同时下利数次。嘱再服 1 剂，即愈。

案例 7

2019 年 7 月 17 日，有母女 2 人就诊，均诉发热而吐，予葛根加半夏汤各 1 剂。嘱分三服，皆两服得汗而愈。

案例 8

2020 年初，有母子相继外感，不便来院，遂电话咨询。子先病，发热、恶寒、呕吐，予葛根加半夏汤 1 剂，热退呕止；次日母又病，发热、恶寒、下利，予葛根汤 1 剂热退泻已。

按：葛根汤及葛根加半夏汤可用于胃肠型感冒，病涉太阳、阳明者。

二、葛根芩连汤

（一）方解

太阳病，桂枝证，医反下之，利遂不止，脉促者，表未解也。喘而汗出者，葛根黄连黄芩汤主之。（34）

葛根黄芩连汤方

葛根半斤　**甘草**二两，炙　**黄芩**三两　**黄连**三两

宋本《伤寒论》32 条载："太阳与阳明合病者，必自下利，葛根汤主之。方二。用前第一方。一云，用后第四方。"

陆渊雷《伤寒论今释》云："原注一云用后第四方者，谓用葛根黄芩黄连汤。《千金翼》亦注云，一云用后葛根黄芩黄连汤。盖二方皆治热利，无汗恶寒，表热盛者，宜葛根汤；汗出而喘，里热盛者，宜葛根芩连汤。"

葛根汤与葛根黄连黄芩汤比较：二者均可医治发热下利。所不同者，葛根汤证症见发热恶寒、无汗、下利，病机关键是太阳阳明经表之邪内迫大肠，二阳合病而以表实证为主，治疗重在解表；葛根黄芩黄连汤证症见发热、喘而汗出、下利，病机关键是表邪内陷，里热气逆，治疗重用葛根从里达表，辅以芩、连清热止泻。

（二）临证录验

案例 9

彭某，男，12 岁。门诊。

初诊（2018 年 2 月 24 日）：患儿昨天发热，有受凉、饮食不节史，甲流（＋），一度呕恶，大便后肛门灼热。脉数。

［辨证］太阳阳明合病。

［方药］葛根芩连汤合小柴胡汤。

葛根 12 克、黄芩 9 克、黄连 3 克、甘草 6 克、柴胡 12 克、半夏 9 克、甘草 6 克、生姜 12 克、苏叶 9 克（后下），3 剂愈。

案例 10

王某，女，43 岁。消化科。

初诊（2011 年 2 月 18 日）：患者诊为急性胃肠炎，自诉 2 月 15 日饮食不节，午饭食鱼后心下痛，晚食汉堡后心下痛复作且剧，渐至腹痛、呕吐、

下利、发热。现发热、下利不止。脉弦，舌红苔白。

[辨证] 太阳阳明少阳合病。

[方药] 葛根汤、葛根芩连汤、黄芩加半夏生姜汤、小柴胡汤合方加减。

葛根 30 克、黄芩 10 克、黄连 10 克、柴胡 15 克、白芍 15 克、半夏 12 克、甘草 6 克、生姜 30 克、麻黄 10 克、苏叶 12 克（后下），2 剂。

因煎药费时，先予小柴胡汤颗粒加藿香正气水顿服，药煎成后即服上方，1 剂愈。

参考文献

[1] 刘渡舟. 刘渡舟伤寒论讲稿 [M]. 北京：人民卫生出版社，2008.

[2] 姚荷生. 中医内科学评讲 [M]. 北京：人民卫生出版社，2014.

第六节　麻黄石膏剂应用

麻黄石膏剂包括大青龙汤、麻杏甘石汤、越婢汤等。

一、"空调伤寒"证治 [1]

"空调伤寒"的形成：恩师刘渡舟认为，暑热难挨，时人贪凉取冷，制冷设备应运而生。空调机一开，飒飒冷风扑面而来，沁人肌肤，暑汗顿消。然则非其时有其气，有些人难免会患空调病。因其常表现为恶寒、发热、身痛、无汗、气喘、脉浮弦或浮紧、舌苔白润，与伤寒表实的"麻黄八证"极为相似，故称其为"空调伤寒"，以资与正令伤寒相区别。

由此可明确：①夏天也有伤寒。②"空调伤寒"在病机和临床表现上与正令伤寒略同，自当参照伤寒论治。而医治伤寒，首推非麻黄剂莫属。

1997年夏，北京酷暑难当，恣意取冷者大有人在。笔者共医治20余例"空调伤寒"患者，处方中均以麻黄为君药，效果颇佳。但除个别病例使用麻黄汤或葛根汤外，大多数使用的是麻黄石膏剂，原因是这些患者此前多有失治或误治，发病初期本当发汗透表，却采用了物理降温或寒凉解毒等法，致使迁延不愈。有的患者使用解热镇痛类西药后虽一时汗出热退，但体温旋而复升。

至笔者接诊时，病程少则二三天，多则十余天，虽仍发热，而病情已发生变化。此病起因为寒邪外束，物理降温如雪上加霜，更使阳气怫郁不得越，形成外寒内热格局者为多，常见缘缘面赤、烦躁、气喘等症，治疗上多采用大青龙汤或越婢汤加减。

有部分患者，外伤于寒，内伤饮冷，则易夹湿、夹饮。其兼饮邪者，渴饮呕利、舌苔滑润，用越婢汤合桂苓甘露饮；兼湿邪者，头重身困、肢节烦痛、苔白而腻，用越婢汤合麻杏薏甘汤。还有些患者郁热较甚，伴有咽赤、咽痛，则用麻杏甘石汤加连翘、金银花、芦根等。

20例患者年龄平均为40.1（14~68）岁，病程平均5.5（2~15）天，体温平均38.6（37.5~40.0）℃。经辨证论治后，速者一两个小时即得汗出，体温开始下降，一般6~18小时体温降至正常，身和病愈。但若兼夹湿邪或饮邪者，降温过程则需 2~4 天，这与湿性黏滞的特点是相符的。

其实不仅伤于空调可致伤寒，暑季冒雨涉水、寒处（井下、冷库）作业等亦可使人罹患伤寒，同样应按伤寒论治。

二、临证录验

案例 1

朱某，男，59 岁。干部病房。

[病史]患者因发热入院。查：白细胞 $6.8 \times 10^9/L$，中性粒细胞 0.78，红细胞沉降率 38mm/h。使用红霉素、吉他霉素、双黄连等治疗无效，邀笔者会诊。

初诊（1997 年 7 月 28 日）：患者暑月贪凉，发热 8 天，伴恶寒，枕头痛，喜饮，大便秘结，轻咳，腹无满痛。咽赤，脉弦大，舌苔白。

[辨证]寒遏热伏夹饮。

[方药]越婢汤合桂苓甘露饮。

麻黄 10 克、石膏 60 克、桂枝 10 克、茯苓 15 克、白术 12 克、泽泻 10 克、猪苓 10 克、滑石 15 克，2 剂，日三服。

服药前体温 38.6℃，19 时一服，汗出，1 小时后体温降至 38℃，翌晨体温 37.8℃。服 2 剂后体温恢复正常。

服药前后逐日最高体温记录见表 10。

表 10　服药前后逐日最高体温记录

日期	7.27（服药前）	7.28	7.29	7.30
体温（℃）	39.2	38.2	37.8	36.8

按：《医学启源》称桂苓甘露饮"解暑毒大有神效"，夏令常用之。

案例 2

何某，男，68 岁。干部病房。

初诊（1997 年 8 月 15 日）：患者暑月贪凉，致发热半月余。现为午后低热，不恶寒，头痛以前额、项部为著，周身酸懒，咳，流涕，鼻阻。舌胖苔白，脉按之弦。

[辨证]风寒外束，郁热内伏，夹湿。

[方药]麻杏薏甘汤加石膏。

麻黄6克、杏仁12克、薏苡仁30克、白芷6克、藿香10克、连翘10克、苍耳子10克、石膏30克、甘草6克、青蒿12克，5剂。

服药前体温38℃，服4剂热退。

案例3

乔某，男。干部病房。

［病史］脑梗死患者，突发高热，要求会诊。

初诊（2020年5月6日）：患者长期卧床，昨晚突发高热，伴恶寒、身痛，此前数日咳嗽，饮水易呛。用解热药后汗出，仍身热。脉浮弦数，舌红苔少。

［辨证］外寒内热。

［方药］麻黄6克、杏仁9克、石膏30克、柴胡12克、黄芩9克、知母9克、甘草6克、羌活9克，5剂（约3天量）。1剂分二服，日三服。

二诊（2020年5月13日）：服上方后，患者基本退热，夜间体温略偏高，为37.3℃，无不适。脉略数，舌苔白。

［辨证］枢机不利，余热未尽。

［方药］改柴胡桂枝汤合白虎汤。

柴胡15克、黄芩9克、半夏9克、桂枝9克、白芍9克、生姜15克、石膏45克、知母9克、葛根15克、炙甘草6克、藿香12克，5剂。每日1剂，分二服。

药未服完，热即退净。

案例4

应某，女，70余岁。住院患者。

［病史］患支气管扩张，反复咳嗽、咯黄痰，咳血；平素体弱，畏风，多居室内。数年前笔者曾予以诊治，先用中药控制咳嗽、咳血后，改用培土生金法，施以六君子辈，近几年病情稳定。此次外感，唯恐旧病复发，故延笔者往诊。

初诊（11月19日）：患者有支气管扩张病史，此次受凉后出现发热，体温38~39℃，恶寒，身痛，咳嗽。脉弦细数，舌苔白。

［方药］予小柴胡汤合麻杏甘石汤。

柴胡10克、黄芩8克、麻黄6克、杏仁10克、石膏20克、甘草3克、生姜10克，5剂。每剂煎200毫升，分2次服，1天可服3次（1剂半）。

2天热退，咳减。改调理脾肺善后。

案例 5

张某，男，6 岁。儿科。

初诊（1999 年 1 月 15 日）：患者患支气管肺炎，咳嗽 20 天，昨起高热惊厥，壮热不已，两目上吊，大便秘结，口臭。脉数，苔黄。

［辨证］肺气壅闭，热扰心包。

［方药］麻杏甘石汤、升降散、凉膈散合方。

麻黄 10 克、杏仁 15 克、石膏 45 克、甘草 6 克、黄芩 15 克、僵蚕 10 克、蝉蜕 10 克、厚朴 15 克、芒硝 10 克、连翘 15 克、桔梗 10 克、大黄 10 克（后下），2 剂。每剂水煎分 3 次服。

服药前后逐日最高体温记录见表 11。

表 11　服药前后逐日最高体温记录

日期	1.14（服药前）	1.15	1.16	1.17
体温（℃）	39.0	39.6	38.7	37.1

继用清咽饮（医院制剂）透热出表。3 剂，日三服。

案例 6

患者，男。呼吸科。

［病史］患者因肺炎住院，用青霉素、罗红霉素治疗。

初诊（2005 年 3 月 16 日）：患者持续发热四五天，体温 38.5℃以上。用解热剂（散利痛）可暂时汗出热退，旋而复升。不咳嗽，纳差，精神可。脉弦，舌苔白。

［方药］先予麻黄发表（医院制剂）1 剂。继用麻杏甘石汤加味。

麻黄 10 克、杏仁 15 克、石膏 50 克、柴胡 25 克、黄芩 15 克、甘草 6 克、知母 15 克、贝母 12 克、桔梗 12 克、鱼腥草 30 克，2 剂。水煎，日四服。

二诊（2005 年 3 月 17 日）：昨 22 时，今 4 时、10 时分别服药，汗出绵绵不断，体温降至 37.5℃。精神好，欲食。

减少服药次数，改为每日二三服。

当晚体温降至正常。

案例 7

矫某，女，28 岁。呼吸科。

［病史］患者因右中叶大叶性肺炎住院，用氧哌嗪青霉素等治疗，仍发

热，邀笔者会诊。

初诊（1990 年 12 月 5 日）：患者已咳 10 天，发热 6 天，现体温 39℃，午后更高，咳少量白痰，口干喜饮，厌油，神疲。脉浮数，舌红苔腻。

［辨证］痰热蕴肺。

［方药］麻杏甘石汤合苇茎汤。

芦根 45 克、麻黄 10 克、杏仁 12 克、前胡 10 克、黄芩 15 克、瓜蒌 20 克、鱼腥草 30 克、石膏 45 克、桔梗 12 克、僵蚕 10 克、蝉蜕 10 克、甘草 6 克，6 剂。每剂水煎分 3 次服。

二诊（1990 年 12 月 11 日）：服药当日体温降至正常，次日精神、饮食好转。仍咳，有少量白痰，动辄汗出。舌略红，苔白微腻化薄，脉略滑。

［方药］芦根 30 克、杏仁 12 克、前胡 10 克、桔梗 12 克、僵蚕 10 克、蝉蜕 10 克、橘红 10 克、甘草 6 克、沙参 15 克、炙百部 10 克、浙贝 10 克，6 剂。每剂水煎分 2 次服。

三诊（1990 年 12 月 19 日）：患者恶风，遇寒则咳，厌油，口干，苔薄白。

［方药］予桂枝加厚朴杏子汤善后。

桂枝 10 克、白芍 10 克、厚朴 10 克、杏仁 10 克、甘草 6 克、生姜 10 克、大枣 6 个、黄芩 10 克、焦山楂 10 克，6 剂。

按：该例初诊方麻黄用量较大，剂数偏多（二三剂即可），虽热退，然动则汗出，恶风咳作，后用桂枝加厚朴杏子汤调理而愈。

案例 8

患者，男，老年。外院会诊。

初诊（2017 年 8 月 29 日）：患者素有咳喘（慢性支气管炎），于 8 月 26 日始发热，伴恶寒，咳铁锈色痰，诊为肺部感染。精神稍差，食欲尚可，口干，2 天未解大便，但腹无满痛。寸口脉浮之弦，按之不足，跌阳、少阴脉弱，舌苔黑。

［辨证］外感风寒，入里化热，损伤肺络。

［方药］小柴胡汤、麻杏甘石汤、苇茎汤合方。

柴胡 15 克、黄芩 9 克、半夏 9 克、炙麻黄 6 克、杏仁 9 克、石膏 45 克、冬瓜仁 15 克、芦根 30 克、瓜蒌仁 12 克、枳壳 6 克、大黄 6 克、炮姜 9 克，3 剂。每剂煎 300 毫升，分 3 次服。

二诊（2017 年 8 月 31 日）：患者发热退，痰色转清，稍黏，卧位稍感憋气。昨日大便 1 次。脉弦，舌苔黑润。

［方药］麻杏甘石汤、苇茎汤、半夏厚朴汤合方。

炙麻黄6克、杏仁9克、石膏30克、半夏9克、苏子6克、茯苓12克、厚朴6克、陈皮6克、冬瓜仁15克、芦根30克、瓜蒌仁12克、甘草5克，3剂。每剂煎300毫升，分3次服。

案例9

林某，男，80岁。干部病房。

［病史］患者有慢性喘息性支气管炎、肺气肿病史，此次因支气管肺炎入院，使用抗生素、平喘剂治疗。体温38~38.7℃。查：白细胞7.2×10⁹/L，中性粒细胞0.33，淋巴细胞0.61，单核细胞0.05。

初诊（1997年1月15日）：患者发热6天，日二三发，咳嗽，气喘，白黏痰。不恶寒，口干欲饮，大便干燥。脉弦迟，舌苔白。持续吸氧中。

［辨证］风寒束肺，有化热之势，肺失清肃。

［方药］小柴胡汤合麻杏甘石汤。

柴胡15克、黄芩10克、石膏30克、桔梗10克、麻黄6克、杏仁12克、甘草6克、半夏10克、瓜蒌30克、芦根15克、大黄3克，4剂。

服药后16小时体温正常。

案例10

张某，男，62岁。

［病史］患者发热5天，诊为军团菌肺炎，体温最高39.4℃，白细胞增高，红细胞沉降率加快。应用抗生素、解热剂等对症治疗。

初诊（1994年6月9日）：现无喘憋，咳嗽不著。头痛欲裂，不恶寒，口不甚渴，胃脘痞闷，恶心欲呕，不欲食。脉大数，舌略红，苔白。

［辨证］少阳阳明并病。

［方药］柴胡加枳桔汤合麻杏甘石汤。

柴胡30克、黄芩15克、半夏15克、麻黄10克、石膏30克、桔梗15克、枳壳10克、甘草10克、生姜15克、大枣30克，2剂。

二诊（1994年6月10日）：药后体温下降，呕恶头痛均减轻，但子时复恶寒发热，四末欠温。舌心苔微黄，脉大数。

［辨证］病有转出少阳之机。

［方药］柴胡加枳桔汤。

柴胡30克、黄芩15克、半夏15克、人参10克、杏仁12克、桔梗15克、芦根20克、甘草6克、鱼腥草30克、生姜15克、大枣30克，4剂。

三诊（1994年6月13日）：昨已退热，精神好。

［方药］上方去柴胡、人参、半夏，加前胡12克、金银花15克、百部12克、焦三仙各10克，4剂。

案例11

张某，女，2岁。

［病史］患儿发热咳嗽10余天，诊为肺炎，予阿奇霉素等静脉滴注，无效，仍发热，体温39~40℃，且精神、饮食差，两肺啰音。儿科已开具住院单，家长想再试试中医。

初诊（2011年1月10日）：患儿偏瘦弱，舌红苔白，指纹紫滞，见于风气之间。

［辨证］此为肺热，肺气失宣。

［方药］①先用麻杏甘石汤，停用抗生素。

麻黄9克、杏仁12克、石膏20克、柴胡12克、黄芩9克、鱼腥草15克、甘草5克，1剂，分三服。

②继以清咽饮2剂。

二诊（2011年1月13日）：家属电话告知，患儿服1剂，体温已降至38℃以下，继服清咽饮二服，稀便，体温降至37.4℃，腹痛。

［辨证］余热未尽，平素脾胃偏弱，复伤于阿奇霉素。

［方药］小柴胡汤合桂枝加厚朴杏仁汤。

柴胡10克、黄芩6克、半夏6克、炙麻黄6克、杏仁8克、桂枝6克、厚朴6克、太子参8克、葛根10克、山药10克、炙甘草3克，2剂。

2011年1月17日电告，13日当晚已退热，药尽纳增，精神好，略咳，遵嘱停药观察。又嘱清淡饮食，勿过饱，以免食复。

案例12

患儿，2岁，远程（短信）。

初诊（2013年3月3日）：患儿春节前即发热干咳，医生予静脉滴注（头孢），不效。现仍反复发热，咳嗽。

［辨证］风寒稽表，肺气失宣。

［方药］麻杏甘石汤。

麻黄6克、杏仁6克、石膏15克、甘草3克、柴胡6克、黄芩3克，2剂。每剂煎60毫升，分三服。

翌晨热退。

二诊（2013年3月4日）：患儿去石家庄某医院检查：白细胞总数正常。仍有干咳，鼻阻，似微喘。苔白。

［方药］改下方。

炙麻黄6克、杏仁4克、甘草2克、桑叶6克、辛夷3克、蝉蜕2克、芦根10克。

3剂愈。

案例13

郑某，男。肿瘤科。

［病史］胸腺瘤术后复发，肺转移，伴感染。因发热申请会诊。

初诊（1997年8月18日）：患者恶寒高热，体温40.2℃。咳嗽，白痰，口干不欲饮，大便数日未解。面色无华，舌淡苔白，脉细。

［辨证］邪盛正虚。

［方药］煎药需要时间，故先予清解饮1剂，继用小柴胡合麻杏甘石汤。

柴胡18克、黄芩10克、人参6克、半夏10克、干姜3克、五味子6克、麻黄6克、石膏30克、杏仁12克、甘草6克，2剂。

二诊（1997年8月20日）：近2天体温正常。

［方药］改小柴胡合小青龙加石膏汤。

柴胡12克、黄芩10克、桂枝6克、半夏10克、干姜3克、五味子6克、麻黄6克、石膏30克、杏仁12克、细辛3克、甘草6克、白芍10克，4剂。

案例14

赵某，男，58岁。心内科。

初诊（1998年2月10日）：患者发热5天，初恶寒、身痛，X线片示左下肺炎。查：白细胞10.6×10^9/L，中性粒细胞0.80。

［辨证］风寒化热入里。

［方药］麻杏甘石汤。

麻黄10克、石膏60克、杏仁15克、鱼腥草30克、黄芩15克、青蒿15克、桔梗15克、芦根30克，1剂。

服药前体温38.6℃，2：00服药，得微汗；4：00、6：00各一服，汗绵绵不断，至8：00体温正常。

按：当时中医科拟成立病房，主任与心内科协商后，安排笔者到心内科任住院医师半年，以熟悉病房管理常规。这段时间，基本从事西医临床诊治、抢救工作。若遇到发热等笔者所擅长的疾病，也随手开具中药。

案例 15

商某，男，3岁。

初诊（1998年7月20日）：患者感冒发热，体温38.5℃，头痛，精神差。

[辨证]外寒内热。

[方药]麻黄10克、石膏40克、杏仁15克、甘草6克、柴胡15克、桔梗10克、葛根15克、芦根20克，1剂，分四服。

12：00、14：00各一服，得微汗出而热退，停后服。退热过程仅用3小时。

案例 16

金某，男，成人。

初诊（1998年7月21日）：患者7月18日受凉后出现恶寒，发热，周身酸痛，头痛，咳嗽日甚，为干咳。现高热不退，体温40℃。脉小紧数，舌苔白。

[辨证]风寒束表，肺家郁热。

[方药]麻杏甘石汤。

麻黄20克、石膏40克、杏仁30克、甘草10克、黄芩20克、桔梗20克、芦根40克、鱼腥草40克，1剂，分五服。

二诊（1998年7月22日）：昨日中午服药，约两三小时一服，四服后大汗出，热退。但子夜体温复升至38.6~39.2℃。仍咳嗽，身楚解除，尺肤潮润。

[方药]麻黄10克、石膏40克、金银花15克、连翘15克、柴胡20克、黄芩15克、僵蚕12克、蝉蜕10克、桔梗15克、浙贝12克、杏仁15克、甘草10克、芦根30克，3剂，每剂分三服。

1998年7月23日热退净。

按：大汗之后，热解而再度升高，是郁热太重，一时不能退尽之故。诊尺肤潮润，知鬼门已开，其实第二方用轻剂即可，不必再用麻黄。抑或用张锡纯麻黄加知母汤。

参考文献

[1]高飞. 空调伤寒诊治一得 [J] 北京中医药大学学报，1999，22（2）：50.

[2]高飞. 麻黄剂运用体会 [A]. 北京中医药学会. 北京中医药学会建会50周年暨学术年会论文集 [C]. 北京：北京中医药学会，2000.

第七节 白虎汤、竹叶石膏汤、玉女煎应用

一、白虎汤及其加减方

（一）方解

白虎汤方

知母六两　石膏一斤，碎　甘草二两，炙　粳米六合

白虎加人参汤方

知母六两　石膏一斤，碎，绵裹　甘草二两，炙　粳米六合　人参二两

据《伤寒论》所载，白虎汤用于阳明病表里俱热证（168、176），三阳合病热偏重于阳明者（219），以及热邪郁遏于里，阳气不达四肢的热厥（350）。白虎加人参汤用于白虎汤证之津气损耗，见烦渴欲饮、口干舌燥、背微恶寒者（26、176、177、178、235）。

吴鞠通《温病条辨》载："太阴温病，脉浮洪，舌黄、渴甚、大汗、面赤、恶热者，辛凉重剂，白虎汤主之。""手太阴暑温，或已经发汗，或未发汗，而汗不止，烦渴而喘，脉洪大有力者，白虎汤主之；脉洪大而芤者，白虎加人参汤主之……汗多脉散大，喘喝欲脱者，生脉散主之。"

白虎加桂枝汤方：于白虎汤方内，加桂枝三两。用治热多寒少之温疟。《金匮要略》载："温疟者，其脉如平，身无寒但热，骨节疼烦，时呕。"

白虎汤常用治热病。笔者根据辨证，少阳阳明发热常与柴胡汤合用，肺热痰嗽常与苇茎汤并施，等等。

（二）临证录验

案例1

王某，男。干部病房。

［病史］脑梗死患者，因持续发热，邀中医会诊。

初诊（2011年8月10日）：患者神志不清，面罩给氧。已发热三四天，身热，汗出，痰不多。脉数，舌不可见。

［辨证］阳明热盛。

［方药］白虎汤。

石膏 60 克、知母 12 克、生地 30 克、山药 20 克、水牛角粉 20 克、芦根 30 克、甘草 6 克，5 剂。每剂分三服。

热退。

案例 2

阎某，男，78 岁。干部病房。

初诊（2011 年 6 月 12 日）：患者患帕金森病多年，肢体颤抖不已，胃管进食。近发热 2 天，体温 39℃左右，汗出，不恶寒，痰少。脉弦，苔白。

［辨证］原有虚风内动，感邪后成热证。

［方药］白虎汤合犀角地黄汤加减。

石膏 60 克、知母 12 克、柴胡 15 克、黄芩 10 克、生地 30 克、水牛角 30 克、甘草 6 克、羚羊角粉 0.6 克（冲），4 剂。每日三服。

2 天热退。

按：帕金森病患者肌肉颤抖，代谢产热增加，而不少患者散热功能差，一般适用清法，以扬汤止沸。

案例 3

阎某，男，78 岁。

［病史］即上例帕金森病患者，常因外感或吸入性肺炎导致反复肺部感染。近又高热，虽经抗生素治疗，症状反复不已，邀请会诊。

初诊（2012 年 1 月 29 日）：患者长期卧床，反复发热，汗多，尿少色黄。脉细弦，舌红苔白。

［辨证］热盛伤津。

［方药］白虎加人参汤。

石膏 60 克、知母 9 克、生地 30 克、人参 6 克、麦冬 15 克、五味子 6 克、甘草 6 克，7 剂。每剂分二服。

服药前后逐日最高体温记录见表 12。

表 12　服药前后逐日体温记录

日期	1.28（服药前）	1.29	1.30	1.31
体温（℃）	38.4	38.9	37.6~37.4	37.2~36.7

案例 4

章某，男，90 岁。干部病房。

［病史］长期卧床患者，反复发热 3 月余，邀请会诊。

初诊（2012 年 1 月 30 日）：患者长期卧床，反复发热，痰多色黄。脉稍弦，舌萎，苔白。

［辨证］痰热证。

［方药］白虎汤合苇茎汤。

石膏 60 克、知母 9 克、芦根 25 克、冬瓜仁 25 克、桃仁 9 克、鱼腥草 15 克、甘草 6 克，7 剂。每剂分二服。

热退，痰量减少。

案例 5

廉某，女，80 岁。某医院会诊。

初诊（2005 年 1 月 14 日）：患者中风（大面积脑梗死）3 个月，反复发热。现高热，体温 39℃左右。舌红少津，苔少，脉大。

［辨证］热盛伤津证。

［方药］白虎加人参汤。

石膏 30 克、知母 10 克、西洋参 6 克、麦冬 15 克、甘草 6 克、粳米一撮，3 剂，水煎服。

二诊（2005 年 1 月 18 日）：患者体温降至 37.5℃以下。大便潜血（＋）。

［方药］石膏 25 克、知母 8 克、西洋参 6 克、麦冬 15 克、甘草 6 克、山药 10 克、白及粉 6 克（冲），4 剂，水煎服。

三诊（2005 年 1 月 21 日）：患者体温复升，脉症同前。

［方药］石膏 40 克、知母 10 克、西洋参 6 克、麦冬 15 克、石斛 10 克、生地 12 克、玄参 10 克、白芍 10 克，3 剂，水煎服。

四诊（2005 年 1 月 27 日）：药后热退。但昨又发热，尿检白细胞（＋＋＋）。

［方药］①先予：石膏 40 克、知母 10 克、西洋参 6 克、麦冬 15 克、石斛 12 克、生地 12 克、银柴胡 10 克、金银花炭 15 克、白茅根 30 克，4 剂，水煎服。

②继予猪苓汤加车前草，3 剂，水煎服。

热退。

按：阳明"起手三法"，此用其二。

案例 6

邱某，男，68 岁。干部病房。

［病史］患者手颤，行走困难，构音、吞咽障碍 8 年，因"发热 1 周"于

2010年7月6日入住干部病房。

初诊（2010年7月8日）：患者高热4天，不恶寒，神识恍惚，肢体震颤，欲惊厥，脉大数。

［辨证］气分热盛。

［方药］白虎汤。

石膏90克、知母15克、山药30克、生地30克、羚羊角粉0.9克（冲），4剂。每日3次。

二诊（2010年7月12日）：患者体温降至38℃以下，精神好转，舌红苔薄润，脉数。尿常规：白细胞（+）。

［方药］白虎汤合猪苓汤。

石膏90克、知母15克、生地30克、猪苓15克、茯苓15克、泽泻12克、滑石30克、阿胶10克、白茅根30克、柴胡15克、黄芩10克，5剂。每日3次。

三诊（2010年7月19日）：近2天，患者每日排黑色糊便三四次，量多，体温正常。

［方药］上例白虎汤与猪苓汤先后应用，本例则合方应用。

案例7

何某，男，77岁。干部病房。

［病史］患者因"高血压、中风后遗症、血管性痴呆"入院。发热3天，邀中医会诊。

初诊（2000年6月30日）：高血压患者，高热不退3天，神昏，时汗出。舌上少津，脉弦。

［辨证］里热炽盛，风木上扰。

［方药］白虎汤合镇肝熄风汤。

石膏120克、知母20克、代赭石30克、杭芍25克、天冬15克、麦冬15克、牛膝12克、青蒿15克（后下），6剂，水煎服。

二诊（2000年7月6日）：患者体温降至38℃左右，仍昏睡。张口呼吸，舌上少津。寸口脉弦长，趺阳脉大。

［方药］石膏100克、知母20克、代赭石30克、菖蒲10克、郁金10克、天冬15克、麦冬15克、牛膝12克、竹叶15克，7剂，水煎服。

服药前后逐日最高体温记录见表13。

表 13　服药前后逐日最高体温记录

日期	6.30（服药前）	7.1	7.2	7.3	7.4	7.5	7.6	7.7
体温（℃）	40.0	39.0	39.0	38.4	38.1	38.4	38.3	36.8

案例 8

陈某，女，17 岁。血液科。

［病史］白血病（急性单核细胞白血病、急性红白血病）患者，肺部感染。查：白细胞（0.8~2.0）× 10^9/L。

初诊（1989 年 4 月 7 日）：患者自 3 月 26 日起连续高热不退，面赤口苦，咽干且痛，口干喜饮，时恶寒，胸闷，无腹满。脉滑数，舌红苔黄。

［辨证］少阳阳明并病。

［方药］小柴胡汤合白虎汤。

柴胡 30 克、黄芩 15 克、知母 15 克、石膏 30 克、半夏 12 克、甘草 6 克、太子参 15 克、天花粉 12 克、桔梗 10 克、大枣 12 克，2 剂。每剂水煎分 2 次服。

二诊（1989 年 4 月 10 日）：患者体温趋于正常，身热，汗出，时微恶寒，面赤，口干喜热饮，头痛，咽痛。脉数大，舌红苔白。

［辨证］热伤气阴。

［方药］白虎加人参汤。

人参 6 克、知母 15 克、石膏 30 克、生山药 15 克、甘草 10 克、苍术 12 克，2 剂。每剂水煎分 2 次服。

服药后逐日最高体温记录见表 14。

表 14　服药后逐日最高体温记录

日期	4.8	4.9	4.10	4.11
体温（℃）	39.2	38.8	37.2	36.6

三诊（1989 年 4 月 12 日）：患者热退，口干，有痰，脉缓，精神好。舌红，苔白微腻。查：白细胞 4.7 × 10^9/L。

［方药］竹叶石膏汤善后。

太子参 15 克、石膏 30 克、麦冬 15 克、生山药 15 克、天花粉 12 克、甘草 6 克、半夏 10 克、白薇 10 克、桂枝 6 克，4 剂。每剂水煎分 2 次服。

案例 9

魏某，女，72 岁。内分泌科。

[病史]患者因"原因不明发热"入住内分泌科，诊断为成人斯蒂尔病。

初诊（2011 年 3 月 17 日）：患者发热 1 个月，初似外感，久治不愈，由山东来京就医。查：白细胞 11.7×10^9/L，C 反应蛋白 54.7mg/L，红细胞沉降率 77mm/h。对症治疗无效。现午后至夜间体温较高，可逾 39℃，最高 39.8℃。不恶寒，发热时伴心跳、面赤、膝痛、周身不适、皮疹瘙痒。胃纳可。脉数，苔白。

[辨证]少阳阳明并病。

[方药]柴胡白虎汤。

柴胡 25 克、黄芩 10 克、桂枝 15 克、石膏 60 克、知母 15 克、麦冬 15 克、竹叶 15 克、甘草 6 克，4 剂。每剂分三服。

1 剂热退。

案例 10

许某，男。

[病史]患有冠心病、心功能不全、心房颤动、脑梗死等，2 个月前又出现偏瘫、失语、吞咽困难，诊为急性脑梗死，入住干部病房。后出现发热，咳嗽，痰多黏稠不易咳出，邀笔者会诊。

初诊（2014 年 12 月 2 日）：患者卧床较久，反复发热，痰多而黏，服清热化痰、益气养阴中药后，体温一度正常。但近日复发热，痰黏。脉浮弦促，舌干少津。

[辨证]气阴两虚，兼有痰热。

[方药]柴胡白虎汤合苇茎汤。

柴胡 18 克、黄芩 9 克、石膏 45 克、知母 12 克、金银花 12 克、鱼腥草 15 克、冬瓜仁 30 克、桃仁 12 克、芦根 30 克、甘草 6 克、西洋参 9 克、天冬 12 克，7 剂。每剂分三服。

二诊（2014 年 12 月 10 日）：服上方后，患者体温接近正常，晨间或有低热，痰量减少，较前易咳出，精神好转，可遵医嘱示舌，汗多。脉浮取稍弦，舌苔浮白而润。

[方药]续用前法。柴胡 12 克、黄芩 9 克、石膏 30 克、知母 9 克、鱼腥草 15 克、黄芪 15 克、冬瓜仁 20 克、桃仁 9 克、芦根 20 克、甘草 6 克、西洋参 9 克、天冬 12 克，7 剂。每剂分二服。

三诊（2014年12月24日）：中药服完后间断1周，近又发热，痰多白黏，脉浮弦而促，按之不足，舌淡少津。

［方药］仍用12月2日方7剂。每剂分三服。

四诊（2014年12月31日）：患者已不发热，痰少，由黏稠转为稀痰。脉稍弦，舌淡苔白。

［方药］小柴胡汤合苇茎汤。

柴胡12克、黄芩9克、鱼腥草15克、半夏9克、陈皮9克、茯苓15克、冬瓜仁20克、桃仁9克、芦根20克、甘草6克、沙参12克、天冬12克，7剂。每剂分二服。

按：柴胡白虎汤为《重订通俗伤寒论》方，由柴胡、生石膏、天花粉、粳米、黄芩、知母、生甘草、鲜荷叶组成。原用于暑疟，暑热化燥者。

案例11

明某，女，45岁。呼吸科。

［病史］患者发热，右腹股沟肿块疼痛。散在皮疹，色白作痒。拟诊为发热待查、结节性红斑，使用激素、解热剂和物理降温治疗。

初诊（1993年6月8日）：患者发热2周，每日最高体温＞39℃。高热恶寒，口干喜冷饮，平素大便干。脉略滑，舌前半部无苔，后半部苔白。

［辨证］少阳阳明并病。

［方药］柴胡桂枝干姜汤、白虎汤、消瘰丸合方。

柴胡18克、黄芩12克、天花粉12克、桂枝10克、知母10克、石膏30克、浙贝10克、桔梗12克、玄参12克、牡蛎30克、甘草8克，6剂。

患者9日开始服中药，13日体温明显下降，至15日体温正常。

二、竹叶石膏汤

（一）方解

伤寒解后，虚羸少气，气逆欲吐，竹叶石膏汤主之。（397）

竹叶石膏汤方

竹叶二把　石膏一斤　半夏半升，洗　麦门冬一升，去心　人参二两　甘草二两，炙　粳米半升

竹叶石膏汤常用于外感热病后期，或大病瘥后余热未尽，气阴未复者。

《辅行诀脏腑用药法要》大白虎汤："治天行热病，心中烦热，时自汗

出，舌干，渴欲饮水，时呷嗽不已，久不解者方。"即竹叶石膏汤去人参加生姜。

竹叶石膏汤与白虎加人参汤药味相近。白虎加人参汤证乃阳明气分大热，虽有气阴两伤，仍以热盛为主，因知母清热之力胜于麦冬，故用知母而不用麦冬。竹叶石膏汤证乃大病之后，虚赢少气而余热未尽，在治法上以扶正为要，麦冬滋阴之力胜于知母，故用麦冬以养阴扶正。

竹叶石膏汤证又与麦门冬汤证相似，均属气阴不足。但麦门冬汤证偏于肺阴虚，故重用麦冬养肺阴；竹叶石膏汤证偏脾胃阴虚，又有余热未清，故在麦门冬汤中去大枣，加竹叶、生石膏。

（二）证治录验

案例 12

王某，女，50 岁。干部病房。

[病史] 胆管细胞癌患者，近日恶心、呕吐、低热，要求会诊。

初诊（2014 年 10 月 24 日）：患者身体虚弱，近期低热，时有呕吐，大便不畅，食欲尚可，有痰。脉缓弱，舌稍胖少苔。

[辨证] 气阴两虚，胃气上逆。

[方药] 竹叶石膏汤。

人参 9 克、竹叶 6 克、麦冬 30 克、半夏 12 克、石膏 30 克、柴胡 12 克、生姜 15 克、甘草 6 克、伏龙肝 30 克，6 剂。每日 1 剂，分二服。

二诊（2014 年 10 月 29 日）：患者体温基本正常，精神饮食改善，痰少，大便无力。右脉略有起色，舌歪苔少。

[方药] 仍以上方出入善后。

人参 9 克、竹叶 6 克、麦冬 30 克、半夏 12 克、石膏 30 克、黄芪 30 克、麻仁 9 克、甘草 6 克，7 剂。每日 1 剂，分二服。

案例 13

迟某，男，50 岁。烧伤科。

[病史] 患者全身多处烧伤入院，已行多次手术，仍有残余创面，部分创面渗出物较多。近几天出现反复发热，体温最高 39℃，心率 120~150 次 / 分。邀请会诊。

初诊（2019 年 5 月 22 日）：患者往来寒热已数日，饮食可，二便如常。脉浮数，舌质偏红，苔少。烧伤后气阴俱虚，皮肤散热功能受损。

［辨证］属气阴不足，枢机不利。

［治法］燮理枢机，养阴益气清热。

［方药］小柴胡汤合竹叶石膏汤。

麦冬 30 克、党参 12 克、石膏 60 克、炙甘草 6 克、柴胡 12 克、黄芩 9 克、知母 12 克、生地 30 克、山药 15 克、竹叶 9 克，7 剂。

二诊（2019 年 5 月 29 日）：患者热退，饮食可，但大便偏稀，另诉乏力。脉浮数，舌苔白。

［方药］前方去柴胡、黄芩、生地、竹叶，加白术、茯苓、葛根。

麦冬 15 克、党参 12 克、石膏 30 克、炙甘草 6 克、白术 12 克、知母 9 克、葛根 15 克、山药 15 克、茯苓 15 克，14 剂。

药后精神、体力恢复良好。

案例 14

张某，女，28 岁。

［病史］1989 年 5 月 25 日剖宫产后近 1 个月，发热 1 周，体温 37.3~38℃。白细胞：10.6×10^9/L，红细胞沉降率：60mm/h。心电图：窦性心动过速，ST-T 改变。超声心动图：室间隔活动减弱，左室后壁活动度增强。诊断为心肌炎，入住心内科。予青霉素、能量合剂。

初诊（1989 年 6 月 21 日）：患者乏力，动辄气短，自汗，稍恶心，不思食。恶露未尽。脉细数，舌苔厚。

［辨证］胃气不和，气虚发热。

［方药］竹皮大丸合竹叶石膏汤。

竹茹 15 克、石膏 20 克、桂枝 10 克、白薇 12 克、麦冬 12 克、半夏 12 克、炙甘草 6 克、砂仁 3 克（后下），7 剂，水煎服。

二诊（1989 年 6 月 28 日）：服药 3 天后，患者体温降至 37℃以下，燥热减，自汗少，胃纳增，恶露净。左脉弦数微滑，右脉数，苔薄。

［方药］上方加沙参 15 克、五味子 10 克，6 剂。

1989 年 7 月 4 日复查心脏超声恢复正常，红细胞沉降率：37mm/h。

按：竹皮大丸见于《金匮要略·妇人产后病》，"生竹茹二分、石膏二分、桂枝一分、甘草七分、白薇一分。上五味，末之，枣肉和丸，弹子大。以饮服一丸，日三夜二服"。有清热止呕、安中益气之功。用于妇人产后虚热、烦乱呕逆。

案例 15

康某，男，60岁。消化科。

[病史]患者食管癌术后3年，长期纳差嗳气，消瘦体弱，舌红少苔，时用养阴降胃之法。7个月前发现胃转移癌，行放射治疗。

二诊（2010年11月1日）：患者近半个月出现发热，日最高体温38~38.5℃，愈加不思饮食，乏力日甚，脉浮之数，按之不足，舌稍红无苔。初诊时曾考虑虚人发热，予服小柴胡颗粒1袋，日三服，共3天。药后汗出，体温暂降，嗣后仍发热，不思食，纳差。

[辨证]久病虚羸。

[方药]颗粒剂效差，改用小柴胡合竹叶石膏汤。

柴胡15克、黄芩8克、半夏8克、石膏15克、人参6克、麦冬12克、竹叶10克、炙甘草4克、生姜12克、大枣15克，6剂。每剂煎2袋，日服3次。

三诊（2010年11月5日）：患者日最高体温＜38℃，仍低热，自汗，乏力，纳差，脉缓弱，舌转淡，苔薄。

[辨证]虚劳发热。

[治法]甘温除热。

[方药]予《辨证录·虚损门》开胃填精汤加鸡内金、柴胡。

人参6克、白术12克、茯苓9克、熟地25克、麦冬12克、巴戟天12克、山茱萸9克、五味子3克、肉豆蔻6克、鸡内金9克、柴胡12克，6剂。日二服。

11月6日未发热，11月7日白天未发热，但夜间低热2小时，自汗减少，略有食欲，精神、体力稍见改善，舌淡转胖，苔薄。

四诊（2010年11月10日）：8、9日未发热，但下肢烦楚。舌又稍红。

[辨证]伤阴之象。

[治法]滋肾调肝和胃。

[方药]生地12克、熟地12克、麦冬12克、巴戟天10克、山茱萸10克、五味子3克、茯苓10克、鸡内金10克、柴胡10克、白芍15克、木瓜10克、牛膝10克、乌梅3克，6剂，日二服。

三、玉女煎

（一）方解

玉女煎出自《景岳全书》，由石膏、熟地黄、麦冬、知母、牛膝组成。原用于"治水亏火盛，六脉浮洪滑大，少阴不足，阳明有余，烦热干渴，头痛牙疼，失血等证，如神。"清代徐镛《医学举要》载："阳明少阴二经，皆是津液所关；阳明实则火炽而津液涸，少阴虚则水亏而津液亦涸。考两经合治之方，仲景猪苓汤养阴而兼利水；景岳玉女煎养阴而兼清火。盖白虎汤治阳明而不及少阴，六味地黄汤治少阴而不及阳明。是方石膏清胃，佐知母以泻肺气，实则泻其子也；熟地滋肾，佐麦冬以清治节，虚则补其母也；牛膝入络通经，能交和中下，尤为八阵中最上之方。"

吴鞠通《温病条辨》中载有玉女煎的加减应用："燥证气血两燔者，玉女煎主之。""太阴温病，气血两燔者，玉女煎去牛膝加元参主之。"自注："去牛膝者，牛膝趋下，不合太阴证之用。改熟地为细生地者，亦取其轻而不重，凉而不温之义，且细生地能发血中之表也。加元参者，取其壮水制火……""妇女温病，经水适来，脉数耳聋，干呕烦渴，辛凉退热，兼清血分，甚至十数日不解，邪陷发痉者，竹叶玉女煎主之。"

（二）证治录验

案例 16

殷某，女，55 岁。

初诊（2022 年 7 月 20 日）：患者子宫肉瘤术后化疗 1 个疗程，近发热 10 天，午间热度开始增高，可达 38.5~39.3℃，不恶寒，无呕恶，食欲一般，口稍干，但不欲多饮，脘腹无明显不适，二便可。发热时头或不适。热度高时用过三四次布洛芬，热度稍低时通过擦浴降温。曾用抗生素及中药解表剂无效。脉稍数，按之不足，苔净。

［辨证］气阴两虚，枢机不利。

［方药］小柴胡合玉女煎。

银柴胡 18 克、黄芩 9 克、麦冬 15 克、知母 12 克、石膏 45 克、人参 9 克、天花粉 12 克、生地 15 克、玉竹 12 克，6 剂，水煎服。

7 月 21 日上午开始服药，下午体温 37.6℃。

二诊（2022 年 7 月 23 日）：服药 2 剂后，患者体温基本正常，无不适。嘱余药停服。

按：患者因手术、化疗，损伤正气。起病时或有外感，但至余接诊时，显无外证；发热有时，枢机不利者常见；脉弱苔少，气阴不足之象。依法治之，一剂知，二三剂愈。

第八节　小柴胡汤、清解饮（经验方）应用及热入血室证治

一、方解

伤寒五六日中风，往来寒热，胸胁苦满，嘿嘿不欲饮食，心烦喜呕，或胸中烦而不呕，或渴，或腹中痛，或胁下痞硬，或心下悸、小便不利，或不渴、身有微热，或咳者，小柴胡汤主之。（96）

小柴胡汤方

柴胡半斤　黄芩三两　人参三两　半夏半升，洗　甘草炙　生姜各三两，切　大枣十二枚，擘

小柴胡汤所针对的"柴胡证"是以气机郁结、枢机不利为基本病机的病证，包括外感和内伤杂病两方面。本证多发生于正气相对不足或体质较为虚弱的基础之上，即所谓"血弱气尽"，邪正相搏，其病位在半表半里或胸胁。小柴胡汤燮理枢机，开阖升降，疏利肝胆，调和脾胃，扶正攘邪，是"和"法的代表方。本节主要介绍该方治疗发热性疾患的经验。

自拟清解饮系小柴胡汤加桂枝、葛根、石膏而成，针对邪入少阳，或兼太阳、阳明，而仍以少阳为主者。处方设计主要考虑作为医院制剂使用，适应证应稍宽泛些。

"热入血室"多发生于妇人经期，经水"适来""适断"，也有因病而"当至未至"的，还有的发生于产后。这些情况下相对"血弱"，邪气有可乘之机。笔者临证多用柴胡剂，相关案例并入此节。

二、临证录验

（一）小柴胡汤

案例 1

祖某，女，52 岁。干部病房。

[病史]系慢性淋巴细胞性白血病患者，颈部多发淋巴结肿大，化疗中。

初诊（2006 年 3 月 16 日）：患者发热 3 天，寒热往来，一日数发，恶心，

纳差。脉浮弦，按之不足；舌淡胖，苔白湿润。

　　［辨证］少阳证。

　　［方药］小柴胡汤。

　　柴胡15克、黄芩10克、桂枝10克、人参6克、半夏10克、甘草6克、生姜15克，6剂，水煎服。

　　二诊（2006年3月19日）：甫服1剂热即退，自行停服。今又出现午后低热。

　　［方药］续服上药。

案例2

　　赵某，男，40岁。干部病房。

　　［病史］诊断为上呼吸道感染、胆道感染。白细胞增高，红细胞沉降率快。已经抗生素、解热剂等对症治疗，而发热不退。

　　初诊（1994年7月15日）：患者发热6天，体温38℃上下。病初伴恶寒，口不渴，咽不痛。脉细弦，苔薄白。

　　［方药］小柴胡汤。

　　柴胡18克、黄芩12克、半夏12克、太子参15克、干姜6克、甘草6克、大枣18克，2剂，水煎服。

　　服药当晚体温40.1℃，至17日上午降至37℃以下。

　　按：当时药房不备生姜，故以干姜代之。

案例3

　　刘某，男，34岁。

　　初诊（2004年10月12日）：患者自10月3日起发热，骶股酸痛，寒热交作，用解热剂可汗出热退，须臾复热。周身倦怠，近有呕恶。脉弦数，苔白厚。

　　［辨证］太阳少阳并病。

　　［方药］小柴胡汤。

　　柴胡15克、黄芩10克、半夏10克、党参10克、生牡蛎20克、生姜12克、甘草4克、麦芽12克、苏叶8克，5剂。每剂水煎分2次服，日三服（每天1剂半）。

　　服药前后逐日最高体温记录见表15。

表 15　服药前后逐日最高体温记录

日期	10.11（服药前）	11.12	11.13
体温（℃）	39.6	38.2	<37.0

案例 4

尉迟某，女，29 岁。产科。

初诊（2011 年 3 月 7 日）：患者剖宫产后 12 天，术后第 3 天发热，今已 10 天，体温 39~40℃之间。体质较弱，寒热往来，纳少，脉细弦数，苔白。

［辨证］产后"血弱气尽，腠理开，邪气因入"。

［方药］小柴胡加石膏汤 3 剂。

药后体温未再超过 37.5℃，3 日热退。

案例 5

张某，女，老年。

［病史］系脑梗死痴呆患者，住干部病房。感染后发热，对症治疗后感染指标正常，仍持续体温升高，要求会诊。

初诊（2020 年 4 月 29 日）：患者发热八九天，不恶寒，无汗，无咳嗽咳痰，持续冰毯降温。脉弦，舌苔少。

［辨证］阴虚外感。

［方药］小柴胡汤合玉女煎加减。

柴胡 18 克、黄芩 12 克、石膏 60 克、知母 15 克、天花粉 15 克、生地 30 克、玉竹 15 克、白薇 12 克、甘草 9 克、薄荷 12 克，5 剂。1 剂分三服，日三服。

约二三日退热。

案例 6

张某，男。

［病史］系头部外伤致硬膜下血肿患者，住干部病房。因持续低热、腹泻，邀请会诊。

初诊（2013 年 4 月 16 日）：患者头部外伤致硬膜下血肿，卧床。近期发热 3 天，伴下利、腹满。脉弦数，舌淡，苔白。

［辨证］少阳兼太阴。

［方药］小柴胡汤合七味白术散。

柴胡 15 克、黄芩 9 克、半夏 9 克、党参 6 克、白术 6 克、茯苓 9 克、葛根 9 克、木香 3 克、藿香 6 克、甘草 3 克、生姜 15 克，6 剂。水煎服，每日 1 剂，分 2 次服。

热退利止。

案例 7

蔡某，男，33 岁。呼吸科。

[病史] 患者咳嗽、咳痰、发热 1 周，诊断为支原体感染、急性支气管炎，常规治疗，仍发热，邀请会诊。

初诊（2013 年 4 月 8 日）：患者发热 1 周，体温 38.5℃ 左右，伴恶寒，咳嗽，痰多色黄，无咽痛。平素易下利。脉弦数，舌红，苔白。

[辨证] 寒饮射肺化热。

[治法] 解表蠲饮清热。

[方药] 小柴胡汤合小青龙加石膏汤。

柴胡 15 克、黄芩 9 克、半夏 9 克、麻黄 9 克、桂枝 9 克、干姜 9 克、五味子 9 克、白芍 9 克、细辛 3 克、石膏 30 克、甘草 6 克、旋覆花 10 克（包），2 剂。每日 1 剂，分三服。

二诊（2013 年 4 月 10 日）：上方服 1 剂后患者热退，咳仍重；服 2 剂痰减少。

[方药] 改用江尔逊先生宁嗽汤（旋覆花、白芍、甘草、荆芥、陈皮、茯苓、前胡、法半夏、杏仁、白芥子、桔梗）5 剂善后。

案例 8

娄某，女，82 岁。

初诊（2014 年 2 月 8 日）：患者咽喉不适、欲咳约 10 天，近 6 天出现发热，夜间体温可达 38℃，咳亦加重，有痰声，但无力咳出。脉缓，舌淡苔白。

[辨证] 少阳兼痰饮。

[方药] 小柴胡汤合小青龙汤。

柴胡 15 克、黄芩 9 克、麻黄 6 克、半夏 9 克、干姜 6 克、五味子 6 克、甘草 6 克、桂枝 6 克、白芍 9 克、细辛 3 克，3 剂。

二诊（2014 年 2 月 11 日）：服 1 剂后，患者热退，现汗出，口干，欲咳。

[方药] 改用小柴胡汤（依法加减）。

柴胡 12 克、黄芩 6 克、沙参 15 克、干姜 6 克、五味子 6 克、甘草 6 克、天花粉 15 克、牡蛎 30 克，5 剂。

案例 9

闫某，女，70 岁。干部病房。

［病史］患者住院期间突发高热，邀笔者会诊。

初诊（2013 年 3 月 7 日）：患者昨晚突然高热，不恶寒，身楚，神情默默，不欲食，尿稍频。脉弦，舌淡，苔白。今晨体温 38.5℃，查：白细胞 11.6×10⁹/L，中性粒细胞 0.88。

［辨证］少阳病兼太阳。

［治法］和解少阳，兼用解表。

［方药］因病较轻，用成药：小柴胡颗粒，每次 1 袋，每日 3 次；三拗片，每次 2 片，每日 3 次。

翌晨体温降至 36.3℃，即停药。

按：本例与"大柴胡汤应用"案例 3 系夫妻，同住一间病房，先后发病，均有血象异常。不同者，一寒战，一不恶寒，仅有身楚；一胃脘痛呕吐，一仅默默不欲食。辨证彼按太阳阳明合病，用大柴胡汤加麻黄表里兼治；此按少阳兼太阳，用小柴胡加三拗片。两位患者均 1 天内退热。

案例 10

陈某，男。

初诊（2003 年 12 月 1 日）：系肺癌患者，发热 3 个月，体温波动在 38~39.5℃，热度高时或伴恶寒，咽干，咳而无痰，饮食、二便尚可。脉濡数，苔厚淡黄。

［辨证］枢机不利，痰结在胸。

［方药］小柴胡加枳桔汤合苇茎汤。

柴胡 15 克、黄芩 10 克、半夏 10 克、枳壳 10 克、桔梗 10 克、甘草 6 克、瓜蒌 15 克、冬瓜仁 30 克、薏苡仁 15 克、白芥子 10 克、芦根 20 克，7 剂。每剂水煎分 2 次服。

二诊（2003 年 12 月 8 日）：患者体温降至 37.5℃ 以下，舌苔白，较前化薄。

［方药］上方加桃仁 10 克，7 剂。

按：该例虽咳而无痰，之所以用苇茎汤，乃据舌象用之。

案例 11

李某，男，50 岁。重症监护室。

初诊（2003 年 8 月 21 日）：患者车祸致多发伤，神昏，近日高热，体温 39℃以上。体表大片瘀斑，扪其肢体灼热，肌张力高。趺阳脉、少阴脉俱洪，寸口脉因包扎不可诊。舌不可见（呼吸机）。

［辨证］瘀血发热。

［方药］小柴胡加石膏汤合复元活血汤。

柴胡 18 克、黄芩 10 克、天花粉 12 克、桂枝 8 克、桃仁 10 克、当归 10 克、石膏 40 克、赤芍 10 克、大黄 2 克，6 剂。每剂水煎分 2 次服，日三服（每天 1 剂半）。

二诊（2003 年 8 月 25 日）：患者服药当天排便 2 次，次日体温接近正常。

［治法］续用前法，加强活血祛瘀。

［方药］柴胡 12 克、黄芩 10 克、天花粉 12 克、桂枝 10 克、桃仁 12 克、当归 10 克、红花 10 克、赤芍 15 克、枳壳 10 克、生蒲黄 10 克、大黄 3 克、甘草 3 克，7 剂。每剂水煎分 2 次服。

案例 12

王某，男，17 岁。耳鼻喉科。

［病史］患者因急性鼓膜炎、中耳炎入住耳鼻喉科。

初诊（2003 年 1 月某日）：患者发热 2 周，初恶寒，身痛，现午后至夜间体温升高，体温逾 39℃，伴头痛，右耳痛，口干喜饮。脉浮弦，苔白薄。

［辨证］初风寒表实证，然失于汗解，邪结于少阳经。

［方药］予柴胡汤合升降散。

柴胡 15 克、黄芩 10 克、金银花 12 克、连翘 12 克、僵蚕 8 克、蝉蜕 6 克、天花粉 12 克、浙贝 8 克、桔梗 8 克、芦根 15 克、石膏 20 克、甘草 6 克、薄荷 6 克（后下），6 剂。每剂水煎分 2 次服，日三服（每天 1 剂半）。

服后愈。

案例 13

魏某，男，58 岁。

初诊（2002 年 9 月 5 日）：系糖尿病肾病患者，发热 1 周，胸中热，呕恶，口干不欲饮食，大便数日未解，近日口疮，肉眴。脉浮弦滑数，按之无力，苔少。

［辨证］枢机不利，肺胃阴虚。

［方药］小柴胡汤合竹叶石膏汤。

柴胡 15 克、黄芩 10 克、半夏 10 克、沙参 15 克、麦冬 15 克、生地 12 克、天花粉 15 克、石膏 30 克、葛根 12 克、知母 10 克、石斛 10 克、竹叶 12 克、枇杷叶 10 克、甘草 6 克、酒大黄 4 克，7 剂。每剂水煎分 2 次服。

药后便通热退，余症减轻。

案例 14

李某，女，72 岁。泌尿外科。

[病史] 患者因"尿频、发热 2 周"于 2002 年 8 月 14 日入院，初诊为泌尿系感染，经往某结核病专科医院会诊，疑为结核，行抗痨治疗不效。血白细胞：10.5×10^9/L，红细胞沉降率：120mm/h，尿培养（+）。邀中医会诊。

初诊（2002 年 9 月 6 日）：患者发热月余，现体温 38℃左右，神疲乏力，不欲饮食。脉细，苔白。

[辨证] 虚人发热，三焦不利，病属少阳。

[方药] 小柴胡汤。

柴胡 15 克、黄芩 10 克、半夏 10 克、党参 15 克、甘草 6 克、生姜 15 克、大枣 20 克，6 剂。每剂水煎分 2 次服。

二诊（2002 年 9 月 12 日）：患者体温降至 37.5℃以下，食欲改善，精神好转。

[方药] 上方合竹叶石膏汤。

柴胡 15 克、黄芩 10 克、半夏 10 克、西洋参 6 克、麦冬 15 克、石膏 20 克、甘草 6 克、生姜 15 克、竹茹 10 克、竹叶 10 克、麦芽 15 克，6 剂。

又 4 天体温正常。

案例 15

韩某，男，60 岁。心内科。

[病史] 患者因急性心肌梗死（前壁、下壁）于 2006 年 2 月 14 日行经皮冠状动脉介入术（PCI），术中出现急性肺水肿，两次心肺复苏成功。于 3 月 12 日晚出现发热，体温 39℃，邀笔者会诊。

初诊（2006 年 3 月 14 日）：患者发热二三天，为夜半发热，伴轻恶寒，温覆须臾，可自行汗出退热。脉细，按之无力，舌苔黄。

[辨证] 少阳证，枢机不利。

[方药] 予小柴胡汤加桂枝。

服 2 剂热即退。

案例 16

高某，男，38 岁。

初诊（2004 年底或 2005 年初某日）：患者发热 10 余天，乏力，纳差，脘腹痞满，大便干结。脉细疾，按之无力；舌淡，舌心苔白厚。

［辨证］枢机不利，脾胃不和。

［方药］小柴胡汤加减。

柴胡 15 克、黄芩 10 克、半夏 10 克、人参 6 克、甘草 6 克、生姜 15 克、桂枝 10 克、厚朴 10 克、鸡内金 10 克、麦芽 20 克、酒大黄 6 克、牡蛎 30 克，7 剂，水煎服。

热退痞除。

案例 17

冀某，男，21 岁。神经外科。

［病史］患者 1 周前于劳动中突发头晕、剧烈头痛，伴恶心呕吐，头两侧胀痛，不省人事达 3 小时，急诊入院诊断为蛛网膜下腔出血，对症处置，于 1991 年 10 月 8 日转入笔者医院。数日后出现高热，10 月 13 日查：白细胞 12.0×10^9/L，中性粒细胞 0.78；血培养见弗劳地枸橼酸杆菌。对症治疗未效，邀笔者会诊。

初诊（1991 年 10 月 18 日）：患者发热不退，体温 38~40℃（平均 38.5℃）。微恶寒，头痛以两侧为甚，口渴，舌红少苔，脉略弦。

［辨证］少阳阳明头痛。

［方药］小柴胡汤合白虎汤。

柴胡 24 克、黄芩 15 克、半夏 10 克、人参 10 克、知母 15 克、石膏 60 克、生姜 15 克、大枣 18 克、炙甘草 6 克、代赭石 15 克，4 剂。

20 日起服药。次日体温下降至 38℃以下，2 剂后降至正常。

再以上方减赭石，加青蒿 15 克清其余热，以党参 12 克易人参，6 剂。

按：西医应用抗生素治疗该例菌血症患者，多日不效，而使用中药后迅速退热，该科一位副主任医师颇为惊讶，约笔者讨论个中道理。

案例 18

李某，女，5 岁。

［病史］患者因化脓性扁桃体炎入住儿科，对症治疗。

初诊（1996 年 2 月 29 日）：患者发热 6 天，伴恶寒，鼻阻，咽痛，纳差，大便干。精神尚好，舌边红，脉浮数。体温 39.5℃，扁桃体Ⅱ度肿大。患儿经用吲哚美辛栓后，大汗出，四末欠温。

［辨证］风热乳蛾，凉遏而致迁延不愈。

［方药］小柴胡汤合升降散。

柴胡 12 克、黄芩 10 克、僵蚕 10 克、蝉蜕 8 克、浙贝母 8 克、桔梗 10 克、前胡 8 克、荆芥穗 6 克、甘草 6 克、大黄 2 克、生姜 3 片，2 剂。

二诊（1996 年 3 月 2 日）：上方 1 剂退热，扁桃体略回缩。

［方药］上方去柴胡、黄芩、大黄，加金银花、连翘、芦根。3 剂愈。

按：该患儿曾多次使用物理降温法，用吲哚美辛栓后，大汗出，四末欠温，知阳气受损。像乳蛾这类邪热结聚者，用药切忌过用寒凉。

案例 19

杨某，女，18 岁。因上呼吸道感染入院。

初诊（1995 年 2 月 7 日）：患者发热 6 天，体温最高 39.9℃，用解热剂汗出热退，旋而复寒热交作，亦用过物理降温。现寒热往来，大便干，腹无满痛，颈痛。脉细弦，苔薄白。

［辨证］少阳病。

［方药］小柴胡汤。

柴胡 30 克、黄芩 15 克、天花粉 15 克、党参 12 克、甘草 10 克、大枣 18 克、青蒿 12 克，2 剂。

二诊（1995 年 2 月 10 日）：患者热退，颈痛减，面颈部皮疹作痒（病房医生考虑"药疹"），仍大便干。

［方药］改柴胡桂枝干姜汤。

柴胡 15 克、黄芩 12 克、天花粉 12 克、桂枝 6 克、牡蛎 30 克、甘草 6 克、石膏 30 克、酒大黄 6 克，2 剂。

服药当天软便。病愈。

案例 20

郑某，男，5 岁。

［病史］1991 年 9 月 15 日开始发热，发病前有食羊肉串史。体温不规则，多在午后发热，子夜后可自行降温，但最低体温在 37℃以上。10 月 4 日入院住儿科，呈弛张热，体温最高 40.2℃。大便为果酱样黏糊便，日 0~2 次，脐周隐痛，时腹胀。查：白细胞 15.0×10⁹/L，中性粒细胞 0.76，淋巴细胞 0.24；大便常规白细胞 10~15 个 /HP；阿米巴（－）；红细胞沉降率 26mm/h；C 反应蛋白

57ug/ml；X线片示肠积气；全消化道钡餐未见异常。诊为非特异性小肠结肠炎、结肠蠕动不良症，先后用过螺旋霉素、庆大霉素、氨苄青霉素、磺胺甲唑、诺氟沙星、氯霉素、红霉素，甚至抗痨药。延至10月15日，体温一般在38℃以下。但10月28日起，体温波动上升，可达39.4℃。

初诊（1991年11月2日）：患者发热月半，午后甚，时腹胀，脐周痛，大便黏，胃纳可，乏力，神疲，寝汗。舌苔白，脉略弦。

［辨证］食滞，郁而发热。

［方药］小柴胡汤合黄芩汤加消导药。

柴胡12克、黄芩6克、半夏6克、太子参6克、白芍12克、甘草3克、大枣9克、焦槟榔6克、生姜10克、焦三仙各6克、青蒿6克（后下），4剂。

自11月5日开始服中药，2剂效，3剂体温正常。服药前后逐日体温记录见表16。

表16　服药前后逐日体温记录（℃）

时间 \ 日期	11.3	11.4	11.5（服药）	11.6	11.7	11.8	11.9
4：00	—	—	36.0	37.0	37.2	—	37.0
8：00	36.3	36.6	36.3	36.6	36.2	36.0	36.1
12：00	36.3	36.6	39.0	36.6	—	36.0	36.1
16：00	37.1	39.2	39.4	38.5	36.8	36.0	36.4
20：00	37.4	37.7	37.7	39.4	36.4	37.1	—
24：00	—	38.5	38.5	38.4	36.0	36.4	

二诊（1991年11月13日）：患者发热已退，午后仍腹胀不适，大便黏。舌心苔白。

［方药］黄芩汤。

白芍10克、黄芩6克、白头翁3克、厚朴6克、甘草3克、大枣12克、生姜10克、焦槟榔6克、焦三仙各6克，6剂。

出院时白细胞：7.7×10^9/L；红细胞沉降率：10mm/h。

案例21——某医院重症监护室会诊病例

王某，男，56岁。

［病史］患者于2018年12月15日上午洗澡后，突发意识障碍，摔倒在地，呼之不应。急诊时血压180/110mmHg（有高血压史，不按医嘱服药）。

头颅 CT 提示：左侧丘脑出血破入脑室。即行开颅血肿清除术，术后转入重症监护室。因术后发热不退邀请会诊。

初诊（2018 年 12 月 25 日）：患者目前神志欠清，发热，体温 38~39℃。咳嗽，痰多色黄，稍黏稠。腹稍满。二便尚可。寸口脉弦，按之不足；趺阳脉大；少阴脉稍弱，舌苔白。

［辨证］枢机不利，痰热内阻，腑气不畅。

［方药］予小柴胡汤、白虎汤、苇茎汤合方加减。

柴胡 24 克、黄芩 9 克、半夏 12 克、知母 12 克、芦根 30 克、桃仁 12 克、冬瓜仁 30 克、石膏 60 克、生薏苡仁 15 克、桔梗 9 克、甘草 6 克、生姜 15 克，3 剂。水煎服，每日 1 剂，分 3 次服。

二诊（2018 年 12 月 27 日）：患者服药后体温接近正常，咳嗽减轻，痰已不多，色白，可自行咳出。较 2 天前神识清爽，嘱其张口示舌时反应较前灵敏。腹稍满，脉弦，按之稍馁；舌中后部苔白。右侧肢体不遂（肌张力低）。

［方药］改用柴芩温胆汤（导痰汤）合定志丸。

柴胡 15 克、黄芩 9 克、胆南星 9 克、半夏 12 克、陈皮 9 克、茯苓 15 克、菖蒲 9 克、远志 9 克、竹茹 15 克、蚕沙 12 克、枳实 9 克、甘草 6 克、生姜 15 克，5 剂。

2019 年 1 月 4 日：改用补阳还五汤调治善后。

（二）清解饮（经验方）

案例 22

王某，男，15 岁。血液科。

［病史］患者因"面色苍白 1 个月，双下肢红斑、衄血 2 周"于 2002 年 8 月 14 日入院，诊为急性粒细胞性白血病，现发热，邀笔者会诊。

初诊（2002 年 12 月 11 日）：患者入院即发热，体温 40℃左右，12 月 8 日最高体温达 40.8℃。或伴恶寒，呕恶，纳差。脉滑数，舌苔白厚。

［辨证］虚劳发热。

［方药］清解饮（原方）。

柴胡 15 克、黄芩 10 克、半夏 10 克、人参 6 克、石膏 30 克、桂枝 6 克、葛根 12 克、甘草 5 克、生姜 15 克、大枣 15 克，6 剂。每剂水煎分 2 次服，日三服（每天 1 剂半）。

药尽体温正常，血白细胞回升。

案例 23

张某，女，41 岁。骨科。

［病史］患者因颈椎后韧带骨化行手术治疗，持续导尿。自 2011 年 4 月 10 日起发热，最高达 41℃。血常规未见异常，尿常规可见白细胞、细菌，考虑泌尿系感染。邀笔者会诊。

初诊（2011 年 4 月 11 日）：患者往来寒热，口干喜饮，纳可，大便调。脉弦数，舌淡，苔白。

［辨证］枢机不利。

［方药］清解饮加减。

柴胡 25 克、黄芩 12 克、石膏 45 克、葛根 25 克、天花粉 15 克、甘草 6 克、桂枝 15 克、石斛 10 克、生姜 25 克，4 剂。每剂分三服。

服药前后逐日最高体温记录见表 17。

表 17　服药前后逐日最高体温记录

日期	4.11（服药前）	4.12	4.13	4.14
体温峰值（℃）	41.0	39.6	37.1	<37.0

二诊（2011 年 4 月 14 日）：热退。患者持续导尿 1 个月，拔管后小便不利，不能自解。体胖，脉弦，舌苔白。

［辨证］气化不利。

［方药］五苓散。

泽泻 18 克、茯苓 15 克、猪苓 15 克、白术 12 克、桂枝 15 克、黄芪 30 克、肉桂 6 克，4 剂，1 剂分二服。

三诊（2011 年 4 月 18 日）：患者小便仍不利。

［方药］茯苓 45 克、桂枝 30 克、泽泻 18 克、猪苓 18 克、白术 15 克、紫菀 30 克、桔梗 6 克。

药后尿流如注，愈。

按：该例热退后，针对小便不利，先用五苓散加黄芪，未效；继以五苓散加紫菀、桔梗，兼治水之上源，通调水道，甚效。所行"舟楫之法""提壶揭盖"也。

案例 24

王某，男，72 岁。

［病史］患者住心内科行经皮冠状动脉介入术（PCI）。

初诊（2009 年 9 月 16 日）：PCI 术后患者，发热八九天，午后体温较高，不恶寒，左侧面部疼痛（原患三叉神经痛），腹稍满，脉弦，苔黄。

［辨证］少阳阳明（经）并病。

［方药］清解饮加减。

柴胡 15 克、黄芩 10 克、党参 12 克、生姜 15 克、甘草 6 克、桂枝 10 克、石膏 45 克、天花粉 12 克，5 剂。

2 天热退。

案例 25

田某，男，41 岁。心内科。

初诊（2010 年 11 月 26 日）：患者 10 天前突发胸痛，诊为急性心肌梗死（下壁），数日后发热，今已发热 1 周，午后至夜间体温较高，可逾 40℃，伴寒战。脉细数，苔白。

［辨证］少阳病。

［方药］清解饮。

柴胡 25 克、黄芩 10 克、半夏 12 克、桂枝 15 克、党参 15 克、石膏 45 克、甘草 6 克、生姜 30 克，3 剂。每剂分三服。

11 月 27 日午间服药，29 日晨热退。

案例 26

郭某，男，16 岁。10 月 27 日入住呼吸科。

初诊（1993 年 10 月 29 日）：患者已发热 1 周，伴恶寒，多自午后寒热起，体温最高 40.5℃，白细胞增高，少数核肿胀、有中毒性颗粒。诊为上呼吸道感染，在门诊和病房接受抗生素治疗，用解热剂后可暂时汗出热退。头痛，咽部不适，纳减，口干喜饮。脉细弦，舌边尖红，苔薄白。

［辨证］少阳病。

［方药］清解饮。

柴胡 30 克、黄芩 12 克、半夏 12 克、党参 12 克、石膏 20 克、桂枝 6 克、甘草 10 克、生姜 10 克、大枣 18 克，4 剂。

二诊（1993 年 11 月 2 日）：29 日晚服药后，至 31 日体温始降。

［方药］再按上方减量 4 剂。

1993 年 11 月 4 日：患者体温恢复正常。

案例 27

张某，男，6 岁。电话远程。

初诊（1996 年 12 月 22 日）：患者发热三四天，体温达 40℃。病起于体操训练被教练罚站屋外，先受其寒；继而暴饮暴食（比赛之后吃六碗饭），复伤其中。咽不痛，舌苔不厚，血象不高，用抗生素无效。

［辨证］外感风寒，食滞气郁。

［方药］清解饮加减。

柴胡 15 克、黄芩 10 克、半夏 10 克、葛根 10 克、石膏 15 克、桂枝 6 克、炙甘草 6 克、大黄 2 克、焦三仙各 10 克。

一服得便通，热稍减；翌晨热已退。

案例 28

万某，男，13 岁。

初诊（2002 年 7 月 29 日）：患者自 7 月 11 日起出现低热，体温一般 < 38℃。近 5 天高热，体温 39~40℃，伴恶寒，无咽痛咳嗽，血象高。

［辨证］少阳病枢机不利。

［方药］清解饮（去人参）。

柴胡 15 克、黄芩 10 克、桂枝 8 克、葛根 12 克、石膏 30 克、半夏 8 克、甘草 4 克、大枣 20 克、生姜 10 克，5 剂。每剂分二服，每日三服。

药后汗出，次日体温基本正常。

案例 29

钟某，男，成人。

初诊（1998 年 10 月 7 日）：患者发热 30 天，初伴恶寒，现唯觉身热、头中热，或汗出。热甚时不欲食，口渴喜饮，小便频数。舌暗红苔白，左脉大而数，右脉数，沉取无力。查：白细胞 13.2×10^9/L，中性粒细胞 0.72，红细胞沉降率 115mm/h。乙肝小三阳，肝功异常。

［辨证］枢机不利，饮热互结。

［方药］①清解饮（医院制剂）：30 毫升，每日 3 次。

②桂苓甘露饮。

桂枝 12 克、猪苓 12 克、茯苓 15 克、白术 12 克、泽泻 12 克、石膏 45 克、寒水石 15 克、滑石 15 克，4 剂，水煎服。

服药前后逐日最高体温记录见表 18。

表 18　服药前后逐日最高体温记录

日期	10.6（服药前）	10.7	10.8	10.9	10.10	10.11	10.12
体温（℃）	39.3	38.8	38.2	37.5	37.2	37.5	36.6

案例 30

张某，女，79 岁。干部病房。

［病史］患者因"剧烈头痛、恶心 20 小时"于 1 月 7 日入院，逐渐出现意识障碍，对症治疗。

初诊（1997 年 1 月 17 日）：自 1 月 11 日以来，患者出现发热，体温 38.5℃左右，持续不退，手足躁扰不宁。脉虚大，舌苔白。

［辨证］枢机不利，热扰厥阴（肝与心包）。

［方药］①牛黄清心丸：每次 1 丸，研碎水调，经胃管注入，每日 2 次。

②清解饮：30 毫升，每日三四服。

二诊（1997 年 1 月 20 日）：患者意识恢复，大便稀，热度减，未退净。

［方药］停用牛黄清心，续服清解饮，又 3 天愈。

服药前后逐日最高体温记录见表 19。

表 19　服药前后逐日最高体温记录

日期	1.17（服药前）	1.18	1.19	1.20	1.21	1.22	1.23
体温（℃）	38.8	38.2	38.2	38.1	38.1	37.1	36.0

案例 31

李某，女，10 岁。

初诊（1997 年 7 月 9 日）：自 4 月以来，患者反复低热 2 月余。查：白细胞 11.5×10^9/L，中性粒细胞 0.75；红细胞沉降率 140mm/h。诊断为风湿热，对症治疗。目前仍有低热，不恶寒，身无所苦，纳差，大便 2 天 1 次。脉滑数，苔薄黄。体温多不超过 37.5℃，偶尔可达 38℃。

［辨证］邪居半表半里，脾失健运。

［方药］①清解饮：20 毫升，每日 3 次。

②四君子汤合升降散。

太子参 6 克、白术 6 克、茯苓 8 克、炙甘草 3 克、僵蚕 4 克、蝉蜕 4 克、酒大黄 1 克、鸡内金 3 克、焦三仙各 6 克，6 剂。

服药 2 天后，体温降至 37℃以下。红细胞沉降率降至 70mm/h。

案例 32

孙某，女。

［病史］系陈旧性心梗、肺部感染、Ⅱ级心衰患者。查：白细胞 $11.8 \times 10^9/L$，中性粒细胞 0.79。

初诊（1997 年 9 月 22 日）：自 8 月 18 日以来，患者大约每周发热 1 次，用解热剂可退热。发热前伴恶寒，胃脘不适，恶心，平素纳差。脉细弦，舌苔白。

［辨证］少阳枢机不利。

［方药］清解饮：25 毫升，每日 3 次。

服药前 20：00 体温 39℃，服药后 23：00 体温 38.4℃，翌晨热退。至 10 月 7 日出院时未再发热。

案例 33

吴某，男，21 岁。肾内科。

初诊（1998 年 1 月 5 日）：饮食不节（吃兔耳）后，患者出现腹痛，腹泻 1 次。发热，体温 40℃，无汗。脉弦数，舌淡苔白。

［辨证］太阳阳明合病。

［方药］拟予葛根汤。

葛根 15 克、麻黄 6 克、桂枝 10 克、白芍 10 克、白芷 8 克、甘草 6 克、茯苓 10 克、生姜皮 6 克（代生姜），2 剂。

因煎药尚需时间，先予清解饮 1 剂。结果一服热退，历经 3 小时热退净。葛根汤方未服。

按：清解饮中以小柴胡汤燮理枢机，调和胃气，加入葛根、桂枝、石膏。服药后，"胃气因和"而愈。

案例 34

尹某，男，66 岁。肿瘤科。

初诊（1998 年 3 月 20 日）：肺癌患者，发热 2 天，初稍恶寒，现惟身热汗出，口干不欲饮，纳减，大便 3 天未解。脉弦数，舌无苔无津。

［辨证］热盛伤津。

［方药］白虎加人参汤。

石膏 120 克、知母 30 克、太子参 30 克、麦冬 30 克、五味子 10 克、甘草 6 克，3 剂。

因煎药尚需时间，先予清解饮 25 毫升，三四小时服一次。

二诊（1998 年 3 月 23 日）：服药前，患者体温 39.7℃，服清解饮 2 小时热退。

［方药］续服白虎加人参汤。

次日见舌上生津。仍无苔，以沙参麦冬汤善后。

案例 35

李某，女，71 岁。

初诊（1998 年 7 月 9 日）：患者于 7 月 2 日行右股骨颈骨折右股骨头置换术，术后出现午后发热，体温 38.5℃，无恶寒，唯觉身困，口不渴，胃纳一般，二便可。右脉细，左脉弦，舌淡苔稍厚。

［辨证］枢机不利。

［方药］予清解饮，2 天热退。

服药前后逐日最高体温记录见表 20。

表 20　服药前后逐日最高体温记录

日期	7.9（服药前）	7.10	7.11
体温（℃）	38.5	37.7	36.9

案例 36

姜某，女，13 岁。

［病史］因"反复鼻衄，皮肤瘀点 2 个月"于 1998 年 6 月 29 日入院，诊断为原发性血小板减少性紫癜。白细胞：11.8×10^9/L，中性粒细胞：0.79。血红蛋白：73g/L，红细胞：2.34×10^{12}/L。血小板：34×10^9/L。

初诊（1998 年 7 月 15 日）：患儿发热 7 天，高热 5 天，体温最高达 40.5℃，午后热度较高，先有寒战，旋而发热。用解热剂可暂时退热。面目虚浮，呕吐泄泻。脉滑数，苔白。

［辨证］虚人外感，枢机不利。

［方药］清解饮：25 毫升，每日 4 次。

服药前后逐日最高体温记录见表 21。

表 21　服药前后逐日最高体温记录

日期	7.14（服药前）	7.15	7.16	7.17
体温（℃）	39.8	40.3	37.5	36.7

案例 37

杜某，女，10 岁。

[病史] 患儿于 1998 年 6 月 28 日烫伤，面积达 32%（深Ⅱ度：24.5%，Ⅲ度：7.5%），体温持续偏高，近日体温达 40℃左右，用安乃近滴鼻或物理降温可暂时降低体温。邀请会诊。

初诊（1998 年 7 月 17 日）：患儿高热，伴恶寒，心慌，口不渴。脉弦滑数，舌苔白。

[辨证] 外有创伤，内有惊恐，郁而发热。

[方药] 清解饮：20 毫升，每日 4 次。

服药前后逐日最高体温记录见表 22。

表 22 服药前后逐日最高体温记录

日期	7.17（服药前）	7.18	7.19	7.20
体温（℃）	39.6	39.2	38.5	37.5

按： 较大面积烧烫伤后体温偏高是常态，体温 38℃以下一般无需处理。

案例 38

付某，男，30 岁。

初诊（1998 年 12 月 16 日）：患者发热 3 天，咽稍赤不痛，白细胞为 13.0×10^9/L，静滴青霉素后降至 5.4×10^9/L，但体温不降，仍在 38.2~38.7℃。

[方药] 清解饮，日三服。

午间服药，入夜得汗出热退。退热过程计 12 小时。

案例 39

李某，女，64 岁。

初诊（1999 年 6 月 8 日）：患者发热 3 天，微恶寒，头两侧痛，汗出，口干。脉弦，苔白。体温 39℃。查：白细胞 6.4×10^9/L。

[方药] 清解饮，日三服。

二服后开始退热，退热过程计 3 小时。

案例 40

韩某，男，43 岁。

初诊（2000 年 1 月 9 日）：系尿毒症患者，发热 5 天，尿少近无，腹水中等。体温 38.9℃，脉弱，舌苔黑。

［辨证］枢机不利，三焦不畅。

［方药］清解饮，日三服。

9日晚开始服用，11日热退。改用实脾饮合鸡鸣散理脾蠲饮。

案例41

王某，男，19岁。

［病史］系膜增生性肾小球肾炎患者，发热2个月，原因不明，邀请会诊。

初诊（2000年7月25日）：患者发热无规律，伴恶寒，体温最高逾40℃。口舌糜烂，妨碍进食。

［辨证］枢机不利。

［方药］①予清解饮，日三服。

次日热退。

②改用泻黄散。

栀子10克、藿香12克、防风10克、石膏30克、甘草6克、白豆蔻10克、薏苡仁20克，7剂。

口糜亦愈。

案例42

赵某，男，16岁。

［病史］因"黑便2天"于7月9日入院，诊断为十二指肠球部溃疡、上消化道出血。近3天出现发热，邀笔者会诊。

初诊（2000年9月12日）：患者发热3天，午后体温39~40℃，伴恶寒，头晕，口中异味，口干，不欲饮食。脉细弦，苔白。查血红蛋白54.8g/L。

［辨证］血弱气尽，宜小柴胡汤。

［方药］清解饮，日三服。

次日热退。退热过程计28小时。

案例43

庞某，女，80岁。心内科。

初诊（2000年10月30日）：旅途劳顿后，患者于10月23日出现头晕，呕恶，目眩，耳鸣，汗出，乏力，腹中不适，小便失禁。继而头眩欲仆，发热，体温达38.5℃左右（37.5~39.1℃）。

［方药］清解饮，日三服。

2 天热退。

案例 44

董某，女，28 岁。

初诊（2002 年 8 月 14 日）：重型再生障碍性贫血患者，反复发热 3 个半月。近发热数日，体温＞40℃，伴恶寒，乏力，呕恶，脉细数，舌淡苔白。查：白细胞 $0.6 \times 10^9/L$，血红蛋白 76g/L，红细胞 $46 \times 10^9/L$。

［辨证］正虚邪盛。

［方药］①予清解饮：30 毫升，日三服。

当天服 2 次药后体温降至 38℃，次日服 3 次后体温正常。

②改小柴胡合竹叶石膏汤善后。

柴胡 15 克、黄芩 10 克、人参 5 克、石膏 30 克、麦冬 12 克、半夏 10 克、竹叶 10 克、竹茹 10 克、甘草 5 克、生姜 10 克，5 剂。

案例 45

王某，女，12 岁。

初诊（1996 年 4 月 9 日）：患者于 3 月 26 日行椎管内肿瘤切除术，术后发热，体温多在 38℃以下，午后热度较高。不恶寒，口不渴，多饮水可暂时汗出热退。伴两侧头痛，大便畅。脉滑，关以上浮。舌根部苔微黄。

［辨证］术后气血受损，枢机不利。

［方药］清解饮：25 毫升，每日 3 次。

二诊（1996 年 4 月 12 日）：服药次日，患者体温降至 37.2℃，舌苔较前化薄。食肉后体温有升高趋势。

［方药］续用清解饮，加服健脾丸。

三诊（1996 年 4 月 15 日）：患者体温 37℃，起坐活动后 37.2℃。舌胖，舌根苔薄腻。

［辨证］气虚劳复。

［方药］补中益气汤。

黄芪 25 克、柴胡 12 克、升麻 6 克、葛根 10 克、白术 10 克、党参 10 克、当归 10 克、陈皮 10 克、白芍 10 克、甘草 6 克，6 剂。

案例 46

乔某，男，24 岁。

初诊（1996 年 9 月 16 日）：患者 8 月 26 日车祸致多发伤（右胫骨粉碎

性骨折，右下肢Ⅱ度烧伤面积8%），手术治疗。伤后发热23天，午后热度较高，体温39℃左右，伴恶寒，头晕，口不甚渴，能食。不咳，无腹满便结。脉疾，舌淡苔白薄。查：白细胞 8.3×10^9/L，中性粒细胞0.66。

［辨证］少阳枢机不利。

［方药］清解饮，日三服。

服药2天，体温降至37.5℃左右，续服数日热退。

按： 以上所举数案病种不一，方便起见，一般先用清解饮（医院制剂），颇有效。该经验方在小柴胡汤基础上加味而成，适用范围较广。

三、热入血室证治

案例47

张某，女。急诊观察室留观。

［病史］因反复午后高热，邀中医会诊。

初诊（2011年9月30日）：患者发热10天，伴恶寒，深呼吸时左侧胁痛，纳少，月经逾期未至。脉细弦，舌红，苔白。体温39.2℃，拟诊左侧胸膜炎。

［辨证］经水当至未至，按热入血室论治。

［方药］小柴胡加枳桔汤。

柴胡18克、黄芩10克、桔梗10克、枳壳10克、桃仁10克、红花10克、天花粉15克、牡蛎30克、牛膝15克、甘草6克，5剂。每剂分三服。

服药次日，体温降至37.5℃，2剂后恢复正常，月经亦至。

按： 桔梗、枳壳一升一降，加入柴胡汤中，有助于气机升降，笔者常用于悬饮等胸胁疾患。

案例48

李某，女，19岁。神经外科。

［病史］11月3日行走时被摩托车撞伤，诊断为复合伤：①中型闭合性颅脑损伤（头皮挫伤、颅底骨折、脑挫裂伤）。②右胫骨下三分之一骨折。脑脊液、血象、X线片无异常。因高热不退，按上呼吸道感染对症治疗无效，邀笔者会诊。

初诊（1991年11月22日）：患者19日突发高热，恶寒，头痛，恶心，呕吐，默默不欲食。脉浮数。舌红，苔薄黄。神清，颈软，神经反射无阳性体征。

［辨证］少阳证。

［方药］小柴胡加石膏汤。

柴胡 30 克、黄芩 15 克、半夏 15 克、沙参 15 克、甘草 10 克、石膏 15 克、生姜 15 克、大枣 6 个，2 剂，水煎服。

二诊（1991 年 11 月 24 日）：患者 22 日晚开始服中药，因高热未退，夜班医生予布洛芬 0.1 克口服，遂汗出热退。但今晨起，体温复升，白细胞由 2 天前 $4.0 \times 10^9/L$ 降至 $2.0 \times 10^9/L$。询之经水适来，量较以往偏少。

［辨证］热入血室。

［方药］于上方去石膏，加桃仁 15 克、红花 10 克、生地 15 克、瞿麦 12 克、青蒿 15 克（后下），2 剂。

三诊（1991 年 11 月 26 日）：患者上方甫服 1 剂，患者体温降至正常，精神好，胃纳恢复，舌已不红。

［方药］恐余热未尽，又予小柴胡汤加青蒿 4 剂。

柴胡 15 克、黄芩 12 克、半夏 10 克、党参 10 克、甘草 10 克、青蒿 10 克（后下）、生姜 10 克、大枣 6 个。

按： 加瞿麦，是借鉴北京妇科名医刘奉五先生瓜石汤用法，取其通经作用。

案例 49

闫某，女，36 岁。

初诊（2019 年 2 月 28 日）：患者因"发热 30 天，颈部（左）淋巴结肿大 20 天"就诊。1 月 27 日出现恶寒，发热，身热，持续 13 天，继而为低热，至本月中旬经水适来，复高热 10 余天，体温达 39℃ 以上，用吲哚美辛等解热药可暂时退热 6~8 个小时，热度再起。肿大的淋巴结稍有压痛，扪之硬。考虑坏死性淋巴结炎可能性较大。咽稍红，但无咽痛，轻咳。脉浮弦数，舌苔薄白。

［辨证］经期热度增高，系因热毒内结，亦影响血室。

［方药］现非经期，先给予小柴胡加石膏汤、银翘散、升降散合方加减。

柴胡 24 克、黄芩 12 克、天花粉 15 克、姜黄 9 克、僵蚕 9 克、甘草 6 克、蝉蜕 6 克、石膏 45 克、连翘 12 克、玄参 15 克、大黄 3 克、薄荷 9 克（后下），7 剂。

服药后当晚体温达 40.3℃，本期其战汗而解，家人虑其热度太高（误读为 43℃），予布洛芬取汗解热。嗣后续服中药，至第 4 天体温恢复正常。

二诊（2019 年 3 月 7 日）：患者体温恢复正常数日，淋巴结略有缩小。

仍觉身倦，食欲一般。脉数稍弦，舌苔白。

［治法］续用前法，解毒散结。

［方药］柴胡15克、黄芩9克、石膏30克、天花粉12克、连翘12克、玄参15克、牛蒡子9克、姜黄9克、僵蚕9克、蝉蜕6克、生牡蛎30克、大黄3克、甘草6克，7剂。

三诊（2019年3月14日）：患者淋巴结回缩至正常。出示某医院检验报告：爱泼斯坦巴尔病毒（EB病毒）抗体IgG、巨细胞病毒抗体IgG均明显增高（2月26日采样）。

［方药］经期将至，予小柴胡汤加桃仁、红花、牛膝数帖，以清理血室。带药出院。

案例50

田某，女，48岁。血液内分泌科。

初诊（1989年8月14日）：患者出现周期性发热年余，约每月1次，每次持续1周，多在经期前后。按"更年期综合征、周期性发热待查"收入院。发热时常伴咽痛、龈肿，大便干。血象正常。脉缓，舌淡。

［辨证］热入血室证。

［方药］小柴胡汤。

柴胡18克、黄芩12克、白薇10克、生地12克、姜半夏10克、天花粉12克、炙甘草6克、大枣12克，6剂，水煎服。

二诊（1989年8月21日）：患者热退。

［方药］续用上方6剂。

三诊（1989年8月28日）：患者无不适，脉缓，舌淡。

［方药］上方加桂枝6克。带药10剂出院。

次月经期未再发热。

案例51

吴某，女，28岁。

［病史］因"间断性发热15天"于1991年8月20日入院。咽部充血，上腹压痛。查：白细胞4.5×10^9/L，中性粒细胞0.80，淋巴细胞0.20；红细胞沉降率65mm/h；C反应蛋白54mg/L；肝功能（酶学）指标略升高。诊断：病毒性感染，病毒性心肌炎，慢性胃炎。因发热不退邀请会诊。

初诊（1991年8月22日）：患者发病前有劳累史，且经水适断，继而周身倦怠不适，发热，不恶寒，胃脘疼痛，不欲食。初为午后发热，当地杂治之后，现发热无规律，且伴恶寒，口苦，咽干，胸满，不喜多饮，大便不干。舌苔黄厚，脉弦数。

[辨证] 热入血室，痰热结于心下。

[方药] 柴胡陷胸汤。

柴胡 30 克、黄芩 15 克、半夏 15 克、瓜蒌 30 克、黄连 6 克、生姜 20 克、枳实 12 克、大枣 18 克、白芍 15 克、青蒿 15 克（后下），2 剂。

二诊（1991 年 8 月 23 日）：患者热势稍挫，大便通，泻下黏腻，心下痛减。舌脉如前。

[方药] 易方达原饮，以透达表里之邪。

柴胡 30 克、黄芩 12 克、槟榔 12 克、知母 10 克、草果 6 克、白芍 15 克、厚朴 10 克、甘草 6 克、青蒿 30 克（后下），4 剂。

三诊（1991 年 8 月 26 日）：患者心下痛已除，热势减，仍口苦。脉仍弦数，舌苔虽黄，较前松活。

[方药] 上方加藿香 12 克、佩兰 12 克、薏苡仁 30 克，4 剂。

8 月 27 日复查肝功能、C 反应蛋白正常。

四诊（1991 年 9 月 2 日）：患者昨日未服中药，体温复升，心下痛痞，仍口苦。脉数，苔白。

[方药] 用初诊（8 月 22 日）方去大枣，加牡蛎 30 克，4 剂。

五诊（1991 年 9 月 6 日）：患者热势挫，查红细胞沉降率等恢复正常。

[方药] 二诊（8 月 23 日）方加桃仁、红花各 15 克，牛膝 10 克，4 剂。

六诊（1991 年 9 月 10 日）：患者热退，月经将至。

[方药] 上方减去槟榔、草果、厚朴，柴胡、青蒿俱减为 15 克，加当归、川芎各 10 克，牛膝 10 克，4 剂。

经行病愈。

案例 52

王某，女，17 岁。

[病史] 因"心前区不适、胸闷心慌 7 个月，加重 2 周，发热 5 天"于 1991 年 12 月 20 日入院。查：血常规、红细胞沉降率、嗜异性凝集试验、冷凝集试验均正常；肌酸磷酸激酶（CPK）132U/L；肌酸激酶同工酶（CK-MB）17U/L。月经史：14 岁初潮，16 岁停经，用黄体酮（人工周期），末次月经：8 月 24 日。诊断：上呼吸道感染（一过性心肌受累），继发闭经。

初诊（1991 年 12 月 26 日）：患者高热 10 天，轻恶寒，汗出，口渴，但不喜多饮。头痛，两侧较重。咽不痛，偶有鼻衄。脉弦大略浮，舌红。

［辨证］少阳阳明并病。

［方药］小柴胡加石膏汤。

柴胡 30 克、黄芩 15 克、知母 15 克、人参 6 克、石膏 30 克、白薇 10 克、甘草 6 克、生姜 10 克、大枣 18 克，2 剂。

二诊（1991 年 12 月 29 日）：患者热退至 38℃左右，舌色转淡。

［方药］上方加桃仁 15 克、红花 10 克、牛膝 12 克，4 剂。

月经来潮，热退。

案例 53

汪某，女，27 岁。呼吸科。

［病史］1995 年 12 月 28 日分娩，1996 年 1 月 7 日起发热，弛张型，体温最高 39.9℃。查血白细胞正常范围，红细胞沉降率增快，用抗生素、解热剂治疗近 2 周，仍发热，邀笔者会诊。

初诊（1996 年 1 月 19 日）：患者发热伴恶寒，头枕痛，轻咳，恶露渐少，无臭，无腹痛，轻咳。脉细缓，按之弦。

［辨证］考虑产后外感，有热入血室可能。

［方药］用小柴胡加石膏汤。

柴胡 30 克、黄芩 15 克、党参 12 克、半夏 10 克、石膏 30 克、甘草 6 克、大枣 18 克、生姜 3 片，2 剂。

二诊（1996 年 1 月 21 日）：患者仍发热，需清理血分。

［方药］上方去参、枣、石膏，合入桂枝茯苓丸。

柴胡 30 克、黄芩 12 克、桂枝 12 克、半夏 12 克、茯苓 15 克、桃仁 12 克、丹皮 12 克、赤芍 12 克、牛膝 12 克、生地 15 克、甘草 6 克、大枣 18 克、生姜 3 片，3 剂。

三诊（1996 年 1 月 24 日）：患者热渐退。

［方药］改回初诊方（清解饮）。

柴胡 18 克、黄芩 12 克、党参 12 克、半夏 10 克、石膏 30 克、甘草 6 克、桂枝 6 克、葛根 15 克、生姜 3 片，3 剂。

体温降至正常。最后诊断：胸膜炎。

按：此例产后发热，或谓产褥热，恶露渐少，恐有热入血室之变，依法治之有效。

案例 54

李某，女，28 岁。门诊。

初诊（2010 年 2 月 2 日）：患者经期发热 5 个月，伴呕吐，小腹痛。西医以发热待查对症处理。

［辨证］热入血室。

［方药］用小柴胡汤加桃、红。

柴胡 15 克、半夏 12 克、党参 12 克、黄芩 10 克、生姜 30 克、大枣 20 克、桃仁 12 克、红花 10 克、川牛膝 15 克，5 剂。

二诊（2010 年 5 月 18 日）：近 3 个月来，患者月经 28 天一至，若按时（提前 1 天或当天）服上药，则不发热，诸症不起。本月来潮提前 2 天，行经次日服药，则发热等诸证复旧。

［方药］平时服加味逍遥丸，经前仍服上方。

后愈。

案例 55

李某，女，28 岁。

初诊（2018 年 3 月 21 日）：患者反复发热 3 年，缘于 2015 年 7 月高热之后。一度表现为月经前 1 周发热，但近 3 个月发热无规律。现午后体温偏高（多 < 37.5℃），伴乏力，身痛。平素易上火，胃脘痞满。脉弦细，舌苔白厚。末次月经：2 月 24 日。

［辨证］湿热入结血室。

［方药］值经期将近，予小柴胡汤、达原饮、平胃散合方。

柴胡 15 克、黄芩 9 克、半夏 12 克、苍术 12 克、厚朴 9 克、草果 9 克、槟榔 9 克、甘草 6 克、生姜 15 克、益母草 30 克，7 剂。

二诊（2018 年 4 月 11 日）：服中药次日（3 月 22 日），患者月经来潮。仍间断发热，口干、眼干，鼻出气热。脉弦滑，苔白。

［辨证］枢机不利，正虚邪滞。

［方药］柴胡桂枝汤。

柴胡 15 克、黄芩 9 克、桂枝 6 克、天花粉 12 克、赤芍 12 克、桃仁 9 克、红花 9 克、甘草 6 克、姜、枣引，7 剂。

三诊（2018 年 6 月 6 日）：患者诉服上方后胸前皮疹（白痦）透出，遂热退。近又发热 1 周，仍为低热。脉弦滑，苔白。近睡眠差，目涩，尿灼。

［方药］月经将至。仍予二诊方 7 剂。

按：患者经两次诊治后，4、5月两次经前和经期均未见发热，但本月经前又有低热。考虑湿热缠绵，邪气未尽使然。应每于经前服药，连续调整两三个周期为宜。

第九节　桂枝汤、柴胡桂枝汤应用

一、桂枝汤

（一）方解

太阳中风，阳浮而阴弱，阳浮者，热自发，阴弱者，汗自出，啬啬恶寒，淅淅恶风，翕翕发热，鼻鸣干呕者，桂枝汤主之。（12）

桂枝汤方

桂枝三两，去皮　芍药三两　甘草二两，炙　生姜三两，切　大枣十二枚，擘

桂枝汤列为《伤寒论》太阳病开篇第一方，《温病条辨》仿效之。主要用于太阳中风、营卫不和等证。柯琴称："此为仲景群方之魁，乃滋阴和阳，调和营卫，解肌发汗之总方也。"（《伤寒来苏集》）

桂枝汤有多种加减变化，构成一大方剂群。

（二）临证录验

案例1

王某，男，50岁。

初诊（1994年2月8日）：患者发热恶风，时自汗出，心中惮惮。舌苔白，脉浮缓结。询之既往无心律失常史。心电图：心房纤颤（快速型）。

[辨证]太阳中风，心气不足。

[方药]桂枝汤、桂甘龙牡汤、茯苓杏仁甘草汤合方。

桂枝12克、白芍12克、炙甘草6克、生姜3片、大枣6枚、茯苓15克、杏仁10克、五味子10克、生龙骨30克、生牡蛎30克，2剂，水煎服。

嘱药后啜粥、温服，取小汗出。

因临近春节，患者单身在京过年，稳妥起见，建议住院，患者不允，遂叮嘱其若服药无效，心悸不减，即来复诊。次日见无反馈，便去患者所在单位（医院附近）寻访，见其正在工作中。述服药后热退汗止，心悸亦愈。诊其脉已无停歇。随访数月，房颤无复发。

按：该例虽系阵发性心房纤颤，但其发作与外感不无关系。用桂枝汤法，一则辨为太阳中风证，二则《难经·十四难》有云，"损其心者，调其营卫"，正此之谓也。

案例 2

朱某，女，76 岁。

初诊（1999 年 8 月 26 日）：患者发热 6 天，频自汗出，恶风，背冷，喜厚衣。初起体温 38℃，现为低热。脉缓，舌胖苔白。

［辨证］太阳中风，卫外不固。

［方药］桂枝加附子汤合苓桂术甘汤。

黄芪 30 克、附子 6 克、桂枝 10 克、白芍 10 克、炙甘草 6 克、牡蛎 20 克、茯苓 15 克、白术 10 克、大枣 20 克，4 剂，水煎服。

服药前一天体温 37.7℃，药后体温降至正常。

按：桂枝汤加附子，有扶阳固表之功。《伤寒论》第 20 条："太阳病，发汗，遂漏不止，其人恶风，小便难，四肢微急，难以屈伸者，桂枝加附子汤主之。"

合用苓桂术甘汤者，因其舌胖苔白，示有痰湿；背冷，与《金匮要略》所言"夫心下有留饮，其人背寒冷如手大"相当。苓桂术甘汤是"病痰饮者，当以温药和之"的代表方，故用之。

二、柴胡桂枝汤

（一）方解

伤寒六七日，发热，微恶寒，肢节烦疼，微呕，心下支结，外证未去者，柴胡桂枝汤主之。（146）

柴胡桂枝汤方

桂枝去皮　**黄芩**　**人参**各一两半　**甘草**一两，炙　**半夏**二合半，洗　**芍药**一两半　**大枣**六枚，擘　**生姜**一两半，切　**柴胡**四两

《金匮要略·腹满寒疝宿食病脉证治》引《外台秘要》称本方"治心腹卒中痛者"。

柴胡桂枝汤是小柴胡汤与桂枝汤的合方。方取小柴胡之半和解少阳，燮理枢机；以桂枝汤之半调和营卫，解肌发表。用于治疗太阳未罢，邪入少阳之证，尤适用于伴有肢节痛者。小柴胡汤能调理肝胆之气，桂枝汤能调和脾胃气血，故柴胡桂枝汤又能用于心腹卒痛等肝胆脾胃气血失和之证。

笔者临床之所以用柴胡桂枝汤，除发热外，主要参考症状有二：其一是四肢疼痛；其二是脘腹症状。

原沈阳军区总医院王长洪教授是已故中医学家董建华院士的高足，擅长中西医结合治疗消化系统疾病。他治疗外感发热有一招，所用即柴胡桂枝汤也。

（二）临证录验

案例 3

张某，男。干部病房。

［病史］因反复发热，原因未明，请求中医会诊。

初诊（2018 年 11 月 14 日）：患者反复发热半年，近又发热 1 周，觉心中懊恼，两臂时有窜痛，下肢无力，6 天未解大便而腹无所苦，且饮食如常。脉沉弦，舌淡苔白。

［辨证］枢机不利，营卫不和。

［方药］柴胡桂枝汤。

柴胡 9 克、黄芩 6 克、半夏 9 克、党参 9 克、炙甘草 6 克、桂枝 9 克、白芍 18 克、生姜 15 克、大枣 15 克，7 剂。每剂分二服。

热退。

按：患者不大便而腹无所苦，脾约证也。于方中倍芍药，即桂枝加芍药汤。

案例 4

倪某，女。干部病房。

［病史］间断发热，近又发作，周身疼痛，邀笔者会诊。

初诊（2011 年 12 月 20 日）：患者发热 10 余天，午后体温较高，伴肢体疼痛，初病时先感肢体酸楚，继而发热。脉弦，舌苔白。

［辨证］枢机不利，营卫不和。

［方药］柴胡桂枝汤。

柴胡 15 克、黄芩 9 克、桂枝 12 克、白芍 9 克、党参 12 克、半夏 12 克、甘草 6 克、生姜 15 克、大枣 20 克，5 剂。每剂分二服。

热退。

案例 5

姚某，男，20 岁。消化科。

初诊（1999 年 11 月 22 日）：患者发热 3 天，体温 38.8℃，头身痛，恶寒著，头及一身俱痛，无汗。胃脘疼痛，纳差，目微黄。脉弦数，苔白。

［辨证］太阳少阳合病。

［方药］①麻黄发表方（协定处方）：每次1袋，每日3次。

②柴胡桂枝汤。

柴胡15克、黄芩9克、桂枝9克、白芍15克、半夏9克、党参9克、炙甘草6克、葛根12克、石膏30克、茵陈15克，4剂。

服药前后逐日最高体温记录见表23。

表23　服药前后逐日最高体温记录

日期	11.22（服药前）	11.23	11.24	11.25	11.26
体温（℃）	40.0	40.4	38.4	38.7	36.8

按：《外台秘要》载此方"治心腹卒中痛者"。

另笔者曾治1例慢性阑尾炎复发患者，低热、右下腹痛，用本方合大黄牡丹汤而愈。

案例6

董某，男，63岁。

初诊（2011年9月27日）：患者午前头昏、乏力、嗜睡半年，伴低热，周身肌肉疼痛。脉浮弦，舌苔白。红细胞沉降率增快。

［辨证］枢机不利，营卫不和，清阳不升。

［方药］柴胡桂枝汤原方。

柴胡15克、黄芩10克、桂枝12克、白芍10克、党参12克、半夏10克、甘草6克、大枣10克、生姜15克，7剂，水煎服。

二诊（2011年10月5日）：患者体温降至37℃以下。仍午前四肢肌肉疼痛，乏力，口干咽燥。

［方药］用健脾、升阳、泻阴火法善后调理，按东垣法合桂枝芍药知母汤出入。

黄芪20克、柴胡12克、葛根20克、桂枝12克、天花粉15克、生白术15克、白芍10克、知母10克、黄芩10克、甘草6克，7剂，水煎服。

案例7

张某，男。骨科。

［病史］外伤致截瘫患者，因发热邀笔者会诊。

初诊（2005年4月15日）：患者高热不退数日，口干，面赤，脉数。

［辨证］伤损致气血瘀滞，枢机不利。

［方药］柴胡桂枝汤。

柴胡 18 克、黄芩 10 克、桂枝 10 克、赤芍 15 克、天花粉 12 克、葛根 15 克、石膏 50 克、紫草 10 克、荆芥穗 10 克、甘草 5 克，6 剂，水煎服。

2 剂热退。

按：外伤之后，又见面赤，故用赤芍，伍用紫草以凉血散瘀。

案例 8

吉某，女，28 岁。

［病史］1990 年 9 月 6 日起无诱因发热，体温 37.5~40.3℃，午后较高，于 10 月 19 日入院。曾用过多种抗生素（庆大霉素、吡哌酸、林可霉素、先锋霉素、氯霉素等）无效，服解热剂可暂时退热。口服布洛芬 0.2 克，每日 3 次。查：红细胞沉降率 59mm/h，C 反应蛋白 55ug/ml，嗜异性凝集试验 1：64，血培养见小肠结肠炎耶尔森氏菌。

初诊（1990 年 11 月 3 日）：患者因不明原因发热近 2 个月，平素情志不遂，既往月经先期，但发热前经期延后 10 余天，发病后经水适来，淋漓 10 余天方断。现恶寒发热，胃脘胀闷不舒，口干不欲饮，大便正常。舌略红苔微腻，脉弱。

［辨证］热入血室。

［方药］柴胡桂枝汤。

柴胡 30 克、黄芩 10 克、半夏 12 克、党参 12 克、桂枝 10 克、白芍 10 克、甘草 6 克、大枣 18 克、生姜 15 克、青蒿 30 克（后下），2 剂。每剂分三服。

二诊（1990 年 11 月 5 日）：服中药后，患者体温基本在 38℃ 以下，昨日月经来潮，少腹痛。

［方药］上方去青蒿，加桃仁 10 克、红花 10 克、白薇 10 克，4 剂。

俾热随血泄，血室得清。后愈。出院时嘱下次月经时再用二诊方三四剂。

案例 9

康某，男，21 岁。

［病史］患者因"发热 6 天，伴咳嗽、胸闷 2 天"于 1991 年 11 月 30 日入院。血象正常，肝功能（酶学）指标略升高。诊断为上呼吸道感染，用青霉素 3 天无效，邀笔者会诊。

初诊（1991 年 12 月 3 日）：患者发热八九天，头晕，咽干，轻咳，胸闷，时恶寒，周身不舒，纳差。数日未大便，然腹无满痛。咽略红，脉浮数，舌边尖红，苔白。

［辨证］少阳病。

［方药］小柴胡汤。

柴胡 30 克、黄芩 12 克、天花粉 15 克、沙参 15 克、甘草 10 克、生姜 15 克、五味子 12 克、大枣 18 克、青蒿 15 克（后下），4 剂。

二诊（1991 年 12 月 10 日）：患者仍有低热，脉弦，苔白。

［方药］柴胡桂枝汤。

柴胡 24 克、黄芩 15 克、半夏 10 克、党参 12 克、甘草 6 克、生姜 10 克、桂枝 6 克、大枣 18 克、石膏 15 克、白芍 10 克，6 剂。

病愈。

案例 10

纪某，男，57 岁。干部病房。

初诊（1994 年 4 月 15 日）：患者发热 8 天，体温最高 39.5℃。寒热往来，伴头痛，无咽痛、咳嗽，无腹满。脉弦大，舌苔白。

［辨证］太阳少阳合病。

［方药］柴胡桂枝汤。

柴胡 30 克、黄芩 10 克、半夏 12 克、白芍 12 克、党参 12 克、桂枝 10 克、炙甘草 6 克、大枣 18 克、生姜（缺），2 剂。

当日 17：00 服药，4 小时后体温恢复正常。

案例 11

章某，男，15 岁。

初诊（1994 年 8 月 16 日）：患者恶寒发热 2 天，周身酸楚，咽不痛，脉数。

［辨证］平素内热，外感风寒（贪凉取冷所致）。

［方药］柴胡桂枝汤合大青龙汤。

柴胡 18 克、黄芩 12 克、半夏 12 克、桂枝 10 克、白芍 12 克、麻黄 10 克、石膏 30 克、杏仁 12 克、甘草 6 克，1 剂愈。

案例 12

曹某，女，8 岁。

初诊（1996 年 1 月 29 日）：患者发热第 4 天，体温 40℃。服利君沙、头孢呋辛酯片 2 天，血白细胞降至正常范围，但发热不退。精神差，鼻塞，恶寒，口不甚渴。舌苔白厚。

[方药] 柴胡桂枝汤加减。

柴胡18克、黄芩12克、桂枝6克、白芍10克、葛根10克、石膏25克、苍术10克、藿香8克、甘草6克、大枣12克、生姜3片。

2剂热退。

案例13

梁某，女，29岁。

初诊（2009年3月3日）：患者反复发热40天，多为低热，伴肢节痛。西医按"发热待查"对症处置，未愈。平素手足欠温，痔疮便血。

[辨证] 太阳少阳并病。

[治法] 调和营卫，燮理枢机。

[方药] 柴胡桂枝汤。

柴胡15克、黄芩10克、桂枝15克、白芍10克、生姜15克、甘草6克、大枣6枚、羌活10克、槐角10克，3剂愈。

案例14

骆某，男，45岁。

初诊（2010年11月10日）：患者发热月余，消瘦，心悸。脉细弦数。诊断为亚急性甲状腺炎。

[辨证] 营卫不和，枢机不利。

[方药] 柴胡桂枝汤。

柴胡18克、黄芩10克、桂枝10克、白芍10克、天花粉12克、知母10克、石膏60克、生黄芪25克、甘草6克，6剂。

二诊（2010年11月18日）：服上方次日热退，但昨日又发热，考虑系新感所致。

[方药] 柴胡桂枝汤合麻杏甘石汤。

柴胡15克、黄芩10克、桂枝12克、白芍10克、知母10克、石膏45克、麻黄6克、杏仁15克、甘草6克，5剂。

三诊（2010年11月24日）：患者热退，脉细弦数。

[治法] 养阴清热。

[方药] 柴胡10克、黄芩10克、丹皮10克、白芍10克、天花粉12克、知母10克、石膏30克、栀子6克、生龙骨30克、生牡蛎30克、生地30克、甘草6克，7剂。

案例 15

赵某，男，11岁。

初诊（2011年5月18日）：患者自4月25日起出现低热，咳嗽，腹痛。脉弦，苔白。

[辨证]肝脾不和。

[方药]柴胡桂枝汤。

柴胡12克、黄芩9克、桂枝6克、白芍9克、天花粉12克、石膏30克、甘草5克、旋覆花10克，4剂。

药后热退咳减。

案例 16

张某，男，37岁。

初诊（2002年3月12日）：患者发热4天，恶寒，腰痛、身痛，厌油，纳减。脉稍弦，舌苔白。查：白细胞$4.2 \times 10^9/L$，谷草转氨酶223U/L，尿蛋白（+）。

[辨证]太阳少阳并病。

[方药]①先予麻黄发表方（医院制剂）1剂，分3次服。

②继用柴胡桂枝汤。

柴胡15克、黄芩12克、桂枝6克、白芍12克、半夏12克、牡蛎30克、茵陈12克、大枣20克、生姜12克、麦芽20克、甘草10克，6剂。每剂水煎分2次服。

服药前后逐日最高体温记录见表24。

表24 服药前后逐日最高体温记录

日期	3.12（服麻黄发表）	3.13（柴胡桂枝汤）	3.14	3.15
体温（℃）	39.8	38.4	37.4	36.4

案例 17

钦某，男，23岁。呼吸科。

[病史]患者咽痛、发热5天，诊断为上呼吸道感染。使用抗生素、物理降温等对症治疗，效果差。体温最高达39.3℃。

初诊（1994年9月9日）：患者体温38.3℃，多为午后发热，稍恶风，口干喜饮，面赤，无咳嗽、流涕，无腹痛，大便不干。舌稍红，脉弦数。

［辨证］三阳并病。

［方药］柴胡桂枝汤合白虎汤加减。

柴胡 30 克、黄芩 15 克、天花粉 15 克、知母 15 克、石膏 60 克、桂枝 10 克、白芍 15 克、甘草 10 克、大枣 30 克，2 剂。

1 天半退热。

案例 18

朱某，女，9 岁。神经外科。

［病史］患者因"反复愣神伴肢体抽搐 3 年余，加重 2 个月"于 2007 年 9 月 24 日入院，诊断为顽固性癫痫。6 个月时曾患病毒性脑炎。于 9 月 28 日行右颞前部切除术，多处皮层热灼术，术后次日开始发热。考虑术后异脑膜（人工硬脑膜）排异反应，一般数日可退。因发热超出预期而不退，邀笔者会诊。

初诊（2007 年 10 月 9 日）：患者发热已 10 天，夜间体温较高。近 2 天为高热，达 39℃以上。诊脉时正值患儿发热，畏寒状，拽覆衣被，闭目似睡，呼之稍烦。家长述热退后精神饮食尚好。舌红苔白，脉细数。

［辨证］三阳合病。

［方药］柴胡桂枝汤合白虎汤。

柴胡 18 克、黄芩 12 克、桂枝 12 克、白芍 12 克、石膏 60 克、知母 15 克、天花粉 15 克、甘草 6 克、生牡蛎 30 克，5 剂。每剂分三服。

中午服药，当日体温即降至 38℃以下。药未尽剂热已退。

按：日本学者相见三郎曾进行了柴胡桂枝汤治疗癫痫的研究，方中加用龙骨、牡蛎，笔者曾予以介绍[1]。国内亦有不少医者用此方治疗痫证，如南方医院陈宝田教授等。

案例 19

董某，男，62 岁。

［病史］住院患者，发热五六天，诊为军团菌肺炎，体温最高 39.7℃，红细胞沉降率加快。使用抗生素、解热剂、物理降温等对症治疗。

初诊（1994 年 6 月 13 日）：患者现周身不适，无咽痛、咳嗽、头痛等症，用解热剂可暂时汗出热退，旋复恶寒发热。纳少，不呕恶，口不渴。苔白润，脉缓。

［辨证］邪犯太阳少阳。

［方药］柴胡桂枝汤加减。

柴胡30克、黄芩15克、半夏10克、葛根30克、石膏30克、桂枝10克、白芍15克、茯苓15克、白术12克、甘草10克、大枣30克，2剂。

次日热退。

案例20

韩某，女，76岁。消化科。

初诊（2000年7月28日）：患者1周前开始出现胃脘痛，伴呕恶，不思食，有饮食不节史（饼未馏透），发热，体温38℃左右。胃脘按之痛，大便色黑。脉弦，舌苔白厚。

〔辨证〕食滞胃脘发热。

〔方药〕柴胡桂枝汤。

柴胡15克、半夏12克、桂枝10克、白芍15克、干姜6克、黄芩10克、枳实10克、牡蛎30克、甘草6克，4剂。

7月31日体温恢复正常。

案例21

孙某，男，42岁。

初诊（1996年12月23日）：患者周身酸痛，头痛以两侧为著，发热37.8℃，清涕，咽不痛。平素体质偏弱。

〔辨证〕病涉太阳、少阳。

〔方药〕柴胡桂枝汤。

柴胡18克、黄芩6克、桂枝12克、白芍12克、党参12克、半夏10克、甘草6克、大枣18克、生姜10克，2剂。

二诊（1996年12月25日）：服药后，患者周身疼痛解除，热退。仍身倦，鼻流清涕。

〔方药〕柴胡桂枝干姜汤2剂善后。

柴胡12克、黄芩10克、桂枝10克、天花粉15克、干姜3克、牡蛎30克、五味子6克、甘草6克。

案例22

葛某，男，19岁。

〔病史〕患者间断发热2个月。4月21日体温39.3℃；5月19日至25日体温38.9~40.2℃；6月14日至18日体温39.8℃。查：白细胞2.5×10⁹/L，中性粒细胞0.21。初步诊断：发热待查，粒细胞减少症。

初诊（1999年6月18日）：患者反复发热，伴头痛，以右侧、枕部为著，活动加重。易疲乏，胃脘痞痛，大便偏干。脉弦，苔白稍厚。

［辨证］三阳并病。

［方药］柴胡桂枝汤合升麻葛根汤。

柴胡12克、黄芩10克、桂枝10克、白芍20克、半夏12克、葛根15克、升麻6克、石膏30克、大枣20克、甘草6克、党参10克，4剂。

服药次日体温降至正常。

案例23

赵某，男，成人。

初诊（2001年12月15日）：患者发热五六天，伴寒战，自服复方阿司匹林片后，胃脘疼痛较剧，汗出，嗳气。脉浮之濡，按之弦，舌苔厚腻。白细胞：9.8×10^9/L，中性粒细胞：0.70。体温39℃左右。

［辨证］外感夹湿。

［方药］柴胡桂枝汤合达原饮。

柴胡18克、黄芩10克、白芍30克、槟榔10克、知母10克、草果10克、厚朴10克、桂枝10克、甘草6克，2剂。

二诊（2001年12月17日）：胃痛缓解，热势已挫。

［方药］上方芍药减为10克，加青蒿12克，4剂。

19日热退。

参考文献

［1］高飞. 柴胡桂枝汤治疗癫痫（译文）［J］. 山东中医学院学报，1978（3）：78.

第十节　大柴胡汤应用

一、方解

大柴胡汤方

柴胡半斤　**黄芩**三两　**芍药**三两　**半夏**半升，洗　**生姜**五两，切　**枳实**四枚，炙　**大枣**十二枚　**大黄**二两

大柴胡汤为下剂，用于少阳病"热结在里"，复往来寒热；或发热，汗出不解，心中痞硬，呕吐而下利；或服小柴胡汤后，呕不止，心下急，郁郁微烦者；或邪结心下两胁，按之心下满痛者。

本方病机是在少阳枢机不利的基础上兼有"热结在里"。不少学者认为"大柴胡汤证是少阳腑证"。经用因子分析法剖析本证发现，其基本病机是肝胆气郁，脏腑气机壅遏。其病位多涉及肝、胆、肠、胃，其性属实，其邪郁火内结较多，痰湿中阻亦有之。[1]

笔者临床主要用大柴胡汤治疗以下病证。

1. 少阳阳明并病，枢机不利，兼有腑实证者　常用治急腹症，如急性胆囊炎、急性胰腺炎等（相关案例见下篇）。

2. 胃气上逆，肺失清肃者　"肺与大肠相表里"，故常用治重症肺炎，兼见心下痞塞、气逆、腹满、大便不通等症者（相关案例见下篇）。

3. 枢机不利，痰湿内阻者。

4. 外感病见少阳阳明证者　其中不乏夹食外感。

5. 杂病见胆胃气机郁滞者。

本节介绍以大柴胡汤治疗热证的经验，根据兼夹痰、湿、饮、瘀血等的不同，或合方，或加减。

二、临证录验

案例1

拉某，女，11岁。

［病史］患儿身高126厘米，体重25千克。患先天性脊柱侧后凸畸形、

先天性肌性斜颈，于 2016 年 7 月 14 日在笔者医院骨科行手术（脊柱经胸前路松解、椎间盘摘除、肋骨截骨、右侧胸锁乳突肌松解、头颅骨盆环固定术）矫正。26 日下午开始发热，体温波动在 37.2℃ 到 39.8℃ 之间，无明显头晕、头痛、气促、咳嗽、憋闷、胸痛、恶心、呕吐等不适。查体：神志清楚，正常面容，心脏听诊无明显异常，肺部听诊无明显异常呼吸音、啰音，腹软，四肢自主活动可。骨盆进针点见少许脓性分泌物，考虑局部感染。查血白细胞增高、降钙素原轻度升高。邀笔者会诊。

初诊（2014 年 7 月 29 日）：患儿发热 3 天，午后体温较高，无明显恶寒，4 天未解大便，脉弦，舌红，苔白。身材矮小瘦弱。

[辨证] 少阳阳明合病。

[方药] 大柴胡汤加石膏。

柴胡 12 克、黄芩 6 克、半夏 9 克、白芍 9 克、枳实 6 克、大黄 6 克、生姜 9 克、石膏 30 克，5 剂。每剂水煎分二服，日三服（每天 1 剂半）。

甫 1 剂便通热退。服药前体温 39.8℃，服药当天 38.9℃，翌晨体温降至 37.2℃。

按：该例为术后局部感染性发热。虽胁腹无满痛，但凭其数日不大便而用之。因其发育不良，营养状况差，宜小其量。

案例 2

江某，女，4 岁。

初诊（2012 年 11 月 21 日）：患儿发热月余，午后夜间体温较高。查：白细胞 40.0×10^9/L。抗生素未效，用激素后可暂时退热，伴恶寒、皮疹。舌稍红，苔薄。

[辨证] 考虑血热证。

[方药] 清热凉血剂，3 剂。

未效。

二诊（2012 年 11 月 24 日）：患儿仍午后发热，近 2 天夜间体温高达 39℃ 至 40℃。腹中不适，恶心纳差。热退后精神、饮食可。询之不大便数日。面赤，咽红，淋巴结稍肿大。舌红，苔黄。

[辨证] 枢机不利，热毒内结。

[方药] 大柴胡汤合升降散。

柴胡 15 克、黄芩 9 克、半夏 9 克、枳实 9 克、白芍 12 克、姜黄 9 克、僵蚕 6 克、蝉蜕 6 克、大黄 6 克（后下）、青蒿 12 克（后下），3 剂。每剂水煎分 3 次服。

药后便通热退。

按：患儿在某儿童医院住院，经抗生素、对症治疗，发热不退。其爷爷亦是中医，大概不擅于热证，托人延笔者。因未得病房医生允许，但悯其病苦，故藉探视名义往诊。该例高热月余不退，笔者初治未效，后据其腹中不适而用是方获愈，疗程共计 6 天。

案例 3

孙某，男，75 岁。干部病房。

[病史] 因突发高热，白细胞增高，邀笔者会诊。

初诊（2013 年 3 月 6 日）：患者诉昨晚突然高热，伴恶寒、呕吐，疑似有饮食不洁史。用解热药后暂时汗出，体温略降，须臾复作。现高热，寒战，胃脘痛，欲呕，轻咳。神识昏糊，体温 39.7℃。脉小紧而沉，舌红，苔白。查：白细胞 14.0×10^9/L，中性粒细胞 0.78。

[辨证] 太阳阳明合病（太阳伤寒兼阳明，与 33 条葛根汤证同属）。

[治法] 解表和胃。

[方药] 大柴胡汤加麻黄。

柴胡 15 克、黄芩 9 克、半夏 9 克、枳实 9 克、白芍 9 克、麻黄 9 克、生姜 30 克，1 剂。水煎分 3 次服。

二诊（2013 年 3 月 7 日）：药后患者小汗出，恶寒除，呕止，胃脘痛减轻。经昨日午后、夜间两服药后，今晨体温 38.2℃，精神好。脉见浮出，稍弦。另诉昨日至今尿频，但无涩痛。见患者仍有微汗，谅其发热可自退，剩余 1 次药无需再服。

[方药] 改予小柴胡颗粒 2 袋，每日 3 次，服 1~2 天即可。

至 10：00 告知体温已正常。

按：该患者与老伴皆因心脏疾患住院，安排同一病房，其老伴 3 月 6 日亦发热，辨为太阳少阳合病，同病异治，方药不同（见"小柴胡汤"一节案例 10）。

案例 4

邓某，男，约 30 岁。神经外科。

初诊（2020 年 9 月 23 日）：患者开颅术后发热月余，曾行脑脊液培养及药敏试验，未见异常。抗生素治疗无效。现不恶寒，午后体温较高，昨夜体温 38.3℃，伴头胀，一度恶心厌油，平时大便二三天 1 次，偏干，无腹胀。

脉沉稍弦，尺部按之不足，舌苔白。

［辨证］浊气不降。

［方药］大柴胡汤。

柴胡24克、黄芩9克、半夏12克、枳实12克、白芍18克、生姜15克、葛根18克、白芷9克、青蒿12克、藿香12克，5剂。

按： 大柴胡汤用于枢机不利、痰湿内阻，以往文献并未见记述，系笔者在读博期间，运用多元分析方法解析大柴胡汤证候结构时所发现[1]，验之临床，果然不爽。这种情况下一般不用大黄。

案例5

宋某，男，47岁。内分泌科。

［病史］因"左髋痛伴手足脓疱20余天，右侧胸背多发丘疹1周"于2008年6月5日入院，诊断为SAPHO综合征（掌跖脓疱病）。因发热不退请会诊。

初诊（2008年6月26日）：患者午后发热10余天，初恶寒，现仅手足冷。颜面赤肿，周身皮疹，肤色赤。脘腹痞满，大便不畅。脉芤，舌淡，苔微腻。

［辨证］湿热蕴结。

［方药］大柴胡汤、达原饮合方。

柴胡25克、黄芩10克、半夏15克、生姜30克、白芍12克、枳实12克、知母10克、厚朴12克、槟榔12克、草果10克、茵陈20克、甘草6克，5剂。每剂分3次服。

1剂效，2剂热退。

案例6

马某，女，年近七旬。急诊观察室。

［病史］患者泌尿系感染，体温持续较高，最高达39.5℃。对症治疗，仍发热38℃左右。

初诊（2011年11月4日）：患者发热三四天，脘腹不适，呕恶不欲食。脉弦，舌红，苔白。

［辨证］热淋，少阳阳明合病。

［方药］大柴胡汤合桂枝茯苓丸。

柴胡18克、黄芩10克、半夏12克、生姜25克、枳实12克、白芍10克、大黄6克、茯苓15克、桂枝10克、丹皮10克、桃仁10克，6剂。每剂分二服，日三服。

次日体温降至正常。

案例 7

韩某，男，40 岁。泌尿外科。

初诊（2008 年 8 月 12 日）：右肾积水、左输尿管狭窄患者，近高热 1 周，午后热度较高（39℃以上），最高体温达 40.3℃。或伴恶寒，右胁腹疼痛，小便不畅，纳差。脉弦数，苔白。

［辨证］枢机不利，三焦不利，兼有湿阻。

［方药］大柴胡汤合桂枝茯苓丸。

柴胡 30 克、黄芩 12 克、半夏 15 克、生姜 30 克、白芍 15 克、枳实 12 克、桂枝 15 克、茯苓 30 克、大黄 6 克，4 剂。每剂分 3 次服。

因煎药不及，今晚、明晨先服小柴胡颗粒。

二诊（2008 年 8 月 13 日）：患者午间服汤药，适值热起，药后右胁腹疼痛较平素为甚。数小时后退热，疼痛亦缓。14 日体温基本正常（12 时：37.2℃，16 时：36.7℃）。

三诊（2008 年 8 月 18 日）：患者右胁腹疼痛和发热均有所减缓。

［方药］柴胡桂枝汤。

柴胡 20 克、黄芩 12 克、半夏 15 克、生姜 30 克、桂枝 15 克、白芍 30 克、细辛 6 克、大黄 10 克、甘草 10 克，5 剂。

方中加细辛，寓大黄附子汤之意。

案例 8

邓某，男，56 岁。骨科。

初诊（2008 年 6 月 20 日）：椎管肿物术后患者，发热 2 天，体温 39.7℃，伴恶寒，胃脘不舒，嗳气，口干不欲饮。脉数，苔如积粉。

［辨证］脾胃湿热蕴结，复感外邪。

［方药］大柴胡汤、达原饮、麻杏甘石汤合方。

柴胡 25 克、黄芩 15 克、枳实 10 克、白芍 10 克、知母 15 克、厚朴 12 克、槟榔 10 克、大黄 6 克、麻黄 9 克、杏仁 15 克、石膏 40 克，4 剂。每剂分 3 次服。

一服热即退，翌晨体温降至 36.9℃；后复升至 37.8℃，再一服，半天后降至正常。

案例 9

赵某，女，29岁。妇科。

[病史] 2011年8月26日剖宫产术后出现发热，邀笔者会诊。

初诊（2011年9月3日）：患者术后发热，用多种抗生素治疗。高热三四天后一度热度降低，但昨起复高热（＞39℃），入夜体温可达峰值。伴呕恶，大便偏干不畅，且近日来左鼠蹊部疼痛，妨碍活动、行走。脉弦数，苔白。

[辨证] 术后气血伤损，邪热内结。

[方药] 大柴胡汤合竹叶石膏汤。

柴胡25克、黄芩12克、半夏15克、生姜15克、枳实12克、白芍15克、石膏60克、麦冬15克、竹茹12克、竹叶12克、大黄6克，3剂。每剂水煎分3次服。

服药前后逐日最高体温记录见表25。

表25 服药前后逐日最高体温记录

日期	8.28	8.29~9.1	9.2	9.3（服中药）	9.4	9.5	9.6
体温（℃）	39.1	37.9~39.1	39.3	39.3	39.1	38.0	37.0

2剂效，3剂愈。能食，便通，左腿已不疼痛。

案例 10

毛某，男，46岁。烧伤科。

[病史] 患者处于大面积烧伤康复期，纳差、发热、谵妄，邀请会诊。

初诊（2020年5月6日）：患者发热10余天，近日体温38.5℃左右，无寒战，谵妄（欲下床状），已10余天未大便，灌肠无粪便随出。腹满，略膨隆，按之软，无压痛及包块。平素纳差，舌淡苔白，趺阳脉缓（两手包扎，寸口脉不得见）。体温38.7℃。

[辨证] 阳明兼太阴。

[方药] 大柴胡汤、小承气汤、厚姜半甘参汤合方。

柴胡12克、黄芩9克、半夏9克、白芍9克、枳实9克、厚朴9克、生姜15克、大黄6克、石膏45克、人参9克，3剂。

每剂分2次服，一日可三四服，视排便情况而定，以日排便三四次为宜。

二诊（2020年5月7日）：昨晚服1次后，患者即大便得下，为糊状便，约600毫升，今晨体温降至37.3℃。足踝、足背浮肿，与补液偏多不无关系，亦是脾虚见症。

[方药] 嘱日内再服初诊方一二次，待泻下二三次后，即停服，改用香砂六君合苓桂术甘汤。

人参 9 克、白术 9 克、茯苓 15 克、桂枝 6 克、半夏 12 克、陈皮 9 克、木香 9 克、砂仁 6 克、生姜 15 克、炙甘草 6 克，7 剂。

按： 阳明病虽以"胃家实"为纲领，但亦有经、腑、寒、热、虚、实等不同变化。《素问·六微旨大论》载："阳明之上，燥气治之，中见太阴。"《素问·至真要大论》载："阳明……不从标本，从乎中也。"此例从中见太阴之湿化，虽不大便，并无燥屎，当属"固瘕"一类，即 191 条所云"阳明病，若中寒者，不能食，小便不利，手足濈然汗出，此欲作固瘕，必大便初硬后溏。所以然者，以胃中冷，水谷不别故也"。

一般少阳阳明用大柴胡汤，少阳兼太阴者常用柴胡桂枝干姜汤。此例腑气不畅较甚，系枢机不利，脾失健运，故用大柴胡汤与厚姜半甘参汤合方。选用大柴胡汤的另一原因，是笔者曾运用因子分析方法研究大柴胡汤证候结构，发现其中有一因子是气机郁滞、痰湿内阻证。此例固瘕，胆胃气机郁滞，脾失健运，病机类似。

处方中又含小承气汤，是因仲景以此试燥屎有无。该例灌肠并无粪便随出，亦无矢气，服中药后排出较多糊状便，符合"固瘕"特征。因卧床较久，粪便潴留位置偏高，为一般灌肠所不能及。

从治疗结果来看，1 剂药解决问题，辨证思路谅无大错，惟石膏画蛇添足，本可不用。

案例 11

杨某，男，57 岁。

初诊（2004 年 11 月 19 日）：患者胃脘疼痛 1 天，呈持续性疼痛，阵发性加剧，发热，寒战，嗳气，矢气。平素大便稀，今天未解大便。既往有胰腺炎病史，此次发病前有劳累、饮食不节史。上腹、右胁下扪之硬满，稍有压痛。脉弦细数，舌边齿痕，苔白。

[辨证] 据平时大便稀和舌有齿痕来看，脾胃素虚；曾因劳倦、饮食不节，致食滞胃脘，肝胆气郁。证属少阳阳明，兼有太阴脾失健运。

[方药] 阳明太阴并病（虚中夹实），胆胃气机郁滞，用大柴胡汤合柴胡桂枝干姜汤。

柴胡 18 克、枳实 12 克、黄芩 6 克、半夏 12 克、白芍 20 克、郁金 10 克、桂枝 10 克、干姜 10 克、大黄 6 克，3 剂，水煎服。

二诊（2004 年 11 月 23 日）：服上方后，患者胃脘右胁痛减，21 日热退。现仍脘痞、纳差，脉沉弦，舌稍红，苔白。

［方药］改用柴平煎。

柴胡 12 克、黄芩 12 克、半夏 15 克、厚朴 10 克、苍术 10 克、藿香 10 克、苏子 10 克、郁金 10 克、麦芽 15 克、陈皮 10 克、桂枝 10 克、干姜 10 克、赭石 30 克、大黄 6 克，5 剂，水煎服。

三诊（2004 年 12 月 7 日）：患者脘痞、纳差愈，大便成形，脉细弦，苔白。

［方药］柴胡桂枝干姜汤 6 剂善后。

案例 12

刘某，女，4.5 岁。诊断为上呼吸道感染。

初诊（1996 年 1 月 3 日）：患者发热 3 天，体温 39.8℃，胃脘疼痛，不大便。面赤，面颊皮肤有出血点，指纹紫滞已逾气关，舌苔厚微黄。

［辨证］夹食外感，属少阳阳明。

［方药］大柴胡汤。

柴胡 15 克、黄芩 10 克、枳实 10 克、白芍 10 克、半夏 10 克、大黄 6 克（后下）、生姜 10 克，1 剂。

二诊（1996 年 1 月 4 日）：一服热退，二服便通。

［方药］小柴胡汤加消导药善后。

柴胡 12 克、黄芩 10 克、白芍 10 克、陈皮 6 克、半夏 10 克、枳实 10 克、焦三仙各 8 克、甘草 3 克，2 剂。

案例 13

弓某，女，60 岁。

［病史］患者因"头痛、食欲差，随后出现发热、恶心、呕吐"而入院。发病前曾注射疫苗。各项检验、检查未见明显异常。体温最高达 38.2℃，体温上升时头痛加剧，为电击样刺痛，卧位变立位时亦头痛加重。用布洛芬缓释胶囊可暂时缓解头痛，但仍反复不已。

初诊（2021 年 3 月 29 日）：患者头痛、不欲食 9 天，头痛以颠顶为著，治之未愈，近 4 天又见发热，恶寒，身痛，伴恶心、呕吐。询之因进食少，已 4 天未解大便，但腹无满痛。面色微赤，脉缓，舌苔淡黄稍腻。

［辨证］厥阴头痛，肝胃气逆（属性：湿热浊邪，湿重于热）。

颠顶头痛，位在厥阴，以"肝足厥阴之脉……夹胃，属肝，络胆……与督脉会于巅"故。《伤寒论》谓"干呕，吐涎沫，头痛者，吴茱萸汤主之"，又言"食谷欲呕，属阳明也，吴茱萸汤主之"。本例颠顶痛而呕恶，知其病涉肝胃，然面色非苍非黄，反微露赤色，知其非寒邪浊阴所致，故不当用吴茱萸汤；大柴胡汤能清降胆胃邪热，故虽腹无满痛，亦用之以降胆胃逆气。

［方药］大柴胡汤。

柴胡15克、半夏12克、黄芩9克、白芍18克、枳实9克、竹茹12克、生姜15克、大黄6克、吴茱萸3克，3剂，水煎服。

另：头痛发作时刺太冲。

上方服1剂，热即退，便通，头痛大减；2剂愈。

31日见其精神好，已能食，舌苔减薄，色白微腻。嘱可续服藿香正气二三天，以和胃化湿。当日出院。

案例14

常有发热患儿因来医院不便，遂电话或微信远程求治。兹举1例。

迟某，男，6岁。

［病史］患儿偏胖，近2年曾因发热、鼻塞多次为其诊治。

初诊（2021年1月6日）：患儿姥姥电话告知，患儿今日诉腹痛，继而发热，咽痛。嘱试按患儿腹部，并无压痛或痞结。询之无恶寒，但周身不舒，今日未大便。知患儿素喜多食，推断为夹食外感，因夜间取中药煎煮不便，嘱其先用小儿豉翘清热颗粒，明日酌情再开处方。

翌日（7日）晨，告知发热未退，夜间曾服用布洛芬亦不退热，今晨体温升至39.5℃，仍诉腹痛、咽痛。询之已2天未解大便，嘱其再检视舌、咽（咽痛不一定咽赤），告知咽无充血，仅扁桃体周围微红，舌苔厚。

［辨证］夹食外感，是表里兼病。《伤寒论》有云，"二阳并病……若太阳病证不罢者，不可下，下之为逆（48）"。"伤寒，不大便六七日，头痛有热者，与承气汤。其小便清者（一云大便青），知不在里，仍在表也（56）"。《金匮要略》载："脉紧头痛，风寒，腹中有宿食不化也。"《伤寒杂病论》中有不少关于表里先后的条文，但临床应用时如何把握，需要权衡。

该患儿先有腹痛，继而发热、咽痛。腹软尚无急迫或压痛，但2天未按时大便。虽有表证，而脏腑不和，亦会影响营卫。

［方药］用大柴胡汤合升降散，表里兼顾，而以和里通便为主。

柴胡12克、黄芩6克、白芍9克、半夏6克、枳实6克、生姜3片、僵蚕 6 克、蝉蜕 3 克、大黄 6 克（后下）、苏叶 9 克（后下），3 剂。每剂分三服。

当日中午一服、午后二服后，汗出，体温渐降至正常，且未再反复。继而排便，腹痛减轻。

8 日晨询问是否需服第 2 剂，告知不必再服，但平时须节制饮食。

晚间告愈如常。

案例 15

陈某，女，9 岁。微信问诊。

初诊（2022 年 2 月 13 日）：患儿昨晚腹痛，呕吐 2 次，下半夜开始发热，体温达 38℃。无汗，无排气排便，不欲食。口中异味。

［辨证］积食。

［方药］大柴胡汤。

柴胡 15 克、黄芩 9 克、半夏 9 克、枳实 9 克、生姜 3 片、白芍 9 克、大黄 6 克（后下），1 剂，分三服。

告愈。

按：该患儿平时由姥姥照看，唯恐饿着孩子，饮食不加节制。从五六岁到七八岁间，多次夹食外感，每因过饱受凉而致发热、脘腹满痛、口臭、不大便，通常予大柴胡汤一两剂即愈。

案例 16

周某，女，104 岁。外院会诊患者。

［病史］因发热月余，经专家会诊拟诊为肺部感染（吸入性肺炎）、细菌性心内膜炎，先后用过多种抗生素，并用冰毯物理降温，无明显效果。邀笔者会诊。

初诊（2020 年 8 月 4 日）：患者年逾期颐，发热 30 余天，体温多在 38~39℃ 之间，无寒战，时或有汗而体温不降。鼻饲进食，大便性状基本正常，尿量可。腹软，叩诊少许鼓音。昏睡貌，呼之不醒，张口呼吸。舌无苔而燥，寸口脉浮弦数，趺阳脉缓，少阴脉弱。足踝处微肿。

［辨证］阴虚热盛。

［方药］白虎加人参汤合犀角地黄汤，5 剂。

二诊（2020 年 8 月 10 日）：服上方未效，患者仍发热，不咳，无痰鸣。右下肺可闻中水泡音。大便通畅，尿量可。仍呈昏睡貌，张口呼吸。舌红少苔，较前稍润，左脉弦数，右脉细弦，按之不足。

［辨证］考虑痰热蕴肺，伤及阴液。

［方药］麻杏石甘汤合苇茎汤7剂。

三诊（2020年8月17日）：服上方配合抗感染治疗后，患者体温有下降趋势，但昨晚体温又见升高。痰少，大便偏干，色黑，便潜血弱阳性。腹稍满，右下肺可闻小水泡音（患者经常半右侧卧位）。舌苔少，寸口脉浮弦数，按之不足，趺阳脉涩，少阴脉稍弱。足踝处微肿，背部皮肤坠积性浮肿。患者低血压状态，使用升压药。

［辨证］肺热，腑气不畅，气阴不足，应警惕亡脱之虞。大便虽黑，潜血弱阳性，但偏干，非柏油样易解之便。本虚标实，然不去其邪实，正虚亦难恢复。

［方药］用大柴胡汤，加固脱之味。

柴胡18克、黄芩12克、白芍12克、枳实12克、火麻仁12克、酒大黄9克、知母15克、麦冬30克、生地30克、西洋参9克、山茱萸15克、芦根30克，5剂。每剂水煎300毫升，分3次服。

四诊（2020年8月20日）：服上方1剂后，患者泻下3次，大便初为硬块，后为褐色稀便。足踝处浮肿消退，背部皮肤变薄松弛，腹满减，右下肺啰音减少，血压回升。现仍有低热（一般不超过38℃），脉率较前减缓。舌略生津，寸口脉弦细，趺阳脉细，少阴脉弱。

［辨证］闻患者药后数泻，知老人"胃气弱，易动"，唯恐伤及正气。而见其浮肿减轻，心率减缓，考虑患者经常半右侧卧位，右下肺啰音或与体位相关，除肺部感染外，亦与心功能不全有关。脉虽弱，是邪去而正气本虚，无亡脱之象，料暂无忧虑。此前数诊，亦正邪兼顾，清热药量虽大而效差，是仅考虑肺热伤阴，未抓住心气虚而停饮。用大柴胡调理枢机，通腑之后，三焦略畅，饮邪亦随之而去，此未在意料之中。然立法通腑兼以固脱，可保无虞。

［方药］知"胃气弱，易动"，即停用上方。患者气阴不足，枢机不利，改柴胡桂枝干姜汤7剂。

五诊（2020年8月27日）：患者体温在37.5℃左右，对外界反应（如睁眼等）较前增多，右下肺仍可闻少许啰音。二便可。寸口脉浮弦，按之不足，趺阳脉缓，少阴脉弱，舌红少苔。

［治法］养阴清热。

［方药］改用青蒿鳖甲汤合玉女煎，加葶苈子、芦根去胸间之痰饮。

银柴胡12克、青蒿9克、鳖甲12克、生地12克、麦冬12克、西洋参9克、知母9克、石膏45克、芦根20克、葶苈子9克，7剂。每剂水煎200

毫升，分2次服。

六诊（2020年9月2日）：患者近2天体温基本正常，精神明显改善，睁眼等自主活动增加，与他人有一定交流。右下肺啰音较上周减少。二便可。寸口脉稍弦，少阴脉较前有力。舌稍红，苔少。

诊治近1个月，服药25剂，发热方退。

按：患者心衰而关门不利，虚中夹实，三诊时试用大柴胡汤，得泻下后一度病情改善，周身浮肿消减，低血压状态纠正（停用升压药），神志由嗜睡转为间断清醒。四、五诊继续调治，发热得以暂退。

虽然半年后因反复感染，心衰加重，多器官功能衰竭，终至不治，但该案例仍有启示作用——高龄心衰患者酌情攻邪或有益于护正。

参考文献

[1]高飞，刘渡舟，方积乾. 大柴胡汤证解析［J］. 中医研究，1989，2（4）：17-21.

第十一节　柴胡桂枝干姜汤应用

一、方解

柴胡桂枝干姜汤方

柴胡_{半斤}　桂枝_{三两，去皮}　干姜_{二两}　栝楼根_{四两}　黄芩_{三两}　牡蛎_二
_{两，熬}　甘草_{二两，炙}

【病机】

关于柴胡桂枝干姜汤证病机，笔者首肯两家。就外感而言，黄元御有
"此为少阳之经而传太阴之脏"之说；就杂病而言，莫过于恩师刘渡舟先生
"胆热脾寒"之说。此外，笔者以为还有正虚邪结。归纳如下。

1. 少阳病见太阴病机转　可视为少阳太阴同病（概括外感）。

2. 胆热脾寒（概括杂病）。

3. 正气不足，邪气结滞　与小柴胡汤证相比，本方证病机偏于正虚，脾
胃偏弱，常伴有邪气结滞。由于少阳枢机不利，祛邪无力，致正虚邪结。其
临床表现不一，或为水饮内结（如悬饮），或为痰核、瘰疬，或为寒多热少
之牝疟，等等。

【临床应用】

笔者应用本方主要有以下几种情况。

1. 发热较久、体质偏弱者　其证候一般亦适用小柴胡汤，但患者体质较
差，尤其脾虚者，用本方更为适宜。

2. 阳微结证　阳微结一条（148条）紧接柴胡桂枝干姜汤方证（147条）
之后。阳微结证亦属枢机不利、少阳郁结之证，《伤寒论》云"可与小柴胡
汤"，笔者以为亦可用柴胡桂枝干姜汤。与小柴胡汤证相比，本方证正气愈
加偏虚，邪气结滞偏甚，二者互为因果。

3. 年老体弱的肺炎患者　其虽经多种抗生素治疗，而发热咳嗽经久不
愈，或兼见纳少、腹胀、便溏者，施用本方后多能好转向愈，体质状况亦有
改善。笔者常于方中加五味子。干姜与五味子相伍，是仲景常用治咳要药。

其实笔者第一次用柴胡桂枝干姜汤治疗发热，便是一位老年肺部感染患
者，用过多种抗生素，而发热月余不退、精神委顿、食欲不佳，予是方后，

得微汗出，不日热退，精神、食欲改善。

4. 枢机不利，饮热互结 如悬饮（渗出性胸膜炎）兼有发热者，常于方中加白芥子、葶苈子，或桔梗、枳壳。

5. 亚急性甲状腺炎 该病与免疫失调有关，柴胡桂枝干姜汤扶正祛邪，可辨证施用。

6. 心悸 属肝郁而心脾不足者。

7. 痰核、瘰疬、乳癖等。

二、临证录验

案例 1

郭某，男，48 岁。

初诊（2001 年 10 月 25 日）：患者反复咽、颈部疼痛伴发热年余，诊为亚急性甲状腺炎。初发病用激素治疗有效，近又复发。发热，体温 39℃左右，咽、颈部疼痛，吞咽痛甚，心悸汗出，已服泼尼松 50 毫克 / 隔日，共 2 周，症状控制不理想。尤其服泼尼松次日午后症状加重。脉细弦数，苔白。

[辨证] 考虑为枢机不利，邪气结滞，正气偏虚之证。

[方药] 柴桂姜汤。

柴胡 18 克、黄芩 10 克、桂枝 10 克、白芍 10 克、天花粉 15 克、生牡蛎 40 克、干姜 6 克、知母 10 克、五味子 10 克、炙甘草 6 克，7 剂。

二诊（2001 年 11 月 1 日）：患者发热退，咽、颈部疼痛减轻，嘱泼尼松可加速减量。脉稍数，苔白。

[治法] 健脾益气，升阳泻阴。

[方药] 黄芪 25 克、柴胡 15 克、升麻 10 克、葛根 15 克、白芍 15 克、生薏苡仁 20 克、党参 15 克、苍术 10 克、天花粉 15 克、知母 12 克、干姜 4 克、生牡蛎 30 克、陈皮 10 克、甘草 6 克，14 剂。

三诊（2001 年 11 月 16 日）：未再发热，心悸汗出若失，精神气力均见好转，咽、颈部微疼痛，手足多汗，大便偏干，脉沉弦，苔白薄，呈阳微结见证。泼尼松已减为 15 毫克 / 隔日。

[方药] 仍用前方加减调理至激素减停而告愈。

疗程计 2 个月。

按：笔者治过不少亚急性甲状腺炎，认为该病既有相火偏亢一面，又有正气虚馁一面，早期多适用柴胡桂枝干姜汤，恢复期则多以东垣健脾升阳泻阴火法收功。

案例 2

贾某，男，20 岁。

初诊（2018 年 3 月 14 日）：患者数年前曾患坏死性淋巴结炎，经笔者治愈。近又复发，高热，颈部、颌下等多处淋巴结肿大。用泼尼松 20 毫克/日，经数日症状无改善，由鲁来京。患者体瘦，脉弦细数，舌苔白。颈、颌淋巴结肿大，扪之稍硬。

［辨证］患者素体较弱，邪气结滞，形成瘰疬。

［方药］柴桂姜汤合升降散。

柴胡 15 克、黄芩 9 克、桂枝 9 克、干姜 6 克、生牡蛎 30 克、天花粉 15 克、甘草 6 克、连翘 9 克、僵蚕 6 克、姜黄 9 克，15 剂。

2018 年 3 月 20 日其母微信告知：服药三四日后，患者体温降至正常，肿大淋巴结变软，泼尼松减至 15 毫克/日。但 19 日夜起，腹胀即泻（无饮食不适或受凉史）。——回复：20 日停药 1 天后继续服用，观察下利是否与用药有关。

2018 年 3 月 22 日再次告知：患者 20 日停服中药，当天未泻，21 日服药后又水泻 4 次，但余无不适，且肿大淋巴结明显回缩。——回复：或为排邪反应（瞑眩），嘱继续服药并减激素。

至 15 剂药尽，肿大之淋巴结已恢复正常。泼尼松减至 5 毫克/日。

按：瞑眩反应，临床少见。笔者将在《瞑眩义理》（待出版）一书中详加探讨。

案例 3

朱某，女。呼吸科。

［病史］患者因胸腔积液入院，考虑结核性胸膜炎，对症治疗，仍间断发热。患者指名邀笔者会诊。

初诊（2012 年 2 月 28 日）：患者 50 天前发现胸腔积液，行抗痨治疗。近半月来午后低热，不恶寒，周身倦怠，纳少，二便尚可。脉弦稍滑，舌苔白。

［辨证］悬饮。

［方药］柴胡桂枝干姜汤。

柴胡 18 克、黄芩 9 克、桂枝 12 克、干姜 12 克、牡蛎 30 克、甘草 6 克、天花粉 15 克、桔梗 9 克、枳壳 9 克、黄芪 30 克、鳖甲 15 克，5 剂。每日 1 剂，分二服。

二诊（2012 年 3 月 1 日）：一服后，患者一夜下利七八行，主管医生欲用止泻剂。笔者询之无明显不适，脉象趋于缓和，考虑为瞑眩反应，嘱继续服药，不可止泻。

三诊（2012 年 3 月 3 日）：患者昨日未泻，精神稍好。午后至夜间，体温 39.3℃，再进一服，欲汗不能，自行烫脚后得汗，至今晨仍汗不止，身倦乏力，不欲食，舌苔薄腻，脉细弦。

［辨证］初服柴胡桂枝干姜汤后即已中病，下利是正气得药力相助而逐邪外出之象，与上例相似。随后体温升高亦非坏事，是正气来复之征。正邪相搏、欲汗不能之际，患者自主烫脚，为有利之举，遂得汗出，且连绵不止至翌晨。

［方药］当下大邪已去，体虚待复，用小柴胡汤安内攘外。

柴胡 12 克、黄芩 9 克、半夏 9 克、人参 9 克、甘草 6 克、生姜 30 克、大枣 20 克、苍术 12 克、茯苓 15 克、麦冬 15 克、白芍 9 克、炒麦芽 30 克，5 剂。每日 1 剂，分二服。

案例 4

贾某，女。干部病房。

初诊（2011 年 11 月 3 日）：患者发热约 1 个月，午后体温较高，咳嗽，畏寒。脉细弦，苔白。

［辨证］枢机不利，邪气留恋。

［方药］柴胡桂枝干姜汤。

柴胡 15 克、黄芩 9 克、桂枝 12 克、干姜 9 克、牡蛎 20 克、甘草 6 克、天花粉 12 克、五味子 6 克、石膏 30 克，5 剂。每日 1 剂，分二服。

二诊（2011 年 11 月 8 日）：患者昨已退热，仍咳嗽夜重，咽干，背冷畏寒，心悸。脉动，舌淡苔白。

［辨证］心肺阳虚。

［方药］柴桂姜汤合苓桂味甘汤。

柴胡 12 克、黄芩 6 克、桂枝 12 克、干姜 9 克、五味子 6 克、甘草 6 克、茯苓 18 克、麦冬 12 克、旋覆花 8 克（包）、白芍 9 克，6 剂。每日 1 剂，分二服。

服后诸症减轻。

按：柴桂姜汤内寓桂枝甘草汤助心阳、甘草干姜汤温脾肺阳气；而恩师对于阳虚心悸兼见气冲胸咽者常用苓桂味甘汤。[1]

案例 5

赵某，女。急诊观察室。

[病史] 因反复发热，抗感染、抗病毒治疗后仍有低热，请求中医会诊。

初诊（2018 年 10 月 31 日）：患者发热 10 余天，不恶寒，或感身热，纳少，口渴喜饮，饮后须臾复渴。咽喉不利，如有痰状，咳之不出。左胸不舒，如压重物。小便稍频，大便不畅。脉弦，按之不足；舌胖，苔少。

[辨证] 枢机不利，饮热互结。

[方药] 柴胡桂枝干姜汤合桂苓甘露饮。

柴胡 12 克、黄芩 9 克、天花粉 12 克、牡蛎 30 克、甘草 6 克、桂枝 6 克、石膏 30 克、茯苓 12 克、泽泻 12 克、白术 12 克、生姜 12 克，5 剂。每剂分二服，日三服。

服后热退，渴减。

案例 6

张某，女，56 岁。骨科。

初诊（2003 年 10 月 29 日）：患者 10 月 10 日行双膝关节置换术，数日后出现发热，午后体温逾 38℃，乏力身倦。脉数，苔白。

[辨证] 枢机不利。

[方药] 予柴胡桂枝干姜汤加葛根、石膏，5 剂。

二诊（2003 年 11 月 3 日）：患者热已退，仍感乏力。

[方药] 予补中益气汤善后。

按：脾主四肢肌肉，乏力身倦为太阴脾虚见症，故用此方。

案例 7

王某，女，65 岁。呼吸科。

初诊（2003 年 3 月 6 日）：患者自 2 月 1 日起发热，已月余。发病之初伴寒战、轻咳、肢节疼痛、神疲、纳差，使用过抗生素、养阴清热中药等，久治不愈。现午后发热，伴寒战，体温 39~40℃。脉细，苔少。查：血白细胞 11.3×10^9/L，红细胞沉降率 110mm/h，C 反应蛋白 32.7mg/L，多项病原学检查均呈阴性。

[辨证] 寒战明显，按牝疟治之。

[方药] 柴胡桂枝干姜汤。

柴胡 15 克、黄芩 8 克、桂枝 10 克、干姜 10 克、牡蛎 30 克、甘草 6 克、天花粉 12 克、五味子 6 克，5 剂。每剂水煎分 2 次服，日三服（每天 1 剂半）。

二诊（2003 年 3 月 10 日）：患者寒战减轻，热度降至 39℃以下，且持续时间缩短，精神好转，脉细弦。

［方药］续用上方加石膏 30 克，经数日热退。

案例 8

王某，女，51 岁。呼吸科。

初诊（2002 年 12 月 12 日）：患者左颈淋巴结肿痛 10 余天，诊为急性淋巴结炎。此前 1 个月曾牙龈肿痛，且有操劳着急史。经多种抗生素治疗无效。现发热，畏寒，乏力。脉弦，苔白。

［辨证］枢机不利，热毒结聚。

［方药］柴胡桂枝干姜汤合升降散，加解毒散结药。

柴胡 15 克、黄芩 12 克、桂枝 10 克、干姜 8 克、牡蛎 30 克、甘草 6 克、天花粉 15 克、浙贝 12 克、连翘 15 克、僵蚕 10 克、蝉蜕 10 克、大黄 2 克、夏枯草 30 克、忍冬藤 30 克、白花蛇舌草 15 克，7 剂。每剂水煎分 3 次服。

二诊（2002 年 12 月 20 日）：上方服至第 3 剂，患者热退，痛减，肿块始消。

［方药］上方减去干姜、忍冬藤，加黄芪 20 克、金银花 15 克、生麦芽 15 克善后。

案例 9

刘某，男，69 岁。干部病房。

［病史］因"重症肺炎，左侧胸腔积液"入院，经治疗好转，犹有低热不退，邀请会诊。

初诊（2003 年 1 月 30 日）：患者重病初愈，犹午后低热，不恶寒，干咳，左侧胸背不舒，胃纳稍差，二便可。脉浮弦，按之无力；舌苔微黄较厚。

［辨证］悬饮，正虚邪恋。

［方药］予柴胡桂枝干姜汤加石膏、五味子、白芥子，5 剂。

会诊当天病房医生适为患者抽取胸腔积液，加之服用中药，次日热退。然既往曾多次抽胸水，皆未致退热。

案例 10

沈某，女，40 岁。呼吸科。

初诊（2002 年 11 月 19 日）：患者发热 10 天，体温 38℃左右。

［辨证］枢机不利。

［方药］柴胡桂枝干姜汤加石膏、五味子，3剂。每剂水煎分3次服。

甫服1剂即微汗出，热退。

按：此例证候简单，因发热较久，虑其正气不足攘邪力弱，用小柴胡亦可，特为尝试柴桂姜汤之效耳。

案例11

李某，女，63岁。肝胆外科。

［病史］2002年9月2日，患者饮鲜豆浆后，突发腹痛、发热，诊为急性化脓性胆管、胆囊炎，紧急手术。患者严重肺部感染，发热，腹泻，邀笔者会诊。

初诊（2002年11月27日）：患者发热日久，使用多种抗生素，肠道菌群失调。现精神差，嗜睡，颜面虚浮，发热，日下利数行至十数行，为黏便。寸口脉微弱且数，趺阳、少阴脉微，舌苔白厚。

［辨证］正虚邪盛，病势危笃。

［治法］姑从燮理枢机入手，以冀一线转机。

［方药］柴胡桂枝干姜汤。

柴胡15克、黄芩8克、桂枝8克、干姜8克、天花粉12克、甘草5克、牡蛎20克、五味子6克、诃子8克、寒水石15克，5剂。每剂水煎分2次服。

二诊（2002年12月2日）：患者昨日泻止，诸方面均有改善。

［方药］续用上方出入调理而愈。

三诊（2002年12月31日）：患者已出院，近日又见低热。

［方药］仍用上方而愈。

按：本例效果之好出乎意料。选用柴桂姜汤，乃是考虑到施用多种抗生素后导致患者肠道菌群失调，脾胃愈加受损。寒水石与诃子同用，是藏药用法。

案例12

张某，男，62岁。

初诊（2002年3月20日）：患者发热1个月，初起微恶寒，周身不适，咳痰，用多种抗生素，效差。现午后发热，体温38℃左右（最高38.4℃）。口干，身倦，一度厌油，纳差，二便调。脉浮弦，舌苔白厚。

［辨证］枢机不利，兼有湿热。

［方药］柴胡桂枝干姜汤。

柴胡 15 克、黄芩 10 克、桂枝 10 克、干姜 6 克、牡蛎 30 克、甘草 6 克、天花粉 15 克、五味子 6 克，5 剂。每日 1 剂，分二服。

3 月 23 日又加用新达原颗粒（医院制剂）：每次 1 袋，每日 3 次。

二诊（2002 年 3 月 25 日）：患者仍午后发热，但持续时间缩短，舌苔化薄。

[辨证] 湿热未除。

[方药] 上方加入麻黄 6 克、杏仁 10 克、薏苡仁 15 克、石膏 30 克，即柴桂姜汤合用麻杏薏甘汤，5 剂。

热退。

按：本例外感内伤并存，初冀燮理枢机，未见显效，待合入麻杏薏甘汤透湿于外，效方彰显。值得思索。

案例 13

徐某，女，52 岁。

初诊（2004 年 5 月 26 日）：患者反复发热八九天，初起恶寒甚，随即热度上升，最高体温逾 40℃。用解热剂后大汗出而暂时退热，须臾复始，伴纳差、恶心、口干引饮，胃脘不舒。脉细，舌苔白滑。

[辨证] 枢机不利，饮热互结。

[方药] 柴胡桂枝干姜汤合桂苓甘露饮。

柴胡 18 克、黄芩 10 克、桂枝 10 克、干姜 8 克、牡蛎 30 克、甘草 6 克、天花粉 12 克、泽泻 10 克、白术 10 克、茯苓 12 克、石膏 30 克、滑石 12 克，7 剂。每剂水煎分 2 次服，日三服（每天 1 剂半）。

服药前后逐日最高体温记录见表 26。

表 26　服药前后逐日最高体温记录

日期	5.25（服药前）	5.26	5.27	5.28	5.29	5.30
体温峰值（℃）	39.3	39.5	37.5	37.4	37.3	37.0

案例 14

周某，女，72 岁。

[病史] 患者因"发热、咳嗽、咳痰 3 天"于 2002 年 3 月 15 日入院，诊为肺炎，经治数日，发热不退，邀中医会诊。查：白细胞 14.8×10^9/L，红细胞沉降率 100mm/h，C 反应蛋白 209mg/L，谷丙转氨酶（ALT）82U/L，谷草转氨酶（AST）60U/L，碱性磷酸酶（ALP）137U/L，谷氨酰转肽酶（GGT）

194U/L。

初诊（2002年3月19日）：患者发热1周，入院时体温39℃，现体温38℃左右，咳嗽，痰中带血，胸背痛。畏寒厚衣，纳减。脉浮弦，舌暗，苔薄。追问病史，1月22日曾行脂肪瘤摘除术，术后一度发热，当时诊断为左下叶肺炎。

［辨证］正气不足，外邪犯肺。

［方药］柴胡桂枝干姜汤。

柴胡12克、黄芩10克、桂枝6克、炮姜6克、牡蛎20克、甘草4克、天花粉10克、五味子6克、石膏20克、鱼腥草20克、白茅根15克，5剂。每剂水煎分2次服。

服药前后逐日最高体温记录见表27。

表27 服药前后逐日最高体温记录

日期	3.19	3.20	3.21	3.22	3.23	3.24
体温（℃）	38.7	37.5	37.2	37.1	37.1	37.0

二诊（2002年3月25日）：患者药后微汗出（手心汗多），周身觉舒，咳减血止。

［治法］改用培土生金法善后。

［方药］六君子汤加黄芪、山药、百合、芦根。

案例15

史某，女，7岁。骨科。

初诊（2001年8月21日）：患儿腰椎管狭窄内固定术后，发热七八天，体温38.3℃，除外感染因素。

［方药］患儿体弱，用柴胡桂枝干姜汤。

柴胡15克、黄芩10克、桂枝10克、石膏30克、天花粉12克、干姜6克、牡蛎30克、甘草6克。

1剂汗出热退。

按：有些术后患者会出现发热，但无感染，笔者以为手术耗损气血，可造成血弱气尽的局面，一般按枢机不利、邪气入结论治，用柴胡剂，根据具体情况，选用小柴胡汤、清解饮（自拟方）、柴桂姜汤等。

案例16

任某，男，59岁。呼吸科。

初诊（2001年10月18日）：患者发热1周，伴恶寒、周身酸痛，轻咳，夜间体温较高。纳减，口不渴。脉细，舌暗。查：白细胞 2.5×10^9/L，中性粒细胞 0.66。

［辨证］外感且正气不足。

［方药］柴胡桂枝干姜汤原方，5剂。

服中药前体温 38.1~39.6℃，经5天热退净。

按：据观察，一般外感患者，白细胞计数正常或增高者，通常服中药一二剂可退热，而白细胞低者，退热时程较长[2]。这说明药物通过机体发挥作用，疗程与正气强弱相关。

案例17

李某，女，69岁。

初诊（2006年6月7日）：患者多汗2个月，1个月前出现颈部疼痛，低热，疲乏，心慌，胃纳尚可。脉弦数，舌苔白。诊断为亚急性甲状腺炎。

［辨证］阳微结（邪结于颈）。

［方药］柴胡桂枝干姜汤。

柴胡18克、黄芩10克、桂枝10克、天花粉15克、牡蛎30克、干姜6克、五味子6克、石膏30克、竹叶10克、白茅根20克、甘草6克，5剂，水煎服。

二诊（2006年6月13日）：患者体温基本正常，食欲改善。苔白，脉稍弦。

［方药］上方续服7剂。

案例18

杜某，男，59岁。

初诊（2004年2月22日）：系胃癌术后复发、肝转移患者，近发热10天，与受凉有关。午后体温较高，最高39.2℃。纳少，口干不欲饮。脉浮弦，舌苔厚。

［辨证］枢机不利，肝郁脾虚。

［方药］柴胡桂枝干姜汤。

柴胡15克、黄芩10克、桂枝7克、天花粉12克、干姜5克、牡蛎30克、人参5克、五味子5克、石膏40克、甘草3克、酒大黄2克、焦三仙各10克，6剂，水煎服。

二诊（2004年2月28日）：服上方2剂后，患者热退。现食欲改善，舌苔仍厚。

［方药］改用化湿醒脾方善后。

案例 19

王某，女，40岁。妇产科。

初诊（2020年7月30日）：患者子宫内膜癌术后发热六七天，午后和夜间体温较高，最高39℃，伴心颤感，无明显恶寒，神疲乏力，胃纳尚可，大便偏稀，日数次，小便正常。小腹满，按之稍痛。左脉弦，右脉稍缓；舌苔白。

［辨证］正虚邪滞。

［方药］柴胡桂枝干姜汤、枳实芍药散、桂枝茯苓丸合方。

柴胡24克、黄芩9克、桂枝9克、枳实12克、白芍18克、干姜9克、牡蛎30克、丹皮9克、桃仁12克、茯苓15克、炙甘草6克，4剂。每剂水煎分3次服。

2天半退热。

案例 20

李某，女，40岁。神经外科。

［病史］患者颅脑术后发热10余天，细菌培养阴性，抗生素治疗无效。邀笔者会诊。

初诊（2020年10月21日）：患者9月29日行颅脑手术，10月4日出现发热。初为午前发热，伴恶寒，温覆后可自行汗出退热。后转为午后至夜间发热，一般体温在38℃左右，头中热，有跳动感。畏寒，足冷为著。食欲差，大便数日不解而腹无所苦。询之10月3日曾行经，周期正常。脉缓，舌淡苔薄白。

［辨证］枢机不利，上热下寒。

［方药］柴胡桂枝干姜汤、引火汤合方。

柴胡18克、黄芩9克、桂枝9克、干姜6克、天花粉12克、牡蛎30克、炙甘草6克、五味子6克、熟地18克、巴戟天12克、麦冬12克、茯苓12克、砂仁6克（后下），6剂。每剂水煎分2次服。

二诊（2020年10月28日）：服上方一二天，患者体温降至37℃左右，但近2天受凉（病床临窗）后又出现发热，伴恶寒，昨夜体温达39℃。足冷较前减轻，仍下肢畏寒，胃脘不舒。大便数日不解而腹无所苦，灌肠后有较硬粪块排出。脉弦稍数，舌苔薄白。

［辨证］体虚外感。

[方药]柴胡桂枝汤合理中汤。

柴胡18克、黄芩9克、桂枝9克、干姜6克、党参12克、炙甘草6克、白术9克、白芍9克、附子9克、生姜12克、大枣15克、砂仁6克（后下），6剂。每剂水煎分2次服。

热退。

案例21

边某，男，59岁。

初诊（1991年3月19日）：患者午后发热月余，体温38℃左右，最高38.8℃。诊为传染性单核细胞增多症。口苦，左胸满，肩背酸楚。脉数，舌胖苔白腻。

[辨证]少阳病，枢机不利，兼有湿阻。

[方药]柴胡桂枝干姜汤。

柴胡24克、黄芩15克、天花粉12克、桂枝10克、牡蛎30克、甘草6克、半夏12克，4剂。

二诊（1991年3月25日）：患者仍午后发热，腹胀，舌脉如前。

[方药]上方去半夏，加槟榔10克、青蒿15克（后下），6剂。

服药前后逐日最高体温记录见表28。

表28 服药前后逐日最高体温记录

日期	3.18（服药前）	3.19	3.20	3.21	3.22	3.23	3.24	3.25
午后体温（℃）	38.8	38.3	37.0	37.8	37.8	37.8	37.9	38.1

日期	3.26	3.27	3.28	3.29	3.30	3.31	4.1
午后体温（℃）	38.1	37.8	37.7	37.4	37.0	37.0	36.9

注：3.20-3.23服中药；3.26-3.31服中药。

三诊（1991年4月4日）：服药次日，患者体温逐渐下降，至30日降至正常。犹有轻咳。

[方药]柴胡桂枝干姜汤加厚朴、杏仁，5剂。

按：按仲景用药法，半夏、天花粉因渴与不渴而分别使用。当时先拟柴胡桂枝干姜汤，因见苔腻，又加了半夏。服药有小效，体温在38℃以下，但药尽后又有升高趋势。二诊方去半夏，加行气化湿之槟榔、青蒿，体温方降至正常。

传染性单核细胞增多症是一种特殊外感疾病，病程较长，即使辨治无误，退热常需1周左右。

案例22

曹某，男，6岁。儿科。

[病史]患者于1996年4月28日起发热，最高41℃。查：白细胞8.8×10⁹/L。

初诊（1996年5月4日）：患者发热六七天，午后身热，体温一般在38.5~39℃。初病时伴轻度恶寒。不咳，无咽痛，大便如常。颌下淋巴结肿大。

[辨证]毒邪结聚少阳经。

[方药]柴胡桂枝干姜汤。

柴胡15克、黄芩12克、天花粉12克、桂枝12克、牡蛎30克、甘草6克、石膏18克、葛根10克、桔梗10克、枳壳10克、太子参15克，2剂。

1剂热退。

二诊（1996年5月9日）：5月6日，他医用清热解毒方3剂，患者肿大之淋巴结见消，但出现腹胀，牙龈色紫、衄血，寝汗多。

[方药]考虑药过寒凉，改用升降散。

蝉蜕6克、僵蚕6克、姜黄6克、大黄2克、浙贝6克、桔梗8克、枳壳8克、槟榔6克、前胡8克、丹皮6克、甘草3克、白茅根15克，4剂。

病愈。

案例23

黄某，男，66岁。

[病史]因"肝硬化、脾切除后、上消化道出血"住消化科。

初诊（2010年6月22日）：患者发热10余天，为持续高热，反复用吲哚美辛栓，大汗热退，须臾复发热，伴恶寒。面黧，体弱，纳少，腹胀满，有移动性浊音。脉弦无力，舌淡暗苔白。

[辨证]鼓胀，病涉少阳太阴。

[方药]柴胡桂枝干姜汤。

柴胡18克、黄芩10克、桂枝12克、炮姜10克、天花粉15克、生牡蛎30克、甘草6克、人参6克、石膏60克、儿茶3克，4剂，日三服。

二诊（2010年6月25日）：已服3剂，患者热势略减，停用吲哚美辛栓，仅服中药后即可暂时退热。昨日得快泄，腹满得减，体温最高仍达38.5℃以上。

［方药］柴胡 18 克、黄芩 10 克、桂枝 12 克、干姜 10 克、天花粉 12 克、生牡蛎 30 克、甘草 6 克、茯苓 20 克、鳖甲 15 克、青蒿 12 克，4 剂，日三服。

服药 1 剂，6 月 27 日热退。

三诊（2010 年 6 月 29 日）：患者已不发热，腹满略松减，仍胀满，纳少，大便黏滞，小便有时不畅，面黧。脉细，舌淡暗苔白。

［方药］茵陈五苓散加减。

柴胡 10 克、桂枝 10 克、茯苓 15 克、猪苓 15 克、茵陈 15 克、白术 10 克、泽泻 10 克、生地黄 15 克、水红花子 10 克、鳖甲 15 克、青蒿 10 克、焦三仙各 10 克，7 剂。

四诊（2010 年 7 月 5 日）：患者腹满明显减轻，腹围缩小，小便利，大便仍黏滞，日二三行。面黧透红，脉弦细，苔白。

［方药］上方继服 14 剂。

案例 24

刘某，女，29 岁。产科。

［病史］患者剖宫产后，发热待查。

初诊（2011 年 3 月 1 日）：患者因妊娠中毒症出现高血压，行剖宫产。术后高热 3 天，体温 > 39℃，伴胸腔积液，心功能不全。患者体胖，发热时伴恶寒，稍见喘息。喜坐位，脉弦，苔白。

［辨证］产后发热，悬饮。

［方药］柴胡桂枝干姜汤。

柴胡 25 克、黄芩 12 克、桂枝 15 克、干姜 12 克、生牡蛎 30 克、天花粉 15 克、石膏 60 克、甘草 10 克、葶苈子 12 克、泽泻 12 克，3 剂，日三服。

二诊（2011 年 3 月 3 日）：患者体温基本恢复正常，痰多。

［辨证］此痰饮排出之象。

［方药］柴胡加枳桔汤。

柴胡 25 克、黄芩 10 克、半夏 10 克、桔梗 10 克、杏仁 12 克、牛蒡子 10 克、石膏 30 克、鱼腥草 15 克、芦根 15 克、甘草 6 克，5 剂。

案例 25

吕某，男。肿瘤科。

［病史］肺癌患者，因间断高热，要求会诊。

初诊（2013 年 7 月 1 日）：患者反复发热 20 多天，自觉胸部、手心较热，两腿反畏寒，无汗，多涎唾，饮多则呕。脉细无力，舌淡胖，苔白。

［辨证］太阴病（脾肺气虚）。

［方药］用温法，予理中汤合苓桂术甘汤。

党参 12 克、白术 12 克、干姜 9 克、甘草 6 克、桂枝 12 克、附子 9 克、茯苓 15 克、生姜 15 克，5 剂。每日 1 剂，分二服。

二诊（2013 年 7 月 5 日）：药后，患者下肢觉温，仍间日发热。

［方药］按牝疟论治，予柴胡桂枝干姜汤加草果，数剂热退。

按：先以"温药和之"，扶助脾肺阳气而化饮。服药后间日发热，表明虽阳进阴退，仍呈寒多热少之象，再予柴胡桂枝干姜汤温理中焦以助枢机，热即退。

案例 26

訾某，男，78 岁。

初诊（2007 年 7 月 2 日）：右下叶肺炎、陈旧性心肌梗死、脑梗死、帕金森病患者，发热五六天，为低热，肠鸣，泄泻。脉弦数无力，舌颤，质红少津。

［辨证］正虚邪恋。

［治法］燮理枢机，温土生金。

［方药］柴胡桂枝干姜汤。

柴胡 15 克、黄芩 10 克、桂枝 10 克、干姜 8 克、天花粉 12 克、生牡蛎 20 克、甘草 6 克、葛根 20 克、扁豆 20 克，6 剂。

热退利止。

案例 27

苑某，女，46 岁。

初诊（2008 年 5 月 5 日）：患者行子宫癌术后 10 余天，近 1 周午后高热，每于未时，先恶寒，继而发热，昨日体温逾 40℃。询之寒多热少，伴纳差欲呕。脉细弦，舌淡苔白，体瘦，面黄少华。

［辨证］牝疟。

［方药］柴胡桂枝干姜汤。

柴胡 25 克、黄芩 10 克、桂枝 15 克、干姜 10 克、天花粉 12 克、生牡蛎 20 克、甘草 6 克。

1 剂热退。

案例 28

王某，男，47 岁。

初诊（2008 年 10 月 17 日）：患者间断发热 4 个月，午后体温较高（39℃左右，最高 39.8℃），不恶寒，夜间盗汗明显。脉细弦，舌苔薄白，体瘦，紧张貌。

［辨证］枢机不利，邪恋不去。

［方药］柴胡桂枝干姜汤合白虎汤。

柴胡 20 克、黄芩 6 克、桂枝 10 克、干姜 10 克、天花粉 12 克、生牡蛎 30 克、甘草 6 克、石膏 30 克、盐知母 10 克、白芍 10 克、五味子 6 克，5 剂。

二诊（2008 年 10 月 23 日）：服药两三天（20 日）后，患者体温逐渐降至正常。盗汗仍多。

［方药］上方减石膏、干姜、花粉，加盐黄柏 10 克、山茱萸 20 克、五倍子 10 克，7 剂。

案例 29

管某，女，31 岁。

初诊（2009 年 1 月 9 日）：患者发热近 1 个月，体温 39℃以上，甚至超过 40℃，日二三发，伴恶寒，体虚，面色晦暗。脉细弦，舌淡暗，苔薄白。

［辨证］虽非寒多热少，但体虚邪恋，按牝疟论治。

［方药］予柴胡桂枝干姜汤。

柴胡 25 克、黄芩 10 克、桂枝 15 克、干姜 10 克、天花粉 12 克、生牡蛎 15 克、甘草 6 克、石膏 30 克、五味子 6 克，5 剂，日三服。

10 日服药，14 日体温降至 38℃以下，15 日体温基本正常，胃纳较差，予小柴胡汤加减善后。

案例 30

许某，男，22 岁。血液科。

初诊（2009 年 2 月 17 日）：患者发热 2 月余，久治不愈，因胸腔、心包积液，考虑结核，行抗痨治疗，但体温无改善。现每于入夜后发热，体温 39℃左右，甚至超过 40℃，伴胸闷、肢节痛。脉细弦，舌苔白。

［辨证］悬饮。

［方药］柴胡桂枝干姜汤合白虎汤。

柴胡 18 克、黄芩 10 克、桂枝 15 克、干姜 10 克、天花粉 15 克、生牡蛎30克、甘草6克、桔梗10克、石膏40克、知母10克、枳壳10克，6剂，日二服。

2月17日服药，18日体温降至38℃以下，20日体温基本正常。

案例31

王某，男，62岁。消化科。

初诊（2009年5月26日）：患者午后发热3月余，体温39~40℃，或伴恶寒，胃纳可。脉细弦，舌淡暗，苔白。

［辨证］诊为肝硬化，腹水。证属肝郁脾虚，枢机不利。

［方药］柴胡桂枝干姜汤。

柴胡15克、黄芩10克、桂枝10克、干姜10克、天花粉12克、生牡蛎30克、甘草6克、五味子6克、白芥子10克、桔梗10克、枳壳10克，6剂，日二服。

服药前后逐日最高体温记录见表29。

表29　服药前后逐日最高体温记录

日期	5.25（服药前）	5.26	5.27	5.28	5.29	5.30	5.31	6.1
体温（℃）	39.5	38.5	37.7	37.8	38.1	37.9	37.7	37.9

二诊（2009年6月1日）：服上方后，患者体温降至38℃左右，精神饮食好转。

［方药］上方减白芥子，加鳖甲15克、青蒿12克，14剂。

三诊（2009年6月18日）：服上方后，患者体温逐渐下降（6月2日：37.7℃，6月3日：37.3℃），现体温基本正常。

［方药］上方减黄芩、枳壳、桔梗，加黄芪20克、茯苓20克，14剂。

带药出院。

案例32

刘某，男，75岁。

初诊（2001年3月21日）：近4个月来，患者两度因发热咳嗽入院，多次行X线片检查均示：双下肺感染。现低热，汗出，口干，咳嗽，咳痰少。大便软，日一二次。脉弦，舌暗红，苔白少津。

［辨证］枢机不利，邪滞于肺。

［方药］柴胡桂枝干姜汤。

柴胡15克、黄芩10克、桂枝8克、天花粉15克、干姜6克、五味子8克、牡蛎30克、甘草6克、石膏40克，4剂。

服药前体温波动在37.2~38.9℃，服中药次日体温降至正常。

服药前后逐日最高体温记录见表30。

表30　服药前后逐日最高体温记录

日期	3.15	3.16	3.17	3.18	3.19	3.20	3.21（服药）	3.22
体温（℃）	38.1	38.1	38.9	38.0	37.2	37.2	37.3	36.4

按：该例选择柴桂姜汤，是因其年老体弱，反复不愈，大便偏软，考虑培土生金，扶正祛邪法。

案例33

赵某，男，73岁。

初诊（1999年6月18日）：患者发热八九日，缘于受凉（检查）之后。初恶寒，现唯身热，午后14时左右体温最高，口渴喜饮，多尿（因心衰用利尿剂），胃脘不舒，大便稀。脉浮取微滑，按之不足；舌稍暗，苔白。查：白细胞7.2×10^9/L，中性粒细胞0.68，红细胞沉降率64mm/h。

［辨证］少阳病兼有停饮。

［方药］①先予清解饮：1剂，每次30毫升，每日3次。

②继予柴胡桂枝干姜汤加五味子、茯苓，4剂。

服药前体温波动在38℃左右，服中药3天体温正常。

按：该例渴饮系停饮不化，加之利尿所致。大便稀，表明心脾阳气不足。方中加入茯苓，寓苓桂剂于其中；五味子与干姜伍用，止咳止利，温助阳气。

案例34

郭某，女，70岁。

初诊（1999年1月7日）：患者发热月余，3周前在门诊曾予三仁汤4剂，无效，入院后诊为肺部感染，经多种抗生素治疗，亦无效。现入夜体温升高，伴恶寒，20时左右达峰值，最高39.4℃，夜半后体温可自行下降。时有脘腹痞闷，咳痰色白。脉细弦数，苔薄腻染黑。查：白细胞15.2×10^9/L，中性粒细胞0.65，淋巴细胞0.19，单核细胞0.16；多次痰培养均为阴性。

［辨证］邪气结滞。

［方药］柴胡桂枝干姜汤。

柴胡15克、黄芩6克、桂枝10克、天花粉12克、干姜4克、五味子6克、牡蛎 30 克、甘草 6 克、石膏 40 克，4 剂。

服药前后逐日最高体温记录见表 31。

表 31　服药前后逐日最高体温记录

日期	1.7（服药前）	1.8	1.9	1.10	1.11
体温（℃）	38.4	37.8	37.0	37.2	36.5

按：发作有时，是柴胡汤证。因其迁延不愈，正虚邪恋，故用柴桂姜汤。

案例 35

张某，男，69 岁。

初诊（1999 年 1 月 6 日）：患者于 1998 年 12 月 10 日至 25 日因发热、咳嗽在呼吸科住院治疗。出院未久，近 10 天来又出现午后发热，微恶寒，头晕乏力，纳差。入夜后体温可自行降至正常。脉浮弦，按之不足，苔白厚润。查：白细胞 3.4×10^9/L，中性粒细胞 0.56，淋巴细胞 0.31，单核细胞 0.08；红细胞沉降率 25~57mm/h；肝肾功能均正常。

［辨证］邪恋少阳，脾胃不足。

［方药］①先予清解饮 1 剂，分三服。

②继用柴胡桂枝干姜汤。

柴胡 15 克、黄芩 6 克、桂枝 10 克、天花粉 12 克、干姜 6 克、茯苓 12 克、牡蛎 30 克、甘草 6 克、石膏 40 克，4 剂。

服药前后逐日最高体温记录见表 32。

表 32　服药前后逐日最高体温记录

日期	1.5（服药前）	1.6	1.7	1.8
体温（℃）	38.6	38.3	37.0	36.9

案例 36

张某，男，36 岁。

初诊（1998 年 5 月 18 日）：患者旅途后冷水沐浴，致发热、头身痛 1 周。现仍发热，无恶寒，每日最高体温 38.7~39.2℃。无咳喘呕恶，时汗出，饮水较多。脉弦，苔白润。查：尿蛋白（＋）；白细胞 2.0×10^9/L，中性粒细胞 0.53，淋巴细胞 0.32，单核细胞 0.15；谷丙转氨酶 120U/L。

［辨证］邪在少阳，饮热欲结。

［方药］柴胡桂枝干姜汤。

柴胡25克、黄芩10克、桂枝12克、天花粉15克、干姜5克、牡蛎30克、甘草6克、石膏45克，4剂。每剂分三服。

服药3天，22日体温正常。

按：喜饮、苔润，为停饮之象；白细胞低，示正气不足。

案例37

杨某，男，22岁。

初诊（1998年4月8日）：患者因胸腔积液入院。发热1周，初寒战，现不恶寒，发热夜甚，汗出，咳嗽，纳减。面稍赤，脉浮弦，舌苔微黄。

［辨证］悬饮。

［方药］柴胡桂枝干姜汤。

柴胡25克、黄芩12克、桂枝10克、天花粉15克、干姜6克、牡蛎45克、甘草6克、青蒿15克，4剂。每剂分三服。

3天退热。

案例38

刘某，男，34岁。

初诊（1998年4月8日）：患者发热20余天，午后发热，先见恶寒，旋而热度升高，继而汗出热渐退。干咳，口中咸，纳减，厌食油腻。脉沉细，苔白。肝脾大。查：谷丙转氨酶61U/L，谷草转氨酶55U/L，乳酸脱氢酶350U/L，脂肪酶252U/L；丙型肝炎抗体弱阳性；白细胞8.1×10^9/L，中性粒细胞0.33，淋巴细胞0.59，单核细胞0.08；C反应蛋白24.4mg/L。拟诊为丙肝。

［辨证］证属肝郁脾湿，肺失宣降。

［方药］柴胡桂枝干姜汤合麻杏甘石汤。

柴胡18克、黄芩10克、桂枝10克、天花粉12克、干姜4克、牡蛎30克、甘草6克、五味子6克、麻黄6克、杏仁10克、石膏30克、射干10克，4剂。

二诊（1998年4月12日）：服中药前（4月7日）患者体温39℃，服药后2天体温正常，汗少，咳止。

［方药］上方减麻黄、杏仁、甘草，加茵陈15克、连翘10克，7剂。

1998年4月22日回访：除谷丙转氨酶为52U/L外，其余指标正常；肝脾回缩。

按：用麻黄者，其一是因咳，其二是因肝脾大，《神农本草经》谓麻黄

"止咳逆上气，除寒热，破癥坚积聚"。此外，本例肝功能异常，而麻黄连轺赤小豆汤、《金匮要略》附方《千金》麻黄醇酒汤皆可治相关之黄疸，使湿热散越外解。

案例 39

王某，男，45 岁。呼吸科。

［病史］查：白细胞 $2.7 \times 10^9/L$，红细胞沉降率 42mm/H；外斐氏反应 1∶160。拟诊为斑疹伤寒，使用红霉素等治疗。

初诊（1998 年 3 月 18 日）：患者发热 12 天，不恶寒，无咽痛咳嗽。午后热度为高，热甚时头痛不适，口不渴，近日纳减，二便如常。脉弦，舌暗苔白。

［辨证］邪正交争，脾气虚弱。

［方药］柴胡桂枝干姜汤。

柴胡 30 克、黄芩 12 克、桂枝 10 克、天花粉 15 克、干姜 5 克、牡蛎 30 克、甘草 6 克、青蒿 15 克。

服药前后逐日最高体温记录见表 33。

表 33　服药前后逐日最高体温记录

日期	3.17（服药前）	3.18	3.19	3.20
体温（℃）	38.9	38.8	37.2	36.7

案例 40

李某，男，50 岁。

初诊（1998 年 2 月 10 日）：甲状腺功能亢进患者，自 2 月 5 日起，出现恶寒、身痛，体温 37.3~38℃。头汗出，口干，咽不适，轻咳。脉弦数，苔白腻。

［辨证］阳微结。

［方药］柴胡桂枝干姜汤。

柴胡 15 克、黄芩 12 克、桂枝 8 克、天花粉 15 克、干姜 3 克、牡蛎 30 克、炙甘草 6 克、五味子 6 克、茯苓 15 克，4 剂。

1 剂退热。

按："头汗出，微恶寒"，为阳微结见症，可予小柴胡汤，亦可用柴胡桂枝干姜汤。口干，去半夏，加栝蒌根。苔腻有湿，栝蒌根、牡蛎并用，能散结、逐饮、生津；合桂枝、茯苓，有通阳化阴之功。

案例 41

蒋某，男，74 岁。老年医学科。

［病史］患者因缺氧性脑病，常年住院，反复肺部感染、泌尿系感染。近行输尿管结石碎石术 2 天后出现发热，邀笔者会诊。

初诊（2022 年 8 月 3 日）：患者行输尿管结石碎石术 2 天后出现发热，无寒战，无明显不适（患者神情呆滞，反应较迟钝），导尿色清。脉弦促，舌淡苔白。

［辨证］枢机不利，饮热互结。

［方药］柴胡桂枝干姜汤、牡蛎泽泻散合方加减。

柴胡 15 克、黄芩 9 克、桂枝 9 克、干姜 6 克、天花粉 12 克、牡蛎 15 克、泽泻 12 克、石膏 45 克、人参 9 克、茯苓 12 克、甘草 6 克，6 剂。每剂煎为 2 袋，每次 1 袋，日三服。

甫服 1 剂半，热退。

按：少阳胲胆与三焦。"三焦者，决渎之官，水道出焉。"

牡蛎泽泻散，原用于"大病瘥后，从腰以下有水气者"（394），本案取泽泻与牡蛎、天花粉相伍，意在燮理枢机、行散水气。

《神农本草经》称栝楼根主"消渴"。钱璜谓其"解烦渴而行津液，导肿气"。《医宗金鉴》载："栝楼根消水之肿。"可见栝楼根不仅生津，亦用于水气停滞不化（或渴）者。

参考文献

［1］刘渡舟. 刘渡舟医论医话 100 则［M］. 北京：人民卫生出版社，2013.

［2］高飞. 辨证治疗疑难发热 138 例总结［J］. 中国中医急症，1998，7（5）：210–211.

第十二节　麻黄附子剂应用

一、方解

麻黄细辛附子汤方

麻黄二两，去节　细辛二两　附子一枚，炮，去皮，破八片

麻黄附子甘草汤方

麻黄二两，去节　甘草二两，炙　附子一枚，炮，去皮，破八片

麻黄细辛附子汤、麻黄附子甘草汤皆用于太少两感，或曰直中少阴。

《伤寒论·伤寒例》载："若两感于寒者，一日太阳受之，即与少阴俱病，则头痛口干，烦满而渴……"太阳少阴两经同时受邪，表里证俱见。因邪气太盛，正气不支，故来势迅速，病情严重。

丹波元坚曰："直中者，所谓发于阴者也。其人阳气素衰，邪气之中，不能相抗，为其所夺，直为虚寒者也。而有轻重之分。盖里未甚衰，表专虚寒者，邪气相得，以稽留表，故犹有发热，此病为轻，如麻黄附子细辛甘草二汤证是也。"

二、临证录验

案例 1

胡某，男，30 岁。心内科。

[病史] 1989 年 5 月 30 日晚，患者感周身不适，乏力，发热，体温38.9℃，自服对乙酰氨基酚片后体温稍降。次日来医院就医时晕厥数次。查：血压 9.5~12/6.5~8KPa，脉搏 38 次 / 分，白细胞 5.3×10^9/L，心电图示 Ⅱ 度房室传导阻滞。诊断为急性病毒性心肌炎（暴发型）、心源性脑缺血。入院后，给予能量合剂、大剂量青霉素和激素治疗，地塞米松日用量 20 毫克。经治数日，病情无明显改善。

初诊（1989 年 6 月 5 日）：患者精神萎靡，面色晦暗，但欲寐。其平素体健，现无发热，但觉周身酸重乏力，夜间盗汗。脉细而迟（脉搏 46 次 / 分），舌暗苔白。

［辨证］《伤寒论》云："少阴之为病，脉微细，但欲寐也。"该患者心阳不支，神失所养，故但欲寐；脉虽非微细而见细迟，其理一也。至于盗汗一证，勿囿于"阳虚自汗、阴虚盗汗"之说，当从大论"头痛发热，微盗汗出，而反恶寒者，表未解也（134）"之训。

该患者辨为外邪直中少阴。"少阴病，始得之，反发热，脉沉者，麻黄细辛附子汤主之。""少阴病，得之二三日，麻黄附子甘草汤微发汗。"

［方药］本例发病已1周，故用麻黄附子甘草汤2剂。

麻黄6克、附子10克、甘草10克。水煎，每剂分二服。

二诊（1989年6月7日）：一服药后，患者周身潮润微汗，体畅安眠，唯觉乏力气短，嗜睡，脉细而缓（脉率50次/分）。2剂后精神好转，盗汗已除，嗜卧。心电图示窦性心动过缓，已无房室传导阻滞，脉搏恢复至60次/分，苔白厚。

［辨证］外邪已去，正气未复。

［方药］改用苓桂术甘汤合附子汤加减，以温复心阳。

茯苓30克、桂枝10克、白术10克、炙甘草6克、附子10克、黄芪20克、白芍12克、白豆蔻6克，6剂。

药后精神转佳，症状若失，脉搏70余次/分，治愈出院。

案例2

赵某，女，53岁。

初诊（2008年5月6日）：患者自诉4月5日因汗出受风，遂发热，初恶寒高热，自服红糖生姜水后汗出，热稍退，此后低热不已，午后热起，体温37~38℃，无寒热。现目珠痛甚，白睛赤红，畏光。脉弦细，舌暗红，苔腻。情绪低落，似有难言之隐。

［辨证］寒凝火郁证。

［方药］麻黄附子甘草汤。

麻黄15克、附子15克、甘草10克、木贼15克、羚羊粉0.6克（分2次冲），2剂。每剂分三服。

事后方知，该患者诊断为葡萄膜炎，另有甲状腺功能减退病史，住某医院用糖皮质激素、解热镇痛剂等治疗，因未征得病房医生同意，不得已隐瞒住院治疗实情，悄悄来笔者门诊。昨晚开始服中药后，便自主停用甲强龙（40毫克/日）。

二诊（2008年5月9日）：服上方后，患者虽汗出，而体温未降，目痛稍减。昨晚病房医生予吲哚美辛栓 1 枚，大汗出，恶风畏寒，乏力，不思饮食。脉缓，舌苔微腻。

［辨证］脉由弦细变缓，说明寒邪略去。

［方药］改用小柴胡合火郁汤，继续发散火郁。

柴胡 25 克、黄芩 10 克、升麻 10 克、葛根 30 克、赤芍 15 克、甘草 6 克、防风 15 克、木贼 15 克、豆豉 12 克、生姜 15 克，4 剂。每剂分三服。

三诊（2008 年 5 月 12 日）：药后汗敛热退，患者燥热感缓解，精神好转，食欲略改善，但尚未完全恢复，便秘。目稍赤，但已无疼痛等不适。脉细弦，苔薄腻。

［辨证］考虑患者素体虚弱且情志不畅。火郁虽解，体虚未复，改用固本，引火归元法。

［方药］引火汤合封髓丹。

熟地 30 克、巴戟天 15 克、天麦冬各 15 克、山茱萸 15 克、茯苓 15 克、盐黄柏 10 克、火麻仁 10 克、五味子 6 克、砂仁 10 克（后下）、肉桂 6 克，6 剂。每剂分二服。

四诊（2008 年 5 月 17 日）：患者目赤消退，食欲改善，精神好转。

［方药］上方去盐黄柏、火麻仁，5 剂。

其病告愈。

按：该病患就诊期间，言语吞吐，似有隐情。事后患者发短信加以解释："我是赵某，并不是故意瞒医生，住院近 1 个月，为退热西医给我输大量抗生素，肝肾严重受损，又给我保肝、保心，同时用激素退热，而我的身体贫血、营养不良、电解质紊乱，处衰竭边缘，西医坦白告诉我没有办法。好在找到您，让眼睛不再暴痛并退热，衷心感谢您！感谢中医。"

外障眼病常用辛温发散之法，如陈达夫《中医眼科六经法要》载："凡目暴病太阳，白珠血丝作淡红色，涕清如水，泪涌如泉，畏光甚，无眵，两眉头痛者，寒也，麻黄汤主之。"

另如《眼科奇书》四味大发散："麻茸（麻黄碾碎去粉，所剩之疏松而呈绒状者）一两或二两，蔓荆一两，藁本一两，北辛五钱或用一两（叶要去净），老生姜一斤或用八两（连皮捣碎为引）。""凡头风灌目，头顶如棒敲，目珠如针刺，疼痛难忍，内宜服四味大发散。"

八味大发散："照四味大发散方加羌活一两，北云风（北防风）一两，白芷梢二两，川芎一两，仍用老生姜八两或一斤为引。"

《眼科奇书》以"外障是寒"为训，曰："凡红肿不开，疼痛难忍，满眼红筋翳肉，羞明怕日，多眼泪，生眼屎，蟹睛，及头风灌目等症，为外障。"

四味大发散和八味大发散两方笔者不时用之，颇有疗效。只是虑其量大，多减半使用，亦有效。

案例 3

刘某，女，46 岁。门诊。

初诊（2018 年 10 月 18 日）：患者 2 个月前发热，先后予达原饮、柴胡桂枝干姜汤，热退咳止。近日受凉后，偶夜间低热，伴头痛，右眼珠痛。脉反沉细。

［辨证］太少两感（或曰少阴表证），枢机不利。

［方药］用麻黄细辛附子汤合柴胡桂枝干姜汤。

炙麻黄 9 克、细辛 3 克、附子 9 克、柴胡 15 克、黄芩 9 克、桂枝 9 克、干姜 6 克、牡蛎 30 克、甘草 6 克，7 剂。每剂分二服。

药后热退，头痛、目痛已。

按：该例病涉太阳少阳少阴。既往发热较久，枢机不利，愈后未久，复感于寒，而见头痛、目痛，脉反细，似太少两感，故以麻黄细辛附子汤合入柴胡桂枝干姜汤。

第十三节　达原饮、新达原颗粒（经验方）应用

一、方解

达原饮出自吴又可《温疫论》。吴又可认为："疫者感天地之疠气，在岁有多寡；在方隅有浓薄；在四时有盛衰。此气之来，无论老少强弱，触之者即病。邪自口鼻而入，则其所客，内不在脏腑，外不在经络，舍于伏脊之内，去表不远，附近于胃，乃表里之分界，是为半表半里，即《针经》所谓横连膜原是也。""其时邪在伏脊之前，肠胃之后，虽有头疼身痛，此邪热浮越于经，不可认为伤寒表证，辄用麻黄桂枝之类强发其汗。此邪不在经，汗之徒伤表气，热亦不减。又不可下，此邪不在里，下之徒伤胃气，其渴愈甚。"

为此制方达原饮：槟榔二钱、厚朴一钱、草果仁五分、知母一钱、芍药一钱、黄芩一钱、甘草五分。此为一次用量，"用水二盅，煎八分，午后温服"。

该方用治湿热郁伏蕴结，发热缠绵者，甚效。为增加疗效，笔者又加入柴胡、青蒿，取名新达原饮（颗粒），习用剂量如下。

柴胡15克、黄芩9克、槟榔9克、厚朴9克、知母9克、白芍9克、草果9克、青蒿9克（后下）、甘草6克。

方中虽有黄芩、知母，而以槟榔、草果、厚朴为君臣。

吴又可自按："槟榔能消能磨，除伏邪，为疏利之药，又除岭南瘴气；浓朴破戾气所结；草果辛烈气雄，除伏邪盘踞。三味协力，直达其巢穴，使邪气溃败，速离膜原，是以为达原也。热伤津液，加知母以滋阴；热伤营血，加白芍以和血；黄芩清燥热之余；甘草为和中之用。以后四味，不过调和之剂，如渴与饮，非拔病之药也。"

笔者自拟新达原饮中，加入柴胡为君，以膜原位于表里之分界，少阳属胆，亦统焦膜。本方青蒿为使，青蒿在《神农本草经》名草蒿，主"留热在骨节间"，截疟杀虫，后下取其芳香透达，效果尤佳。针对湿热郁遏，发热缠绵，苔腻或如积粉者，屡屡建功。

二、临证录验

案例 1

患者，男，年约八旬。

[病史] 患者外感后发热经久不退，住某医院月余，对症治疗，用过多种抗生素无效，唯以冰毯物理降温，体温可维持在 37.5℃左右。其家人不知经何途径，了解到笔者对发热有些办法，邀请往诊，病房医生因无良策，亦允之。

初诊： 老人卧床已久，神疲体倦，食欲不振，二便尚可。脉缓中带弦，舌苔腻。

[辨证] 湿热郁遏。

[方药] 予新达原饮（自拟方）5 剂。

嘱停用冰毯（原设置体温达 38℃即启动降温）。笔者告其子使用冰毯虽可控制体温上升，但郁伏之湿热邪气反不易透出，致使缠绵不愈。停用冰毯后，体温当会升高，勿虑，服用中药后，使郁伏（膜原）之邪透达于表，发热自会逐渐退却，此后愈病过程一如笔者之所言。四五天后体温渐降至正常，遂出院回家调养，恢复良好。

按： 3 年前，又有一位著名专家因发热住某中医院单间病房，中西治疗并用，并请一位国医大师会诊，终不能退热。笔者一同事与病家相识，沟通后邀笔者往诊。辨为湿热郁伏膜原，亦书方新达原饮，不日热退。

疑难发热属湿热者不少。西医不了解中医，以为西医学解决不了，中医未必能行。更有不少中医业者，或不熟悉伤寒温病不敢为之，或辨证施治未当，难以取效，令人扼腕。

案例 2

曾有西医同事质疑中医之效，笔者据理争辩，并以事实说话，令其一改对中医的"慢郎中"印象，不可不记之。

王某，男，68 岁。

[病史] 患者发热待查，病因不明。查：红细胞沉降率 165mm/h，C 反应蛋白 346.5mg/L，谷丙转氨酶 217U/L，谷草转氨酶 44U/L，谷氨酰转肽酶 358U/L；骨髓增生活跃。用多种抗生素治疗无效，邀笔者会诊。

初诊（2002 年 1 月 31 日）：患者发热月余，初病如感冒状，现午后至夜间热度较高，达39℃以上，伴剧烈头痛，每日用吲哚美辛栓退热，纳差。脉细弦，舌苔白厚，如积粉满布舌面。

［辨证］湿热郁遏。

［方药］甘露消毒丹。

白豆蔻10克、藿香12克、茵陈15克、菖蒲10克、连翘12克、僵蚕12克、蝉蜕10克、浙贝10克、薏苡仁20克、滑石15克、石膏30克、桂枝10克、茯苓15克，7剂。每剂水煎分2次服，日三服（每天1剂半，约5天量）。

这里有一插曲，2月2日笔者去病房观察药后疗效，见虽仍发热，但服药2天后体温略有下降趋势，尤其原致密厚腻舌苔略显松散，稍减薄，示湿热胶结已开始松动，乃佳兆也。但又注意到患者同时进行抗痨治疗3天。询问主管医生和科主任，说是请中医会诊同时，亦请一位肺病专家会诊，意见是既然多种抗生素治疗无效，可试用诊断性抗结核治疗2周；并认为热度有所下降或与抗痨疗效有关。

笔者对此不以为然。其一是该患者并无结核感染证据，即便是针对结核，一般也不会两三天见效；其二是察见患者腻苔略去，显然是中药清透湿热之征兆。试问抗痨药可退舌苔乎？明系中药之效也。遂建议停用抗结核治疗和吲哚美辛栓，只用中药。然科主任面呈难色，说权威意见试用抗痨治疗2周，现在停药恐不妥。笔者以退为进，既然要观察抗结核治疗效果，那就先把中药停了，主任表示同意。

结果停中药1天（2月3日）后，体温复升，次日（2月4日）依然高热。该科主任于2月5日一早与笔者联系，同意停用抗痨治疗，改用中药。

二诊（2002年2月5日）：上方5天量，实际服用不足3天。见患者舌尖边缘苔始化薄，述服中药后头痛减轻，略有食欲，精神好转。

［方药］改用达原饮。

柴胡15克、厚朴10克、槟榔10克、草果6克、黄芩10克、知母12克、白芍10克、茵陈12克、藿香10克、僵蚕10克、蝉蜕8克、甘草6克、菖蒲8克、薏苡仁15克，7剂。每剂水煎分2次服，日三服（每天1剂半）。

嘱其节制饮食，避免厚味。

三诊（2002年2月11日）：患者体温缓缓下降，春节期间续用上方。

四诊（2002年2月25日）：患者舌苔化薄，食欲转佳。体温降至37.7℃以下，仍有波动。久病伤正，视物重影，下颌微颤。

［方药］①改用益气聪明汤合麻杏薏甘汤。

黄芪25克、升麻10克、葛根15克、白芍15克、柴胡12克、防风10克、麻黄6克、薏苡仁20克、杏仁10克、蔓荆子10克、淡豆豉10克、甘草6克，7剂。每剂水煎分2次服。

②另用新达原颗粒，1次1袋，日三服，服5日。

体温渐降至正常，精神、气力好转，治疗过程历时近1个月。复查：红细胞沉降率60mm/h，C反应蛋白42.2mg/L，肝功能改善。停用中药。

按： 患者湿热缠绵，病程较长，治疗不能操之过急。二诊用了达原饮，以其逐秽辟浊之力尤胜于甘露消毒丹。尽管如此，治疗过程仍近1个月，可见湿热缠绵难以速效。该例虽服清热、除湿、辟秽中药后不久，体温即有下降趋势，但低热状态持续较长，完全降至正常用了二十多天。而随着湿浊渐化，体温和各项肝功能、炎症指标均逐渐改善。中医介入之前，治疗不尽得当（如使用多种抗生素、抗痨治疗等），可能对机体有负面影响，增加疾病的复杂性和难治性。

判断祛湿是否有效，舌苔变化值得重视。若热未退而见舌苔化薄者，提示治法、方药有效，退热可期；若热虽退而腻苔未化者，湿热未去，恐有反复，当继续治疗。湿热证，应清淡饮食，注意大便是否黏滞，小便是否通调。初愈亦当节制饮食，以防食复。

会诊病例，治疗以所在科室为主导，中西药并用，甚至杂投恐难以避免，应当有中医的疗效判断依据，做到心中有数。如本例为湿热，治疗有效的标志之一是舌苔由厚渐薄，腻苔化去。另据观察，西药甲硝唑、替硝唑等损伤脾胃阳气太甚，易致胃脘不舒，舌苔转厚变腻。

身处综合医院，与西医同行配合好甚是重要。通过本例临床实践，改变了该科主任、医生对中医的认识。该主任以患者为重，尊重事实，从善如流。此次合作之后，彼此获得信任，日后每遇急性发热或疑难发热，即找笔者协助解决，笔者有专科问题亦咨询请教于他，建立了良好的工作关系。

另有部分西医不相信中医，或有成见，或超出其认知范围，遇到难题也不会请中医介入，对此不必勉强。"医不叩门"，如果是患者，允其自行选择中医或西医可也。

案例3

无独有偶，上例患者住院期间，适有同事探视，见中医治疗有效，讲起自己女儿亦发热经久不退，在某医院感染科治疗，已用过多种抗生素无效，遂介绍其女找笔者诊治。

患者，女，20余岁。

初诊（2002年3月某日）：患者营养佳，发热在39℃上下，原因不明，用解热剂可暂时退热，发热间期精神状态尚好。脉数，舌质红，舌苔黄厚腻。

［辨证］湿热壅遏。

［方药］用新达原饮5剂。

二诊：患者热退未净，又予5剂后，体温降至正常。

三诊（2002年3月20日）：见其舌苔化薄，白苔微腻，脉弦。诉头微胀，时汗出，以头颈部为著，大便初头硬，欠畅利。

［辨证］热去湿存。

［治法］通阳化湿。

［方药］以三仁汤加减数帖善后。

白豆蔻8克、杏仁10克、薏苡仁15克、厚朴10克、半夏10克、茯苓15克、藿香10克、竹叶10克、陈皮10克、苍术10克、滑石12克、荷叶12克，7剂。

案例4

李某，男。消化科。

［病史］因发热多日不退，邀笔者会诊。

初诊（2013年7月21日）：患者发热而苔腻。

［辨证］湿热郁遏证。

［方药］予新达原饮。

柴胡15克、厚朴9克、槟榔12克、草果9克、黄芩9克、知母9克、青蒿12克、藿香12克、甘草6克，5剂。每剂分二服，每日可二三服。

服药前后逐日最高体温记录见表34。

表34 服药前后逐日最高体温记录

日期	7.21	7.22	7.23	7.24	7.25
体温峰值（℃）	39.0	38.2	38.3	37.0	<37.0

案例5

杨某，男。干部病房。

［病史］患者持续发热，诊断为噬血细胞综合征，考虑病毒感染，邀请中医会诊，给予"抗病毒中药治疗"。

初诊（2011年5月23日）：患者发热40余天，伴恶寒，足冷，胃纳尚可，大便有时偏干。脉弦，舌苔白厚。

［辨证］湿热蕴结证。

［方药］达原饮合升降散。

柴胡15克、厚朴12克、槟榔12克、草果12克、黄芩10克、知母10克、白芍10克、甘草6克、青蒿15克、僵蚕10克、蝉蜕6克、姜黄10克，7剂。每剂分二服。

热退。

案例6

马某，女。妇科。

［病史］患者术后第3天，持续发热，体温最高40.4℃，邀请中医会诊。

初诊（2011年4月15日）：患者术后发热二三天，不恶寒，纳少。脉弦，舌苔白厚。

［辨证］湿热郁遏证。

［方药］达原饮。

柴胡18克、厚朴10克、槟榔10克、草果6克、黄芩10克、知母10克、白芍10克、茯苓15克、青蒿10克、六一散15克，3剂。每剂分三服。

热退。

案例7

宋某，男，62岁。呼吸科。

初诊（1993年7月10日）：患者间断发热20天，昨日突发恶寒，高热，体温40.3℃，周身不适，无咽痛、咳嗽、腹痛、腹泻、尿痛等症，口不甚渴。舌苔白滑，脉弦略数。白细胞升高，红细胞沉降率加快。

［辨证］邪伏膜原证。

［方药］达原饮。

柴胡30克、黄芩15克、槟榔10克、知母12克、草果6克、白芍15克、厚朴10克、甘草10克、半夏10克、青蒿20克（后下）。

1剂热度降低，3天体温恢复正常。

案例8

徐某，女。妇产科。

［病史］患者患盆腔炎（放线菌感染），高热，用抗生素治疗。因发热不

退，邀笔者会诊。

初诊（2017年10月25日）：患者发热5天，食欲较差，腹痛。脉大而数（正值用解热药后汗出退热过程中），舌苔白厚。

［辨证］湿热证。

［方药］达原饮。

柴胡15克、厚朴9克、槟榔9克、草果6克、黄芩9克、知母9克、白芍9克、半夏9克、青蒿9克、甘草6克、石膏30克，5剂。每剂分二服，日三服。

10月25日晚服药，10月27日晨热退。

案例9

张某，女，25岁。

初诊（1993年2月1日）：患者发热1周，弛张热型，最高39.7℃，咳嗽。查：白细胞5.3×10⁹/L，中性粒细胞0.75。诊为急性支气管炎，已用氧哌嗪青霉素数日。现体温38℃左右，咽赤，舌红苔腻。

［辨证］湿热证。

［方药］达原饮。

柴胡30克、黄芩15克、槟榔12克、知母12克、草果6克、白芍15克、厚朴12克、甘草6克、半夏12克、藿香12克、白豆蔻10克、杏仁15克、青蒿30克（后下），4剂。

1剂热退，3剂后舌苔化薄，舌根处苔仍腻，予三仁汤4剂善后。

案例10

刘某，男，32岁。呼吸科。

［病史］患者发热13天，查：血常规、抗溶血性链球菌素O、外斐氏反应、肥达氏反应、冷凝集试验均无异常，谷丙转氨酶61U/L。诊断为上呼吸道感染。对症治疗，用过庆大霉素、交沙霉素。

初诊（1994年9月21日）：患者初病时为低热，日渐升高，达39.1℃，日二三发，有时伴恶寒，纳差，厌油，大便不畅，口干能饮。舌苔白厚，脉滑数寸浮。

［辨证］湿热证。

［方药］达原饮。

柴胡30克、黄芩12克、槟榔12克、知母12克、草果6克、白芍12克、厚朴12克、甘草6克、藿香12克、青蒿12克，4剂。

1 剂热退。

案例 11

战某，男，28 岁。消化科。

初诊（2002 年 4 月 16 日）：患者昨起高热，恶寒，腰痛，体温 39.6℃，渐升至 40.7℃，持续不退。今起散在皮疹。脉疾，舌苔白微腻。

［辨证］湿热证。

［方药］新达原颗粒（医院制剂）：每次 1 袋，每日 3 次。

不日热退。

案例 12

于某，女，51 岁。

初诊（2002 年 3 月 15 日）：患者做检查时受凉，低热 2 天，微恶寒，体温 37.2~37.4℃（自诉平素体温低于 36℃）。脘腹不适，舌苔薄腻。

［辨证］外感风寒夹湿。

［方药］新达原颗粒（医院制剂），每次 1 袋，每天 3 次。

2 日热退。

案例 13

刘某，男，22 岁。骨科。

初诊（2001 年 12 月 19 日）：患者行脊柱侧弯矫形术后 10 余天，发热，轻恶寒，午后至夜间体温较高，一般在 38℃以上，最高达 38.8℃。用解热剂后汗出较多，口渴喜饮。近日胃脘痞满，恶心呕吐。舌苔厚腻，脉浮之弦数，按之不足。

［辨证］枢机不利，中焦湿热。

［方药］因当日煎药不及，先予清解饮（医院制剂）1 剂，次日再予达原饮煎剂 4 剂。

药尽体温正常。

案例 14

梁某，女，老年。神经内科。

［病史］痴呆患者，长期便秘，近 1 个月每于凌晨体温升高，一般不超过 38℃，邀笔者会诊。

初诊（2018 年 8 月 15 日）：患者凌晨（丑寅时分）低热约 1 个月，自觉无明显不适，他人扪之皮肤温度偏高。咳嗽、咳痰，上半夜较重。口干甚，偶反酸。神情稍显呆滞。脉弦稍浮，舌苔白腻。

［辨证］枢机不利，痰湿内阻。

［方药］达原饮合二陈汤。

柴胡 12 克、厚朴 9 克、槟榔 9 克、草果 6 克、黄芩 9 克、知母 9 克、白芍 9 克、半夏 9 克、陈皮 6 克、茯苓 12 克、竹茹 12 克、菖蒲 9 克、远志 9 克，7 剂。每剂分三服。

热渐退。

案例 15

江某，男。

［病史］患者因发热住院，于 2003 年 3 月 4 日检查：血白细胞 5.9×10^9/L，可见异型淋巴细胞；红细胞沉降率 39mm/h；C 反应蛋白 54.3mg/L；谷丙转氨酶 81U/L，谷草转氨酶 72U/L；尿潜血（+++），尿胆红素（+）。诊断：传染性单核细胞增多症。

初诊（2003 年 3 月 5 日）：患者发热八九天，午后体温增高，逾 39℃，伴周身疼痛，恶寒。脉数，苔腻。

［辨证］湿热郁遏证。

［方药］新达原颗粒（医院制剂）：每次 1 袋，每日 3 次。

服药前后逐日最高体温记录见表 35。

表 35　服药前后逐日最高体温记录

日期	3.4（服药前）	3.5	3.6	3.7	3.8	3.9
体温峰值（℃）	39.1	38.4	37.1	36.9	36.5	37.3

二诊（2003 年 3 月 10 日）：3 月 8 日，患者因热退而停用中药，但 3 月 9 日体温略有反弹。

［辨证］湿热缠绵，难以速去。

［方药］改用三仁汤 5 剂善后。

案例 16

患者，男。

初诊（2009 年 9 月 4 日）：传染性单核细胞增多症患者，发热咽痛四五天，咽喉肿痛，纳减，目黄。脉弦，苔黄垢腻。扁桃体肿大。

［辨证］乳蛾之湿热蕴结证。

［方药］新达原饮（经验方）5 剂。

二诊（2009年9月9日）：服上方3天，患者体温恢复正常，咽痛减轻，肿大之扁桃体回缩。舌苔稍腻，舌红，目仍黄。

［方药］改用小柴胡汤、茵陈蒿汤、栀子柏皮汤合方加减。

柴胡12克、黄芩10克、茵陈30克、半夏10克、大黄3克、栀子10克、苍术12克、黄柏10克、茯苓15克，7剂。

三诊（2009年9月21日）：谷丙转氨酶由241U/L降至63U/L，总胆红素由79.2μmol/L降至27.3μmol/L，直接胆红素由63.1μmol/L降至18.1μmol/L。

按：传染性单核细胞增多症患者常见肝功能损害。本例先以达原饮分解湿热之郁结，继以柴胡、茵陈辈清利肝胆湿热。膜原是少阳三焦之分野，少阳又系肝胆，故此治之。

案例17

刘某，男，17岁。

初诊（1994年12月17日）：患者初起咳嗽，咽不适，鼻塞，白痰，昨起恶寒发热，体温40.5℃，今日就诊时体温犹39℃，头痛、身痛，纳差，口干喜饮。舌红苔白厚，脉浮之濡，按之微。

［辨证］风热夹湿证。

［方药］达原饮合银翘散。

柴胡24克、黄芩15克、槟榔10克、知母12克、草果5克、白芍12克、厚朴10克、甘草10克、苍术12克、金银花15克、连翘12克、薄荷8克、杏仁12克、芦根15克，4剂。

药后热退，舌苔仍较厚。上方去苍术、草果，加薏苡仁20克、青蒿15克。

案例18

姜某，男，52岁。

初诊（2002年1月24日）：患者发热6天，初伴恶寒，周身关节酸痛沉重，咽痛，口不甚渴，纳呆，恶心。苔白。

［辨证］外感风寒夹湿。

［方药］予大青龙汤加味。

麻黄6克、桂枝6克、杏仁12克、甘草6克、羌活10克、苏叶12克、苍术10克、薏苡仁15克、陈皮10克、生姜10克、石膏30克，5剂。

二诊（2002年1月29日）：患者体温无明显下降。

［辨证］上方主要针对风寒，不妥，应从湿论治。

［方药］改达原饮合苍术白虎汤。

柴胡15克、厚朴10克、槟榔10克、草果6克、黄芩10克、知母12克、白芍12克、藿香12克、僵蚕10克、蝉蜕10克、连翘15克、甘草6克、浙贝12克、苍术10克、石膏30克、青蒿15克，7剂。每剂水煎分2次服。

服药前后逐日最高体温记录见表36。

表36　服药前后逐日最高体温记录

日期	1.22（服药前）	1.24（初诊）	1.25	1.26	1.27	1.28	1.29（二诊）	1.30	1.31	2.1
体温峰值	39.9	39.6	40.4	39.3	38.4	39.3	38.6	37.6	37.4	<37.0

案例 19

李某，男，47岁。

初诊（2002年4月5日）：患者发热五六天，初起恶寒、身楚，现不恶寒，申酉时体温增高，可达39℃。口中黏腻，长期便溏不爽。脉弦细，舌苔白厚腻。

［辨证］湿热证。

［方药］新达原颗粒（医院制剂）：每次1袋，每日3次。

二诊（2002年4月9日）：服上药2天热退。大便较前通畅。舌边苔化薄，中心仍厚，脉沉。

［治法］改用化湿法善后。

［方药］苍术15克、半夏10克、厚朴10克、藿香10克、白豆蔻10克、薏苡仁20克、茯苓15克、杏仁10克、陈皮10克、竹叶10克、滑石15克、通草6克、炒麦芽15克、焦楂曲各10克，7剂。

案例 20

董某，男，7岁。

初诊（2017年11月22日）：支原体肺炎患者，对症治疗后仍有低热，咳嗽，少许黄痰。脉弦，舌稍红，舌中苔白。

［辨证］湿热咳嗽。

［方药］达原饮合苇茎汤。

柴胡12克、黄芩9克、厚朴6克、知母9克、槟榔9克、草果6克、甘草4克、芦根30克、冬瓜仁15克，5剂。

热退咳已。

案例 21

刘某，女。妇科。

[病史]患者卵巢癌术后 1 年复查，入院 2 天出现发热，已 10 余天，体温最高 39℃，申请中医会诊。

初诊（2011 年 8 月 9 日）：患者发热 10 余天，午后体温较高，初为低热，近为高热，或稍恶寒，纳差，腹胀。脉弦数，舌红，苔白腻。

[辨证]湿热郁遏。

[方药]达原饮。

柴胡 15 克、厚朴 10 克、槟榔 10 克、草果 10 克、黄芩 10 克、知母 10 克、白芍 10 克、甘草 6 克、青蒿 10 克，4 剂。每剂分三服。

二诊（2011 年 8 月 15 日）：服达原饮后，患者体温有所控制，仍时有低热，精神差，右腰痛较剧。脉数，舌淡，苔白。

[辨证]湿热已祛，枢机不利。

[方药]改柴胡桂枝汤。

柴胡 15 克、半夏 12 克、党参 15 克、桂枝 10 克、白芍 25 克、甘草 6 克、焦三仙各 10 克、制首乌 20 克，7 剂。每剂分二服。

按：本例加首乌，与党参同用，有景岳何人饮之意；亦取黄元御用以温养肝血，与桂枝合用达木荣肝，以助一气周流之用。何人饮本是补气血、截虚疟之剂，该例癌症术后，呈正虚邪恋之证，故试用之。

案例 22

张某，女。肿瘤科。

[病史]患者因"卵巢癌术后 20 余天，发热、下腹隐痛 5 天"入院，考虑盆腔炎，对症治疗，病情一度缓解，昨日再次出现发热，体温 38.5℃，请中医会诊。

初诊（2011 年 7 月 7 日）：患者反复发热 2 周，初为低热，多见于午后，呈寒热往来，体温多不超过 38℃，口干。昨晚热度较高，轻咳，纳谷不馨，大便不畅。脉细弦，舌红，苔腻而浮。

[辨证]湿热证。

[方药]达原饮。

柴胡 15 克、厚朴 10 克、槟榔 10 克、草果 8 克、黄芩 10 克、知母 10 克、白芍 10 克、甘草 6 克、青蒿 10 克、天花粉 15 克、藿香 10 克，5 剂。每剂分二服。

服药前后逐日最高体温记录见表 37。

服药前后逐日最高体温记录见表 37。

表 37　服药前后逐日最高体温记录

日期	7.6（服药前）	7.7	7.8
体温峰值（℃）	38.9	37.9	37.0

二诊（2011 年 7 月 11 日）：患者热已退，舌苔化薄。现行化疗，纳差，脘腹不舒。脉弦，左尺、右寸不足。舌苔白。

［治法］继续祛湿。

［方药］藿朴夏苓汤。

藿香 10 克、厚朴 10 克、半夏 12 克、茯苓 15 克、薏苡仁 30 克、猪苓 15 克、白豆蔻 10 克、杏仁 10 克、炒麦芽 15 克、六一散 20 克，7 剂。每剂分二服。

案例 23

李某，女。产科。

［病史］患者宫颈癌术后，放疗过程中，发热近半个月，考虑淋巴囊肿继发感染，邀笔者会诊。

初诊（2019 年 1 月 16 日）：患者发热半个月，午后体温升高，最高 39℃，用退热栓剂暂时退热。左下腹压痛。头痛，胃纳可，二便调。脉弦，按之不足，舌苔白厚。

［辨证］下焦湿热。

［方药］达原饮合当归贝母苦参丸。

柴胡 24 克、厚朴 9 克、槟榔 9 克、草果 9 克、黄芩 12 克、知母 12 克、白芍 15 克、浙贝 9 克、苦参 9 克、当归 9 克、枳实 9 克、甘草 6 克，6 剂。每剂分二服。

二诊（2019 年 1 月 23 日）：服药后，患者体温降低，但仍有波动，自觉腹中气串，左下腹仍硬满压痛，大便不畅。脉弦，按之不足，舌苔白厚。

［方药］改用大柴胡汤、达原饮、桂枝茯苓丸合方。

柴胡 18 克、厚朴 9 克、槟榔 9 克、草果 9 克、黄芩 9 克、知母 12 克、白芍 15 克、半夏 9 克、桂枝 9 克、茯苓 12 克、枳实 9 克、桃仁 12 克、丹皮 9 克、大黄 6 克，6 剂。每剂分二服。

按：当归贝母苦参丸养血开郁，清利下焦湿热，患者虽无二便不利，但下腹痛，恐有湿热郁结，据病机而用之。

案例 24

杨某，男，56岁。骨科。

[病史] 患者因"腰及左腿痛4个月伴双腿不能行走7天"于3月23日住院，诊断为腰椎转移癌伴马尾神经不全损伤，行腰椎减压术后出现发热，邀请会诊。

初诊（2005年4月8日）：患者术后9天，现午后发热，体温38~39℃，可自行退热。不欲食，体虚弱，小便黄。脉弦数，稍按即无，舌苔厚腻。

[辨证] 湿热证。

[方药] 达原饮。

柴胡15克、厚朴8克、槟榔8克、草果6克、黄芩10克、知母10克、白芍10克、茵陈12克、藿香10克、人参6克、甘草4克，6剂。每剂分二服。

二诊（2005年4月20日）：患者食欲改善，仍午后发热，自汗。舌尖苔化薄，中后部仍腻；脉浮之濡数，中取细弦，按之不足。

[方药] 上方去人参，茵陈改为青蒿，8剂。

三诊（2005年4月28日）：患者体温基本恢复正常，时有嗳气，胃脘不舒。腻苔已退去，脉浮细弦数，按之不足。

[方药] 改用六君子汤加黄芪、鸡内金、麦芽、苍术、砂仁善后。

案例 25

孙某，男，34岁。

[病史] 患者因"间断发热伴左颈部淋巴结肿痛2周"于1991年10月30日入院。初因天气变冷骑车冒风后，出现低热，体温38℃左右，午后较高，伴纳差、乏力；继而寒战高热，四肢痛，头痛，头晕，左颈部淋巴结肿痛。查：白细胞$5.6×10^9$/L，中性粒细胞0.66，淋巴细胞0.34；B超示脾大；病理检查示淋巴结反应性增生伴炎症。拟诊为淋巴结炎。

初诊（1991年11月2日）：患者发热半月，往来寒热，伴头痛，热度升高时加重。用解热剂可暂时出大汗而退热，不思食，口渴。左颈部淋巴结肿大。脉浮大数，按之不足，舌红苔白厚。

[辨证] 枢机不利，湿热蕴结。

[方药] 小柴胡加石膏汤合达原饮。

柴胡30克、黄芩15克、半夏15克、知母15克、厚朴12克、槟榔15克、草果6克、白芍15克、人参10克、石膏30克、甘草6克、大枣18克、青蒿 15 克（后下），4 剂。

二诊（1991 年 11 月 5 日）：患者仍发热，舌脉同前。

［治法］加强化湿。

［方药］上方减去人参、大枣、生姜、石膏、半夏，加藿香、佩兰、白豆蔻各 10 克，4 剂。

至 11 月 8 日体温降至正常，头痛缓解，左颈部淋巴结肿痛减轻。

三诊（1991 年 11 月 9 日）：陈振相主任查房，见患者腹胀，便溏，偶恶心。舌边红，苔黄厚腻，脉滑数。

［辨证］中焦湿热。

［方药］藿香正气散。

藿香 12 克、大腹皮 15 克、厚朴 15 克、苍术 12 克、苦参 30 克、黄连 9 克、茯苓 30 克、苏梗 12 克、神曲 15 克、白芷 9 克、薏苡仁 30 克、滑石 30 克、砂仁 9 克，2 剂。

四诊（1991 年 11 月 11 日）：患者诸症明显改善，舌苔化薄，脉濡缓。停用中药。

按：本例应诊断为坏死性淋巴结炎，也是笔者第一次遇到该病病例。湿性缠绵，退热时程较长，而达原饮辟邪除秽力胜，自 11 月 6 日起体温已有明显下降趋势，至 11 月 8 日退热，可见其疗效。三诊时陈主任改用藿香正气散，对除湿、改善脘腹症状有助益。

案例 26

曹某，男，50 岁。肾内科。

初诊（1989 年 3 月 1 日）：系统性红斑狼疮（SRE）、狼疮肾炎、肺部感染患者，此前他医曾用补益脾肾中药调治 5 周。1 周前外感后出现晨起两侧头痛，发热，脊背热，舌干甚。继而头痛加重，午前恶寒高热，口干面赤，脊中热甚，咳。脉弦滑数，舌苔白腐。西医考虑肺部霉菌感染。查：白细胞 $24.0 \times 10^9/L$，红细胞沉降率 60mm/h。

［辨证］外邪入里。

［方药］小柴胡汤合银翘散。

柴胡 25 克、黄芩 18 克、半夏 12 克、沙参 20 克、甘草 6 克、连翘 12 克、忍冬藤 30 克、玄参 15 克、浙贝 12 克、羚羊角粉 1 克（冲），6 剂。每剂水煎分 3 次服。

二诊（1989 年 3 月 8 日）：患者体温有下降趋势，咳重，少痰，日间脊热，精神差，脘痞纳少，尿频而少，大便可，手颤。苔腐，脉弦数。

［辨证］相火旺，兼夹秽浊。

［方药］达原饮。

柴胡 25 克、黄芩 18 克、知母 12 克、厚朴 10 克、槟榔 10 克、草果 6 克、半夏 12 克、甘草 6 克、青蒿 15 克、肉桂 3 克、浙贝 12 克、雷公藤 10 克、羚羊角粉 1 克（冲），6 剂。

三诊（1989 年 3 月 15 日）：患者已不发热，脊热明显减轻，咳减。仍脘痞，食后痞甚，乏力，手颤舌麻。脉细，苔腐减薄，露出舌质现阴虚本底。

［治法］养阴祛浊。

［方药］改用甘露饮子。

天冬 12 克、麦冬 12 克、熟地 12 克、生地 12 克、石斛 15 克、枇杷叶 12 克、黄芩 12 克、栀子 6 克、乌梅 10 克、甘草 6 克、青蒿 12 克，7 剂。

按：患者面赤脊热，相火偏亢，二诊加肉桂引火归元；雷公藤对部分免疫性疾病有效，姑试用之；舌见腐苔，秽浊上蒸，达原饮正当此用。三诊时腐苔略去，舌质现出阴虚本底，恰合用甘露饮子。

案例 27

王某，男，45 岁。

初诊（2015 年 9 月 9 日）：患者发热半年余，无规律，发热时伴恶寒。西医按不明原因发热用激素治疗。脉沉，舌苔白腻。

［辨证］湿热蕴结。

［方药］新达原饮（协定处方）。

柴胡 18 克、黄芩 9 克、槟榔 12 克、草果 12 克、知母 9 克、白芍 9 克、厚朴 9 克、甘草 6 克、青蒿 9 克（后下），7 剂。

二诊（2015 年 12 月 29 日）：患者述上次发热服药即退。近日又有低热，流涕。苔腻。

［方药］上方去青蒿，加防风 9 克，5 剂。

案例 28

王某，男，50 岁。

［病史］患者同案例 27，历经 5 年再次就医。

初诊（2020 年 5 月 27 日）：患者发热 3 个多月，因疫情未及时来诊，体温 38℃左右，每日服布洛芬控制体温。发热时伴头痛。脉沉，苔白厚，中后部苔如积粉。

［辨证］患者湿热体质，每次就诊舌苔皆厚或腻。

［方药］达原饮。

柴胡18克、黄芩9克、槟榔12克、草果12克、知母12克、白芍9克、厚朴9克、甘草6克、白芷9克，7剂。

按：顺便问及2015年二次就诊服药效果如何，答曰药后即退热。

案例 29

高某，男，80岁。某中医院干部病房。

初诊（2015年7月25日）：患者反复发热4月余，久治不效，平素身体康健，因病久，现神倦、体乏、纳减。体温每升至38℃即用新癀片，得汗后热可暂退，反复不已。前延数医，或清解，或正邪兼顾，处方杂乱，多无效，唯有用小柴胡汤（加减甚多）或有小效。脉弦缓，舌苔白微腻。

［辨证］湿热蕴结日久，非达原饮辟秽化浊不得以除之。

［方药］新达原饮（经验方）。

柴胡18克、黄芩9克、槟榔9克、草果9克、知母9克、白芍9克、厚朴9克、甘草6克、青蒿15克（后下），5剂。1日三服。

二诊（2015年7月28日）：其孙女电话告知1剂热退。嘱退热后再服二三天即可。

案例 30

患者，男。

初诊（2015年1月27日）：患者反复发热3月余，一度尿检有白细胞、蛋白质，现为午后发热，体温可达39℃至40℃，伴恶寒，自汗出。已服小柴胡合白虎汤5剂未效。脉弦，舌淡苔白微腻。

［辨证］湿热蕴结。

［方药］新达原饮。

柴胡24克、黄芩9克、槟榔12克、草果9克、知母12克、白芍9克、厚朴9克、甘草6克、青蒿15克（后下），7剂。

二诊（2015年2月3日）：服药4剂后，患者体温渐降，恶寒减轻，自汗减少，稍有干咳，言语少气。舌淡暗，舌中苔薄，两侧淡黄腻。

［方药］上方加藿香12克、半夏12克、茯苓15克，5剂。

2月4日，患者告知自2月3日起未再发热，并问是否还需服昨日（二诊）方。恐余邪未尽，嘱续服之。

案例 31

患者，女。

初诊（2013 年 4 月 8 日）：患者诉自 3 月 15 日起发热，初为低热，伴恶寒，头痛，趾（指）节疼痛，1 周前体温曾达 39℃，现为午后发热，体温可达 38.7℃，仍肢节疼，畏寒，纳差。脉缓，舌中部苔黄。

［辨证］湿热蕴结。

［方药］新达原颗粒（医院制剂）15 袋，每次 1 袋，每日 3 次。

二诊（2013 年 4 月 13 日）：患者告知昨已退热，脉细，苔薄。

无需再药。

案例 32

于某，男，73 岁。

［病史］患者发热 6 天，于 1999 年 8 月 4 日入院。查：白细胞 7.4×10^9/L，中性粒细胞 0.80，红细胞沉降率 120mm/h。肥达氏反应、外斐氏反应、冷凝集试验均为阴性。用氧氟沙星、红霉素等治疗无效。邀请会诊。

初诊（1999 年 8 月 9 日）：患者周身疼痛，恶寒，尿淋漓不尽，大便不畅，精神差，纳呆。脉滑，苔白腻。

［方药］予新达原颗粒 3 天量。

服药前体温 39℃上下，服 1 天半热退。

案例 33

贾某，男，39 岁。

初诊（1999 年 10 月 25 日）：患者发热 3 天，恶寒，身痛，舌苔白厚腻。

［辨证］风寒夹湿。

［方药］①先予麻黄发表方 1 剂，二服后头微汗出，仍有低热。

②再予新达原颗粒 2 天量，翌日热退。

第 3 天康复，上班。

案例 34

毛某，男，6 岁。儿科。

初诊（2000 年 4 月 24 日）：患儿发热 4 天，体温最高达 40℃。腹痛，呕吐数次。颈部淋巴结肿大。脉数，舌苔白厚。

［辨证］风热夹湿。

［方药］①先予清咽饮（有解毒散结作用）2 天，无效。

②再改用新达原颗粒2天，热退。

案例35

郝某，女，36岁。干部病房。

[病史]患者诊断为左下肺支气管肺炎，青霉素治疗数日无效，邀请会诊。

初诊（1999年12月9日）：患者发热、咳嗽、胸闷1周，舌苔厚浊腻。查：白细胞 $3.8 \times 10^9/L$，中性粒细胞0.60。

[方药]予新达原颗粒2天。

服药前体温38.7℃，服3次，计16小时热退。

案例36

卢某，男，82岁。内分泌科。

初诊（2000年10月30日）：系糖尿病、高血压、脑梗死、泌尿系感染患者，间断发热20天，病初尿频，继而寒战，体温39.5℃，查白细胞：$12.0 \times 10^9/L$。对症治疗好转，仍反复发热。脉弦数，舌苔厚腻。

[辨证]邪伏膜原。

[方药]予新达原颗粒4天。

中医治疗前体温38.7℃，服药次日热退。

案例37

季某，女，22岁。

[病史]患者诊断为化脓性扁桃体炎，查白细胞：$12.0 \times 10^9/L$。

初诊（2000年9月25日）：患者发热、咽痛10天，近3天体温逾39℃，伴寒战。咽痛，扁桃体Ⅲ度肿大，色淡，上覆脓苔。脉细弦数，苔白厚腻。

[辨证]湿热乳蛾。

[方药]①新达原颗粒3剂，每剂分三服。

②清咽饮2剂，每剂分三服。

二诊（2000年9月27日）：患者今已退热，舌苔仍厚腻，扁桃体Ⅱ度肿大，较前回缩。

[方药]改用甘露消毒丹。

藿香12克、白豆蔻10克、连翘12克、浙贝10克、射干10克、僵蚕12克、马勃8克、菖蒲10克、茯苓10克、薄荷8克（后下）、青蒿10克、滑石 15 克，4 剂。

三诊（2000 年 9 月 29 日）：扁桃体明显回缩，舌苔化薄。

明日带余药 2 剂出院。

案例 38

王某，男，36 岁。

初诊（1999 年 8 月 16 日）：8 月 10 日，患者居室开空调，次日发热，初为低热，逐渐升高。一般午后热度开始上升，至凌晨 2：00 达高峰，近几天最高体温达 40℃。恶寒轻，汗出，口渴喜饮，纳差恶心。脉弦稍数，舌红苔白腻。咽稍赤，扁桃体Ⅰ度肿大。查：白细胞 5.6×10^9/L，中性粒细胞 0.54，谷丙转氨酶 104U/L，尿蛋白（++）。

［辨证］湿热为外寒所遏，郁而成蛾。

［方药］新达原颗粒 3 剂，日三服。

2 天热退。

案例 39

陈某，男，50 岁。干部病房。

［病史］诊断为右下肺感染，对症治疗无效。

初诊（2001 年 6 月 25 日）：患者发热 10 天，伴恶寒，纳减，口干。脉濡数，舌苔黄白相兼，较厚。

［辨证］湿热内伏。

［方药］新达原饮。

柴胡 25 克、黄芩 12 克、白芍 12 克、槟榔 10 克、知母 15 克、草果 6 克、厚朴 12 克、青蒿 15 克、甘草 6 克，4 剂。

服药前后逐日最高体温记录见表 38。

表 38　服药前后逐日最高体温记录

日期	6.25（服药前）	6.26	6.27	6.28
体温（℃）	40.0	39.0	38.3	36.8

案例 40

赵某，女，68 岁。

初诊（1997 年 10 月 8 日）：患者发热 2 个半月，起病前干咳半年，X 线片示：左下叶肺炎，抗生素治疗后好转。自 7 月底突发高热，结核菌素试验

（+），行抗痨治疗至今。患者仍发热不退，为午后发热，体温38℃左右。现无恶寒，伴口苦，不欲食，胃脘不适，额头痛，肤热，入夜汗出自行退热。脉沉数，舌质暗，舌心苔黄微腻致密。

［辨证］湿热内伏。

［方药］达原饮。

柴胡18克、黄芩10克、白芍12克、槟榔10克、知母10克、草果10克、厚朴10克、青蒿12克、甘草6克、藿香12克，6剂。

二诊（1997年10月14日）：服3剂后，体温降至37℃左右，身热减，口苦减轻，纳增，精神好转。脉沉，腻苔较前松散。

［方药］三仁汤善后。

案例41

侯某，男，51岁。干部病房。

［病史］患者入院诊为肺炎，青霉素、解热剂对症治疗，而发热不退。

初诊（1997年1月10日）：患者发热6天，体温最高39℃。咳嗽，少许白痰，恶寒不著，口不甚渴，时汗出而热不退，夜间热度较高。脉缓，舌苔白厚。查：白细胞3.5×10^9/L，中性粒细胞0.65。

［辨证］风寒化热夹湿。

［方药］达原饮。

柴胡25克、黄芩15克、白芍15克、槟榔10克、知母12克、草果6克、厚朴10克、杏仁12克、鱼腥草30克、桔梗12克、甘草6克、芦根15克、青蒿12克（后下），3剂。

服药前体温38.4℃，服药后18小时热退。

案例42

张某，女，48岁。

初诊（2000年6月19日）：类风湿性关节炎患者，多关节肿痛，近发热4天，体温38.4℃，恶风。舌苔厚腻。

［辨证］湿热痹证，复罹外感。

［方药］新达原颗粒，日三服。

服药当日热退。翌晨体温复升，不足38℃，须臾自退。

热
病
急
重
症
临
证
录
验

案例 43

孙某，女，7岁。通过患儿母亲微信远程诊治。

初诊（2022年2月19日）：17日下午，患儿脱外衣与小朋友打闹玩耍，当晚18：00开始发热，头痛、头晕。18日自服小柴胡汤，热未退。今晨体温38.8℃。诉腹中不舒，询之起病后2天未解大便。舌苔淡黄厚腻。

[辨证] 素体湿热，兼有食滞，减衣玩耍复受风寒，致使发热。按邪伏膜原辨治。

[方药] 达原饮。

柴胡15克、黄芩9克、白芍12克、知母9克、槟榔9克、草果9克、藿香9克、厚朴9克、甘草6克、大黄6克（后下），2剂。每剂水煎分三服。

按： 借鉴吴又可"三阳加法"和"表里分传"治法，以"邪热溢于少阳经"，加柴胡；"因有里证，复加大黄"。

二诊（2022年2月20日）：患儿昨天中午开始服药，日间体温37.5~38.5℃。服药后矢气，腹中觉舒，晚20：00排便粗硬。凌晨1：00体温37.9℃，今晨体温37.3℃，头已不昏。舌周边苔较昨日稍化薄。至10：00再次排稀便，体温降至37℃。食欲欠佳。

[方药] 因大便已通，嘱第2剂减去大黄，仍每剂分三服。

另嘱热退后注意节制饮食，忌油腻、甜食、冷饮等。

三诊（2022年2月22日）：上方服1剂后，次日（20日）患儿热退，2剂后稍有食欲。20日当晚适其母不在家，其父不晓节食禁忌，带孩子去麦当劳吃炸鸡块和炸薯条。翌日（21日）晨起，患儿又觉不适，倦怠嗜卧、纳呆，体温复升至37.3℃，舌苔亦复增厚。

[辨证]《伤寒论》398条："病人脉已解，而日暮微烦，以病新瘥，人强与谷，脾胃气尚弱，不能消谷，故令微烦，损谷则愈。"此例为食复发热。

[方药] 再取二诊方1剂，明日热退后改方。

四诊（2022年2月23日）：患儿今晨体温已正常，仍食欲不佳。

[方药] 改藿朴夏苓汤加减。

藿香9克、半夏9克、厚朴6克、茯苓9克、杏仁6克、白豆蔻6克、栀子6克、焦三仙各9克，3剂。

嘱食欲恢复后，仍须节制饮食，湿热患者尤应给予重视。

按： 笔者辨治湿热类疾患，见脘腹不舒、呕恶纳呆者，辨为湿阻中焦，用藿朴夏苓汤、藿香正气散类；见咽喉肿痛或淋巴结肿大者，一般用甘露消毒丹，或以达原饮合升降散；湿热轻浅者，用三仁汤；湿热郁遏胶结，发热不退、苔厚或腻者，辄用新达原饮。该经验方在达原饮基础上增加柴胡为君，青蒿为使，退热之功优于原方。

曾将新达原制成颗粒剂，作为医院制剂使用时，径将其适应证简化为：发热、舌苔腻，并目为新达原主证。

第十四节　甘露消毒丹、三仁汤、藿朴夏苓汤应用

一、方解

发热属湿热者临床并不少见，笔者常用方剂除达原饮外，还有甘露消毒丹、三仁汤、藿朴夏苓汤、藿香正气散等。

（一）甘露消毒丹

甘露消毒丹载于《医效秘传》卷一，该书为叶桂述，吴金寿校。书云："时毒疠气……故凡人之脾胃虚者，乃应其厉气，邪从口鼻皮毛而入。病从湿化者，发热，目黄，胸满，丹疹，泄泻。当察其舌色，或淡白，或舌心干焦者，湿邪犹在气分，用甘露消毒丹治之。"王士雄《温热经纬》卷五云："此治湿温时疫之主方也……温湿蒸腾，更加烈日之暑，铄石流金，人在气交之中，口鼻吸受其气，留而不去，乃成湿温疫疠之病，而为发热倦怠，胸闷腹胀，肢酸咽肿，斑疹身黄，颐肿口渴，溺赤便闭，吐泻疟痢，淋浊疮疡等证。"

组成（《温热经纬》）："飞滑石十五两，绵茵陈十一两，淡黄芩十两，石菖蒲六两，川贝母、木通各五两，藿香、射干、连翘、薄荷、白豆蔻各四两。"神曲糊丸。

笔者取王孟英说，主要用治湿热结聚致咽肿、颐肿、淋巴结肿大者。与达原饮相比，彼逐秽辟浊力胜，此解毒散结为功。两方主治，一曰邪伏膜原，一曰湿在气分。然就疫毒或湿热郁伏程度而言，笔者以为达原饮证更甚。根据邪气进退聚溃之病势，也可先后选用。

（二）三仁汤

三仁汤为《温病条辨》所载治上焦湿温方，书曰："头痛，恶寒，身重疼痛，舌白，不渴，脉弦细而濡，面色淡黄，胸闷不饥，午后身热，状若阴虚，病难速已，名曰湿温。汗之则神昏耳聋，甚则目瞑不欲言，下之则洞泄，润之则病深不解，长夏、深秋、冬日同法，三仁汤主之。"

三仁汤宣畅气机，分消三焦，如吴鞠通自注，"三仁汤轻开上焦肺气，盖肺主一身之气，气化则湿亦化也"。

组成："杏仁五钱，飞滑石六钱，白通草二钱，白豆蔻二钱，竹叶二钱，厚朴二钱，生薏仁六钱，半夏五钱。甘澜水八碗，煮取三碗，每服一碗，日三服。"

笔者以此方用于上焦湿热或湿热之轻者，湿阻未结聚，惟碍气机耳。

（三）藿朴夏苓汤

藿朴夏苓汤为《感证辑要》引《医原》方。

组成："杜藿香二钱，真川朴一钱，姜半夏钱半，赤苓三钱，光杏仁三钱，生苡仁四钱，白豆蔻末一钱，猪苓钱半，淡豆豉三钱，建泽泻钱半。"水煎服。

应用：用治湿温初起，身热恶寒、肢体困倦、胸闷口腻、舌苔薄白、脉濡缓。

笔者主要用其治疗中焦湿重于热，见胸闷肢困、脘痞腹满、纳呆者。

二、临证录验

案例 1

冯某，女，48 岁。

初诊（2004 年 12 月 1 日）：患者发热月余，曾用过多种抗生素，后确诊为亚急性甲状腺炎。发热时伴身痛，颈部肿痛。脉细数，苔白厚。

［辨证］湿毒蕴结。

［方药］甘露消毒丹。

白豆蔻 10 克、藿香 12 克、茵陈 12 克、菖蒲 10 克、黄芩 10 克、连翘 20 克、浙贝 12 克、射干 10 克、柴胡 15 克、天花粉 12 克、石膏 40 克、夏枯草 15 克、茯苓 15 克、生牡蛎 30 克、薄荷 8 克（后下），6 剂。每剂水煎分 2 次服。

二诊（2004 年 12 月 7 日）：患者热退，颈痛减轻。苔白，脉轻取濡软，按之细弦。

［方药］上方加桂枝 8 克、干姜 6 克（寓柴胡桂枝干姜汤），7 剂。

案例 2

刘某，男，71 岁。呼吸科。

［病史］非霍奇金淋巴瘤患者，因发热不退，邀请中医会诊。

初诊（2000年3月21日）：患者发热2个半月，一般午饭、晚饭后发热，体温多在38℃左右，伴恶寒，寒已则热而汗出，以上半身汗出为著。口干不欲饮，腹胀满，二便不利。舌胖苔黏腻，脉浮弦，按之不足。

［辨证］湿热阻遏。

［方药］甘露消毒丹合宣清导浊汤加减。

白豆蔻10克、薏苡仁25克、杏仁10克、厚朴12克、藿香10克、青蒿10克、菖蒲10克、茯苓12克、浙贝10克、桂枝6克、竹叶10克、二丑15克、滑石12克、寒水石20克，4剂，水煎服。

3月24日体温恢复正常。

按：因二便不利，合入宣清导浊汤，以二丑代皂角子。

案例3

吕某，男，37岁。

初诊（1997年7月4日）：自1988年从云南返京至今，患者每月发热一次。近又发热，先觉咽痛，继而恶寒发热，体温往往达39℃以上，口不甚渴，纳谷不馨，腹无满痛，二便如常。脉浮之弦，按之软；舌胖，苔白腻。咽赤，扁桃体Ⅰ度肿大。查：白细胞9.0×10^9/L，中性粒细胞0.77。

［辨证］慢乳蛾（湿热蕴结）。

［方药］甘露消毒丹。

白豆蔻10克、藿香12克、滑石12克、菖蒲10克、连翘12克、浙贝10克、射干10克、茯苓15克、薄荷10克（后下）、甘草6克，4剂，水煎服。

服药前后逐日最高体温记录见表39。

表39　服药前后逐日最高体温记录

日期	7.2	7.3	7.4（服药）	7.5	7.6
体温（℃）	39.4	39.3	38.3	37.1	36.6

案例4

毕某，女。

初诊（2017年11月29日）：患者低热3周，伴咳嗽，嗜睡，乏力，咽窒，胸灼，至夜热退，眉棱骨痛。初病时，月经未能如期而至，推迟1周。曾服小柴胡、连花清瘟、阿奇霉素无效。脉浮弦数，苔白微腻。

［辨证］湿热证。

［方药］甘露消毒丹。

柴胡 12 克、黄芩 9 克、连翘 9 克、白豆蔻 9 克、藿香 9 克、浙贝 6 克、射干 9 克、薄荷 6 克（后下）、栀子 6 克、淡豆豉 12 克、滑石 15 克、白芷 9 克，5 剂。

此后因他病就诊时，告知当时服药即愈。

案例 5

金某，男，95 岁。

初诊（某年 11 月 6 日）：反复发热近 2 个月。患者年近期颐，平素体健无病。8 月曾患肺炎，抗生素治疗而愈。但自 9 月 17 日以来，反复发热、咳痰、微喘，不欲食，大便溏，渐至卧床不起，精神日趋恍惚，身体羸弱，褥疮初起。1 周前再次高热，对症治疗后仍有低热，近日手肿至前臂。吸氧中，血压低。口糜，苔厚，脉细数无力。

［辨证］脏气虚损，兼有湿热。

［方药］①三仁汤。

白豆蔻 6 克、杏仁 10 克、薏苡仁 15 克、半夏 8 克、厚朴 6 克、竹叶 10 克、滑石 12 克、茯苓 12 克、藿香 10 克、前胡 8 克、鱼腥草 15 克、僵蚕 8 克、蝉蜕 6 克，3 剂，水煎服。

②清解饮（医院制剂）：1 剂（100 毫升），每次 25 毫升，每日 2~3 次。

二诊（11 月 8 日）：服上药 2 天后，患者尿量增加，浮肿减轻，精神略好，犹有微热，食欲仍差。

［方药］①上方去滑石，加麦芽 15 克，6 剂。

②另用西洋参 6 克，单煎代茶饮。

三诊（11 月 14 日）：患者未再发热，痰量减少，精神好转，食欲稍改善（可进食蛋糕、牛奶）。舌苔减薄，脉能应指，血压升至 100/60mmHg。

［方药］续用健脾祛湿化痰方药善后。

案例 6

郑某，女，63 岁。

初诊（1988 年 11 月 7 日）：患者发热数日，全身痛，除晨起体温略低外，皆为高热。汗多，腰背冷，轻咳，纳呆。查白细胞：13.0×10⁹/L。初用清解，诸证不除，见其脉弦滑，苔白腻。

［辨证］湿热稽表。

［方药］三仁汤。

白豆蔻 6 克、薏苡仁 20 克、杏仁 10 克、厚朴 6 克、通草 6 克、滑石 12 克、半夏 10 克、前胡 10 克、僵蚕 6 克、蝉蜕 6 克、桔梗 10 克、甘草 6 克，3 剂。每剂水煎分 2 次服。

二诊（1988 年 11 月 11 日）：患者诸症减轻，汗止，身痛除，觉饥，犹腰背冷，咳。体温 37.3℃。

［方药］上方去蝉蜕，加藿香 10 克、射干 6 克、栀子 6 克。

4 剂，愈。

案例 7

侯某，男，48 岁。血液科

［病史］患者因慢性淋巴性白血病住院。

初诊（1996 年 1 月 12 日）：患者发热 1 个月，乏力，不恶寒，不咳，不渴，纳可，便畅，腹无满痛。头部多汗。脉濡缓，舌苔腻。

［辨证］湿热证。

［方药］三仁汤。

柴胡 18 克、黄芩 10 克、藿香 12 克、厚朴 10 克、半夏 12 克、茯苓 12 克、杏仁 10 克、竹叶 10 克、薏苡仁 30 克、白豆蔻 10 克、滑石 15 克，6 剂。

服药前一天体温 39.2℃，服药后当日 38.2℃，3 天后降至 37.2℃，5 天后体温恢复正常。后因（西药）药物反应，又发热二三天。

二诊（1996 年 1 月 26 日）：患者热退，乏力，血象低。舌苔薄，脉缓。

［治法］改用升阳祛湿法善后。

［方药］予补中益气汤。

黄芪 30 克、柴胡 12 克、白术 10 克、党参 12 克、半夏 10 克、茯苓 15 克、葛根 12 克、升麻 6 克、陈皮 12 克、甘草 6 克，6 剂。

案例 8

王某，女，51 岁。肾内科。

［病史］系糖尿病肾病、尿毒症患者，因发热邀笔者会诊。

初诊（2001 年 7 月 24 日）：患者发热 4 天，午后体温较高，不恶寒，纳减，恶心，脐腹作胀，多汗，口干欲饮。体温 38.8℃，查白细胞：3.6×10^9/L。脉沉数略弦，舌心苔微黄而腻。

［辨证］中焦湿热。

［方药］藿朴夏苓汤。

藿香 12 克、厚朴 10 克、清半夏 10 克、茯苓 15 克、白豆蔻 10 克、薏苡仁 20 克、杏仁 10 克、竹叶 12 克、石膏 30 克、六一散 15 克，4 剂。每剂水煎分 2 次服。

服药后逐日最高体温记录见表 40。

表 40 服药后逐日最高体温记录

日期	7.25（服药）	7.26	7.27	7.28
体温（℃）	38.9	38.2	37.6	37.0

案例 9

张某，男，49 岁。干部病房。

[病史] 患者发热 5 天，体温最高达 39.5℃，中性白细胞偏高，红细胞沉降率增快。诊断为上呼吸道感染。抗生素、解热剂、激素等对症治疗。

初诊（1994 年 7 月 15 日）：患者发热 5 天，伴恶寒，体倦，纳差，口不甚渴，有汗不畅，无腹满、便秘，胃脘稍感不适。舌淡苔白腻，脉弦滑数。

[辨证] 上、中焦湿热。

[方药] 藿朴夏苓汤。

藿香 12 克、厚朴 12 克、半夏 12 克、茯苓 18 克、薏苡仁 30 克、滑石 15 克、杏仁 12 克、白豆蔻 10 克、竹叶 10 克、佩兰 10 克、通草 6 克、青蒿 15 克，4 剂。

2 剂热退。

案例 10

黄某，男，15 岁。消化科。

[病史] 患者因"高热、吐、泻 5 天"于 1993 年 7 月 19 日入院。

初诊（1993 年 7 月 21 日）：患者饮食不节，复戏水贪凉，遂发高热、吐、泻，体温达 39.6℃。进食水则吐，口不甚渴。发热时微恶寒，头痛，精神差。苔白，脉数。

[方药] 桂苓甘露饮。

桂枝 15 克、茯苓 15 克、猪苓 15 克、泽泻 12 克、白术 15 克、石膏 60 克、滑石 30 克、干姜 6 克，2 剂。

二诊（1993 年 7 月 23 日）：患者体温有下降趋势，舌苔转白厚。

[辨证] 本例湿邪为患，用蠲饮法不当，宜祛其湿。

[方药] 改用藿香正气散。

藿香 12 克、厚朴 10 克、苍术 10 克、苏叶 10 克、陈皮 10 克、茯苓 15 克、半夏 10 克、薏苡仁 30 克、白豆蔻 10 克、杏仁 10 克、竹茹 15 克、六一散 30 克，4 剂。

三诊（1993 年 7 月 27 日）：患者体温基本恢复正常，精神差，倦怠。舌苔稍薄，仍白偏厚。

［方药］以小柴胡汤收工，冀"胃气因和"。

柴胡 12 克、黄芩 10 克、半夏 15 克、桔梗 15 克、枳壳 10 克、浙贝 10 克、桂枝 6 克、甘草 6 克、藿梗 10 克、荷梗 10 克，4 剂。

服药后逐日最高体温记录见表 41。

表 41　服药后逐日最高体温记录

日期	7.22	7.23	7.24	7.25	7.26	7.27	7.28	7.29
体温（℃）	38.6	38.0	37.5	37.2	37.2	36.7	37.2	36.8

按：该例"水入则吐"，看似"水逆"，然五苓散证之"水逆"，当"渴欲饮水"；若霍乱，亦"热多欲饮水"。此例口不甚渴，故初诊用五苓散不妥，而桂苓甘露饮中又加三石寒凉之品，致使舌苔转厚。

案例 11

钱某，女，80 余岁。

［病史］患糖尿病多年，因服降糖药而不欲食。近因外感发热住院。因此前另一发热患者发热、头痛、身痛、呕吐，笔者予葛根汤 1 剂即汗出热退，经治医生希望再为这位患者行中药治疗。

初诊（2018 年 12 月 25 日）：患者体胖，持续低热，神情困倦，身困纳呆，不恶寒，腹部膨隆而不觉胀满，二便正常。脉沉，苔白。

［辨证］素体湿气较重，外感后内外合邪。

［方药］藿香正气散加减。

藿香 9 克、半夏曲 12 克、陈皮 12 克、竹茹 15 克、蚕沙 15 克、厚朴 9 克、苍术 9 克、茯苓 15 克、苏梗 9 克、桂枝 6 克，3 剂，水煎服。

二诊（2018 年 12 月 27 日）：服药 2 天左右，患者低热渐退，身体困倦解除，略有食欲，精神好转。口不渴，若饮水后反觉口渴。下肢轻度浮肿。

［方药］改用鸡鸣散合半夏厚朴汤，中下分消，以蠲其湿。

姜半夏 12 克、厚朴 9 克、茯苓 12 克、陈皮 6 克、紫苏叶 9 克、木瓜 12 克、苍术 9 克、吴茱萸 3 克、大腹皮 12 克、黄芪 15 克、砂仁 6 克，7 剂。水煎服，每剂煎 240 毫升，分 2 次服。

三诊（2019 年 1 月 3 日）：患者神清气爽，食欲大增，仍饮水后反觉口渴，下肢轻微浮肿。本已于新年前出院，为治疗方便，再次住院调理。

［辨证］患者饮水后反觉口渴，是脾运不利，气化失常之证。

［方药］上方减去吴茱萸、陈皮，加桂枝6克、槟榔6克，7剂。

按：《素问·经脉别论》载："饮入于胃，游溢精气，上输于脾。脾气散精，上归于肺，通调水道，下输膀胱。水精四布，五经并行。"故饮水反渴，是脾不能运，气化不行矣。

案例12

杨某，女，61岁。

初诊（2014年7月22日）：患者低热10余天，伴畏寒，咽喉不适，大便偏干。脉弦，苔白腻。

［辨证］外感夹湿。

［方药］甘露消毒丹合升降散。

白豆蔻9克、藿香9克、黄芩9克、连翘9克、浙贝母9克、射干9克、僵蚕9克、薄荷6克（后下）、栀子6克、大黄9克（后下）、蝉蜕6克、滑石20克，5剂。水煎服，日1剂，分2次服。

二诊（2014年7月29日）：药尽热退，仍咽痛，近2天未大便。舌苔化薄，脉弦。

［方药］上方减滑石，加芒硝6克，6剂。

案例13

有一反复发热患者，间断治疗数月方告愈，记如下。

杨某，男，23岁。

初诊（1988年10月13日）：患者恶寒发热、咽喉疼痛4天，查白细胞：3.4×10^9/L。诊为上呼吸道感染，用吉他霉素、解热剂等治疗，体温波动在37~39℃之间。午后发热，咽痛，不咳，两胁不舒，口甘。咽赤，舌边尖红，苔腻，脉浮弦紧数。

［辨证］湿热喉痹。

［方药］达原饮合青蒿鳖甲汤。

柴胡24克、黄芩12克、知母10克、厚朴6克、槟榔10克、草果6克、甘草6克、青蒿12克、半夏12克、白芍10克、鳖甲10克、大黄3克，3剂，水煎服。

二诊（1988年10月15日）：患者大便畅，色黑，午后仍有发热，伴恶寒头痛。脉弦，苔腻罩褐。

［方药］上方去鳖甲，加羌活 10 克，3 剂。

三诊（1988 年 10 月 18 日）：患者体温有下降趋势，舌脉如前。

［方药］上方加石膏 45 克、桂枝 12 克，2 剂。

四诊（1988 年 10 月 20 日）：患者昨晚体温又升至 39℃，微恶寒，随汗解，脉紧去，口干渴，舌苔黄，今晨觉疲乏。

［方药］改用苍术白虎汤。

石膏 45 克、知母 15 克、苍术 15 克、甘草 6 克、藿香 10 克、薏苡仁 30 克、通草 6 克、滑石 30 克、牛黄退热散（医院制剂）1 克（冲服），2 剂。

五诊（1988 年 10 月 22 日）：患者已 2 天未发热，二便调，乏力，脉弦，苔仍腻。

［辨证］湿热未尽，防其复燃。

［方药］三仁汤加减。

白豆蔻 6 克、薏苡仁 30 克、藿香 10 克、竹叶 10 克、厚朴 6 克、通草 6 克、滑石 20 克、前胡 10 克、桔梗 10 克、甘草 6 克、茯苓 12 克、紫苏叶 6 克、苍术 10 克、白术 10 克，3 剂，水煎服。

暂愈。

六诊（1988 年 12 月 15 日）：距上次发热咽痛不足 2 个月，12 月 6 日患者又见发热、咽喉疼痛，门诊治疗而发热不退，体温逾 39℃，于 12 月 14 日入院。诊为上呼吸道感染。腰酸，眼眶痛，咽部充血。

［方药］达原饮合苍术白虎汤。

柴胡 24 克、黄芩 12 克、知母 10 克、白芍 10 克、槟榔 10 克、厚朴 10 克、草果 6 克、甘草 6 克、半夏 12 克、桂枝 10 克、石膏 45 克、苍术 10 克、青蒿 15 克（后下），4 剂，水煎服。

服药后体温逐渐下降。因白细胞偏低（14 日查白细胞：3.4×10^9/L），西医予升白药物。

七诊（1989 年 1 月 3 日）：距上次发热不足 1 个月，患者又见发热，体温 37.8℃，白细胞：3.0×10^9/L。

［方药］续用上方减桂枝、半夏，服之热退而愈。

八诊（1989 年 1 月 6 日）：考虑患者系湿热体质，反复发病，应予以调理。

［方药］先用三仁汤，祛上焦之湿热。

白豆蔻 6 克、薏苡仁 12 克、竹茹 10 克、厚朴 10 克、黄芩 10 克、滑石 18 克、杏仁 10 克、半夏 12 克、苍术 10 克、陈皮 10 克、通草 6 克，6 剂。

九诊（1989年1月10日）：患者欲"感冒"状，咽不舒。舌边红，舌根苔黄腻。

[方药] 上方剩余2剂，再加入青蒿30克（后下），症即平复。

十诊（1989年1月13日）：继续调理中上焦。

[方药] 改用小柴胡汤加透湿药。

柴胡15克、黄芩10克、半夏10克、太子参12克、葛根20克、藿香10克、青蒿12克、细辛3克、石膏20克，7剂。

十一诊（1989年1月19日）：调理下焦。

[治法] 清热蠲湿。

[方药] 改用加减木防己汤。

防己12克、桂枝10克、石膏20克、黄芩10克、杏仁12克、薏苡仁20克、通草6克、甘草6克、滑石20克，5剂。

十二诊（1989年1月23日）：患者情况明显好转。

[方药] 改用桂苓甘露饮，使残余湿热利之而去。

桂枝10克、石膏20克、寒水石15克、滑石15克、茯苓15克、猪苓10克、泽泻10克、白术12克，7剂。

按：该患者是笔者同事，告知自幼至今，频繁患上呼吸道感染，严重时需住院治疗，年纪轻轻，住院病历甚厚一查，已有十多次记录。1988年10月至1989年1月，不足3个月，已三度发热，皆属湿热，症见咽痛、咽赤，舌红苔腻等。白细胞偏低，病程较长。经笔者上下分消调治后，迄今30余年，已极少外感。

第十五节　五苓散、桂苓甘露饮、柴苓汤、猪苓汤应用

笔者常用由五苓散加味组成的桂苓甘露饮治疗饮热互结证。若是阴虚水热互结，则习用猪苓汤。柴苓汤是小柴胡汤与五苓散合方，用治枢机不利兼有水饮者。

一、五苓散、桂苓甘露饮

（一）方解

五苓散方

猪苓十八铢，去皮　　**泽泻**一两六铢　　**白术**十八铢　　**茯苓**十八铢　　**桂枝**半两，去皮

五苓散是常用苓桂剂之一，主要用于气化不利引起的消渴、小便不利等症。

桂苓甘露饮有多首：刘完素《黄帝素问宣明论方》所载者由五苓散加石膏、寒水石、滑石、甘草而成；张元素《医学启源》较之少石膏一味，曰"治饮水不消，呕吐泻利，流湿润燥，宣通气液，水肿腹胀，泄泻不能止者；兼治霍乱吐泻，下利赤白，烦渴。解暑毒大有神效，兼利小水"；吾师刘渡舟先生使用本方时取五苓散加三石，不用甘草，笔者效之。

据笔者观察，典型的桂苓甘露饮证包括发热而渴、饮水不解、舌苔水滑等。病机为水热互结，气化不利。

（二）临证录验

案例1

刘某，男。神经内科。

［病史］患者因肺部感染，发热、咳嗽、咳痰，对症治疗仍发热不退，邀请会诊。

初诊（2016年7月4日）：患者发热20余天，不恶寒，咳痰不多，腹满，大便稀而不畅。足跗浮肿，脉沉，舌淡，苔白。

［辨证］饮热互结。

［方药］小柴胡汤合桂苓甘露饮。

柴胡 15 克、黄芩 9 克、半夏 12 克、桂枝 9 克、生姜 15 克、茯苓 15 克、白术 12 克、泽泻 15 克、猪苓 12 克、石膏 30 克、寒水石 30 克、滑石 15 克，6 剂。每剂分二服。

案例 2

孙某，男。泌尿外科。

［病史］患者膀胱全切除术后，发热 1 周，体温最高 40℃，邀笔者会诊。

初诊（2012 年 2 月 23 日）：患者发热六七天，昨晚突然高热，体温 40.5℃，伴寒战，倦怠。脉弦，舌淡苔白。

［辨证］水热互结。

［方药］桂苓甘露饮。

桂枝 18 克、茯苓 18 克、猪苓 15 克、泽泻 18 克、白术 18 克、滑石 15 克、石膏 60 克、寒水石 30 克，3 剂。每剂分三服。

二诊（2012 年 2 月 27 日）：24 日患者开始服药，服 3 剂后体温有所降低。现恶心，脉弦无力，舌淡苔白。

［辨证］枢机不利，水热互结。

［方药］柴苓汤。

柴胡 25 克、黄芩 6 克、半夏 12 克、人参 6 克、生姜 30 克、甘草 6 克、桂枝 15 克、茯苓 18 克、猪苓 15 克、泽泻 15 克、白术 15 克、滑石 15 克，5 剂，每剂分三服。

服药后逐日最高体温记录见表 42。

表 42　服药后逐日最高体温记录

日期	2.25	2.26	2.27	2.28	2.29	3.1
体温峰值（℃）	40.5	39.0	38.6	38.4.	37.7	36.9

案例 3

侯某，女，43 岁。

初诊（1998 年 8 月 27 日）：患者反复发热 50 余天。7 月 3 日开始发热，身楚，尿频，月经当至未至。经抗感染治疗后，一度热度减轻，但近半月来复见高热，体温波动在 39℃上下，口干喜饮，热甚时右额作痛。脉沉弦滑，舌淡暗，苔白滑。7 月底曾行经，较以往推迟，8 月 20 日又见下血。

［辨证］发病之初虽值经期且当至未至，但发热期间两度下血，目前无热入血室见证，据舌脉辨为饮热互结。

［方药］桂苓甘露饮。

桂枝12克、茯苓20克、猪苓15克、泽泻12克、苍术12克、滑石15克、石膏60克、知母12克、白茅根15克，4剂。每剂分二服。

热退。

案例4

朱某，男，36岁。肿瘤科。

［病史］非霍奇金淋巴瘤Ⅳ期患者，化疗中，因发热不退，邀请中医会诊。

初诊（1997年1月27日）：患者反复寒战发热4月余，热甚时缘缘面赤，胸膈窒闷，心下痞满，口干欲饮，然多饮则胃脘不舒。舌苔白厚而润，脉弦数，按之不足。

［辨证］水热互结，气化不利。

［方药］桂苓甘露饮。

桂枝12克、白术12克、茯苓15克、猪苓12克、泽泻12克、石膏60克、滑石15克、羚羊角粉0.9克（分3次冲服），4剂。水煎，每剂分三服。

二诊（1997年1月30日）：昨天患者发热始退，今体温不高（此前该科用吲哚美辛退热，每次25毫克，每日2~3次，发热控制不理想）。现仍面赤，口干，已不甚渴。苔白黏，尺肤潮湿，脉芤。

［方药］建议停用吲哚美辛，中药改三仁汤合藿朴夏苓汤。

藿香12克、厚朴10克、半夏12克、茯苓15克、薏苡仁30克、杏仁10克、白豆蔻10克、竹叶12克、滑石15克，5剂。水煎，每剂分2次服。

三诊（1997年2月4日）：患者体温平稳。口黏不爽，胸闷，头晕，口不甚渴，进硬食则胃脘不适。苔白黏，脉弦迟。

［方药］上方加槟榔10克、草果6克、苏梗10克、白芍12克（寓达原饮之意），8剂。水煎，每剂分2次服。

案例5

刘某，男，60岁。呼吸科。

初诊（1993年6月8日）：患者3月5日受凉后咳嗽，随后出现高热，5月31日入院时已发热近3个月，体温39.1℃。诊断为浸润型肺结核（好转期）。抗痨治疗中。现午后体温偏高，38℃左右，微恶寒，干咳，口渴喜饮，然多饮则吐，胃纳可，小便多，大便不干。脉大，按之不足，舌稍红，舌苔白滑。

［辨证］饮热互结。

［方药］桂苓甘露饮。

桂枝12克、茯苓15克、猪苓12克、泽泻12克、白术12克、石膏30克、寒水石30克、滑石30克、杏仁12克，6剂。

二诊（1993年6月16日）：患者体温降低，但停药2天又有反复，午后低热，其他种种不适症状消失。有食欲，仍口干喜饮，尿黄。脉浮大，舌苔白。

［辨证］余邪未尽。

［方药］改三仁汤合竹叶石膏汤。

竹叶15克、杏仁12克、石膏30克、薏苡仁30克、白豆蔻10克、厚朴10克、麦冬18克、桂枝10克、茯苓15克、藿香12克、滑石30克、通草6克，6剂。

三诊（1993年6月22日）：患者体温37℃左右，口干喜饮，余无不适。脉大，舌苔白腻。

［方药］仍以上方出入。

竹叶12克、杏仁12克、石膏30克、薏苡仁30克、半夏10克、厚朴10克、草果6克、桂枝10克、茯苓15克、藿香12克、佩兰10克、白术12克、六一散30克、通草6克，6剂。

四诊（1993年7月1日）：患者体温降至37℃以下，口干。

［方药］上方去半夏、草果，加天花粉12克，6剂。

案例6

王某，男，44岁。骨科转干部病房。

初诊（1995年3月6日）：患者因腰椎管狭窄于3月1日行手术治疗，术后自饮鳖血滋补，遂面赤、身燥、发热5天，午后热度较高，最高体温39℃，现体温38.4℃。不恶寒，汗出，口干不欲饮，纳少，5天未解大便。脉数，舌苔白厚。

［方药］桂苓甘露饮。

桂枝12克、茯苓18克、泽泻12克、白术12克、猪苓12克、石膏45克、滑石15克、寒水石15克，4剂。

2剂体温恢复正常。

按： 本例为湿热而非饮热，尝试用桂苓甘露饮亦效。

案例 7

李某，男，52 岁。烧伤科。

[病史] 患者处于大面积烧伤康复期，目前高热，背臀部大汗出，邀笔者会诊。

初诊（2021 年 12 月 3 日）：患者高热，虽大汗出而身热不退。汗出濡湿衣被，见患者身如水洗，床褥大片湿痕。大便可，小便不利。舌苔薄，脉数。

[辨证] 饮热互结，气化不利。

[方药] 桂苓甘露饮。

桂枝 9 克、茯苓 18 克、猪苓 15 克、泽泻 15 克、白术 15 克、石膏 60 克、寒水石 30 克、滑石 15 克、天冬 15 克、肉桂 3 克，6 剂。

二诊（2021 年 12 月 9 日）：服上方后，患者发热即退。仍汗出较多，小便不利。

[治法] 改用养阴清热、活血渗利法。

[方药] 石膏 60 克、丹参 15 克、玉竹 15 克、天冬 15 克、泽兰 15 克、肉桂 6 克、瞿麦 12 克、车前子 15 克（包），6 剂。

三诊（2021 年 12 月 16 日）：服上方后，患者汗出渐止，小便仍欠畅利。

[方药] 改用猪苓汤合蒲灰散。

茯苓 15 克、猪苓 15 克、泽泻 15 克、滑石 15 克、生蒲黄 12 克、血余炭 9 克、肉桂 6 克、龟甲胶 10 克（烊），7 剂。

四诊（2021 年 12 月 23 日）：服上方后，患者小便畅利，但复自汗出，上半身较多，稍恶风。纳谷不馨。舌苔白，浅痕，脉稍数。

[辨证] 营卫不和。

[方药] 桂枝汤加减。

黄芪 30 克、桂枝 9 克、白芍 12 克、大枣 15 克、丹参 15 克、玉竹 15 克、桑叶 15 克、牡蛎 30 克、焦三仙各 9 克，7 剂。

案例 8

张某，男，35 岁。

初诊（1998 年 12 月 11 日）：患者发热 10 余天，热甚时头痛剧烈，热退后饮食如常，身无所苦。口干喜饮。脉弦，舌稍红，苔白润。

[辨证] 枢机不利，水热互结。

［方药］桂苓甘露饮。

桂枝 12 克、茯苓 15 克、白术 10 克、泽泻 10 克、猪苓 12 克、石膏 30 克、滑石 15 克、寒水石 15 克、羚羊角粉 0.6 克（冲），2 剂。

二诊（1998 年 12 月 13 日）：发热、头痛减轻。

［方药］改用柴胡桂枝汤。

柴胡 12 克、黄芩 10 克、半夏 10 克、石膏 40 克、桂枝 10 克、白芍 25 克、石决明 30 克、甘草 6 克，4 剂。

服药前后逐日最高体温记录见表 43。

表 43　服药前后逐日最高体温记录

日期	12.11（服药前）	12.12	12.13	12.14
体温（℃）	40.0	37.5	37.3	36.8

二、柴苓汤（小柴胡汤合五苓散）

（一）方解

柴苓汤：小柴胡汤与五苓散合方去大枣，出自明代方广《丹溪心法附余》。组成为"柴胡一钱六分、半夏（汤泡七次）七分、黄芩、人参、甘草各六分、白术、猪苓、茯苓各七分半、泽泻一钱二分半、桂五分"，煎时用"水二盏，生姜三片，煎至一盏，温服"。治"发热泄泻里虚者"。

《丹溪心法附余》用于伤寒、温热病、伤暑、疟疾、痢疾等邪在半表半里，症见发热，或寒热往来，或泻泄、小便不利者，有分利阴阳、和解表里之功效。《杂病源流犀烛》用于阳明疟。笔者治枢机不利兼有水饮或湿邪者时用之。

（二）临证录验

案例 9

邵某，男，43 岁。普外科。

初诊（2009 年 9 月 5 日）：患者腹部肿物切除术后，午后发热 10 余天，恶风，时腹满痛，脉稍弦，苔白。

［辨证］湿阻，枢机不利。

［治法］燮理枢机，行气除湿。

［方药］柴苓汤 5 剂。

药后热退。

案例 10

患者，男，70 岁。江苏远程咨询。

初诊（2011 年 2 月 21 日）：患者 10 余天前因"心衰、肺部感染"入院，一度腹泻后出现发热，体温 39℃左右，多种抗生素治疗无效，用吲哚美辛栓后暂时热退。因前列腺增生，排尿困难，持续导尿数日。

［辨证］考虑少阳病，枢机不利，三焦气化失常。

［方药］用柴苓汤。

柴胡 18 克、黄芩 9 克、半夏 9 克、桂枝 12 克、茯苓 15 克、人参 6 克、白术 9 克、甘草 4 克、石膏 45 克、生姜 25 克，2 剂。每剂分三服。

二诊（2011 年 2 月 23 日）：1 剂知，2 剂热退。

［方药］上方柴胡减量，增加通利之品。

柴胡 12 克、黄芩 9 克、桂枝 9 克、茯苓 15 克、白术 9 克、猪苓 15 克、泽兰 15 克、泽泻 12 克、天冬 12 克、石膏 30 克、肉桂 6 克、滑石 15 克，2 剂。每剂分三服。

三诊（2011 年 2 月 25 日）：今拔出导尿管。

［方药］仍用柴苓汤，合入牡蛎泽泻散。

柴胡 12 克、黄芩 9 克、桂枝 9 克、茯苓 15 克、白术 9 克、泽兰 15 克、泽泻 12 克、天冬 12 克、生牡蛎 30 克、天花粉 12 克、肉桂 6 克，3 剂。

四诊（2011 年 3 月 3 日）：患者小便仍点滴难下。

［治法］改用软坚祛瘀之法。

［方药］泽兰 15 克、天冬 15 克、赤芍 12 克、败酱 15 克、炮山甲 10 克、皂角刺 15 克、肉桂 6 克、瞿麦 10 克，2 剂。

五诊（2011 年 3 月 5 日）：小便得通利，但尿涩痛。

［方药］上方加川木通 6 克，2 剂。

案例 11

张某，男，80 多岁。

初诊（2016 年 4 月 22 日）：患者发热四五天，身燥热，欲去衣被，偶恶寒，无咳嗽、咽痛、身痛，浮肿。脉弦结，舌淡苔白厚。

［辨证］心气虚兼水饮证，枢机不利。

［方药］小柴胡汤合五苓散。

柴胡 15 克、黄芩 10 克、党参 10 克、半夏 10 克、甘草 5 克、生姜 5 片、大枣 6 个、桂枝 10 克、泽泻 15 克、猪苓 15 克、茯苓 15 克、生白术 12 克，3 剂。

1 剂热退。

案例 12

刘某，男，76 岁。老年医学科。

［病史］患者因"胸闷、头晕、牙痛 1 周"于 2 月 24 日入院。诊断为冠状动脉粥样硬化性心脏病，不稳定性心绞痛。当天下午请口腔科会诊，行"颌骨牙源性病灶刮治术，微创复杂牙拔除术"，术后常规用甲硝唑、头孢地尼预防感染。3 月 3 日出现发热，伴尿频尿急，但尿常规未见异常。3 月 5 日查白细胞：10.9×10^9/L，中性粒细胞：0.751；C 反应蛋白：93.9mg/L。3 月 6 日复查白细胞：12.7×10^9/L，中性粒细胞：0.785；C 反应蛋白：136.6mg/L。因抗感染治疗无效，邀笔者会诊。

初诊（2022 年 3 月 9 日）：患者发热 1 周，午后体温较高，伴恶寒、食欲差，大便少，小便不畅（有前列腺增生史，昨晚因排尿困难留置导尿管）。脉浮弦促，舌淡苔白稍厚。

［辨证］少阳病合并太阳蓄水（枢机不利，气化不行）。

［方药］柴苓汤。

柴胡 18 克、黄芩 9 克、半夏 9 克、人参 9 克、生姜皮 9 克、大枣 15 克、桂枝 9 克、茯苓 15 克、猪苓 12 克、泽泻 12 克、白术 9 克、白豆蔻 9 克，6 剂，水煎服。

服药 3 剂，体温渐降至正常。

按：此例血象符合感染，怀疑尿路感染或拔牙后感染，但无证据，对症治疗亦无效。中医辨证论治，甫一服，翌晨体温即降至 37℃ 以下，午后虽仍发热，但逐日降低，经三四日而愈。

该患者心脏瓣膜有赘生物，最后诊为亚急性细菌性心内膜炎、前列腺增生症。

三、猪苓汤

（一）方解

少阴病，下利六七日，咳而呕渴，心烦不得眠者，猪苓汤主之。

（319）

若脉浮，发热，渴欲饮水，小便不利者，猪苓汤主之。（223）

猪苓汤方

猪苓去皮　茯苓　阿胶　泽泻　滑石各一两

方证病机：阴虚水热互结。

主证：咳、呕、心烦、渴、不眠、小便不利、舌红无苔而水滑。

（二）临证录验

案例 13

曲某，女，80 多岁。干部病房。

[病史] 因患者发热，伴咳嗽、咳痰，小便失禁，邀笔者会诊。

初诊（2020 年 3 月 23 日）：患者发热四五天，午后体温较高（昨晚39℃，今晨38℃），无明显恶寒，周身痛，口干，不欲食，无恶心呕吐，小便不利且失禁。憋气，时咳白痰，长期不寐。脉促，舌胖色黯，舌面偏两边有少许薄白苔。

[辨证] 阴虚，饮热互结。

[方药] 猪苓汤。

猪苓 15 克、茯苓 15 克、泽泻 12 克、滑石 15 克、白芍 12 克、麦冬 15 克、生地 15 克、龟甲胶 12 克（烊化），7 剂。每剂分二服。

热退，小便较畅利。

按：医院药房无阿胶，笔者以龟甲胶代之，阴虚者尤宜。

案例 14

黄某，女，82 岁。

初诊（1998 年 8 月 6 日）：患者于 4 天前空调取冷后，出现咳嗽，发热。干咳无痰，不恶寒，口干不欲饮。平素经常心烦不寐。舌红无苔，脉弦数。

[辨证] 素体阴虚火旺，虽受外寒，已从阳化热。

[方药] 猪苓汤合白虎汤。

猪苓 12 克、茯苓 12 克、阿胶 12 克、滑石 15 克、黄芩 10 克、石膏 30 克、知母 12 克、杏仁 12 克、炙枇杷叶 10 克、芦茅根各 15 克、甘草 6 克，2 剂，水煎服。

服药前后逐日最高体温记录见表 44。

表 44　服药前后逐日最高体温记录

日期	8.5（服药前）	8.6	8.7	8.8
体温（℃）	38.4	38.2	37.6	37.0

二诊（1998 年 8 月 8 日）：患者热退。

［方药］改养阴清肺汤药善后。

沙参 15 克、麦冬 12 克、地骨皮 12 克、天花粉 12 克、浙贝母 10 克、银柴胡 12 克、知母 12 克、杏仁 12 克、炙枇杷叶 10 克、桑叶 10 克、白薇 10 克，6 剂，水煎服。

案例 15

王某，女，76 岁。骨科。

初诊（2004 年 11 月 9 日）：患者腰椎管狭窄术后 10 天，发热 5 天，午后热度较高，舌痛，口渴，小便不利（甫手术后小便尚利，几天后渐不利）。胃脘痞满，饮食后痞甚。脉弦，舌红少苔。

［辨证］阴虚，水热互结（水痞证）。

［方药］猪苓汤合导赤散。

猪苓 12 克、茯苓 12 克、泽泻 10 克、滑石 15 克、竹叶 10 克、甘草梢 6 克、生地 12 克、黄连 8 克、阿胶 12 克（烊）、佛手 10 克、枳壳 10 克，5 剂，水煎服。

二诊（2004 年 11 月 15 日）：药后患者热退，舌痛减轻，脘痞愈，仍小便不利。

［方药］予猪苓汤加黄连、肉桂、瞿麦、天花粉、牡蛎、车前子、血余炭。又服数剂而愈。

按：《伤寒论》244 条"太阳病，寸缓、关浮、尺弱，其人发热汗出，复恶寒，不呕，但心下痞者，此以医下之也……渴欲饮水，少少与之，但以法救之。渴者，宜五苓散"。心下痞而渴欲饮水、小便不利者，刘渡舟先生称之为"水痞"，适用五苓散。

水痞特点，渴欲饮水，虽饮入而渴不解，其痞益甚。本例亦见心下痞、小便不利，但系阴虚而水与热结，故用猪苓汤，阳明起手三法之一也。

案例 16

王某，女，76 岁。

［病史］患者因"尿急、尿痛 10 天"于 2 月 25 日入院。近期发热不退，

邀请会诊。

初诊（2006年3月16日）：患者发热10天，伴恶寒，口干，尿频，面目及下肢浮肿。脉细弦，舌胖色红，苔少。

［辨证］阴虚，水热互结。

［方药］猪苓汤。

猪苓12克、茯苓12克、泽泻10克、阿胶10克（烊）、滑石20克、生地15克、白薇10克、金银花10克，5剂，水煎服。

二诊（2006年3月19日）：已服3剂，患者浮肿、尿频减轻，体温有所下降，仍在38℃左右。自汗恶风，脉细，舌胖色红，少苔。

［方药］前方继续服用，另加桂枝汤调和营卫、益气固表。

桂枝10克、白芍10克、黄芪30克、附子10克、甘草6克、大枣6个、生姜2片，5剂。与前方交替服用。

热退。

案例 17

徐某，女。肿瘤科。

初诊（2015年7月17日）：患者反复发热月余，午后至夜间体温较高，可达39℃至40℃，不恶寒，无汗，口渴，尿频，胃纳好，大便平素偏干。脉弦细，舌红苔少有裂。

［辨证］据口渴、尿频和舌象辨为阴虚，水热互结。

［治法］用养阴清热利水法。

［方药］猪苓汤合白虎汤。

猪苓15克、茯苓15克、泽泻15克、滑石20克、银柴胡15克、生地30克、石膏90克、知母15克，4剂。日三服。

二诊（2015年7月21日）：上方服1剂即退热，口渴减，仍尿频。脉细，苔少。

［方药］清热药减量，续用之。

猪苓15克、茯苓15克、泽泻15克、滑石20克、银柴胡12克、生地30克、石膏60克、知母12克、天花粉15克，6剂。日二服。

案例 18

张某，男，78岁。

初诊（2017年6月14日）：患者老伴来门诊代诉病情求治。患者发热月余，不恶寒，现住某医院，未查出发热原因，予以物理降温。口苦口干，多恶梦，呓语，出现幻觉，足软，不能行走。脉弦细，舌红无苔水滑（照片）。

［辨证］阴虚，水热互结，心神失养。

［治法］养阴清热利水。

［方药］拟猪苓汤。

猪苓12克、茯苓12克、泽泻12克、滑石15克、阿胶10克（烊化）、煅龙骨30克、煅牡蛎30克，3剂。

二诊（2017年7月6日）：患者坐轮椅来诊，诉服前方后即已退热，出院。现精神差，多梦，有幻觉。饮食、二便可，站立行走困难。脉弱，苔白。

［辨证］年老精衰，神魂失养。

［方药］柴胡加龙骨牡蛎汤收摄之。

柴胡9克、黄芩6克、桂枝9克、茯苓12克、党参9克、半夏9克、生姜12克、大枣15克、生龙骨30克、生牡蛎30克，7剂。

三诊（2017年7月26日）：上方服14剂。患者幻觉明显减轻，能部分自理，心智亦改善（老伴训练其100连续减7）。大便偏干。

［方药］上方加大黄3克、磁石30克、菖蒲9克，7剂。后用补肾法调理。

按：该例老年患者，发热月余，伴有幻觉等精神症状。据舌象先用猪苓汤，加入龙骨、牡蛎摄其神魂（《神农本草经》谓龙骨主"鬼注，精物老魅"，牡蛎主"惊恚怒气"）。热退后，续用柴胡加龙骨牡蛎汤调其神，以补肾填精善其后。

第十六节 麻黄杏仁薏苡甘草汤、加减木防己汤、麻黄连轺赤小豆汤应用

一、麻黄杏仁薏苡甘草汤

（一）方解

麻黄杏仁薏苡甘草汤方

麻黄去节，半两，汤泡　甘草一两，炙　薏苡仁半两　杏仁十个，去皮尖

上锉麻豆大，每服四钱匕，水盏半，煮八分，去滓，温服。有微汗，避风。

《金匮要略》载："病者一身尽疼，发热，日晡所剧者，名风湿。此病伤于汗出当风，或久伤取冷所致也。可与麻黄杏仁薏苡甘草汤。"

今所称痹证，在《金匮要略》中见于"痉湿暍病脉证治""中风历节病脉证并治"等篇，《说文解字》载："痹，湿病也。"笔者见到风寒夹湿者常应以此方，不限于痹证，既可见一身尽痛，亦有身不痛而困者，需凭病史、舌、脉用药。

（二）临证录验

案例 1

樊某，男。干部病房。

[病史]患者发热 1 周余，伴咳嗽、咳痰，体温 39℃，无寒战。有慢性肾功能不全史。邀请会诊。

初诊（2012 年 2 月 8 日）：患者发热七八天，稍恶寒，咳嗽，痰较多，纳呆。脉浮弦，舌胖，苔白腻。

[辨证]风寒夹湿外感。

[方药]麻杏薏甘汤。

麻黄 9 克、桂枝 9 克、杏仁 12 克、薏苡仁 30 克、甘草 9 克、芦根 25 克、白豆蔻 15 克，3 剂。每日 1 剂，分三服。

服药前后逐日最高体温记录见表 45。

表 45 服药前后逐日最高体温记录

日期	2.7（服药前）	2.8	2.9	2.10
体温（℃）	39.0	38.2	37.4	<37.0

按：本例咳白痰较多，身不痛而苔白腻，虽非湿痹，亦外感引致寒湿痰证。方中本有杏仁，恰合此用。

案例 2

陈某，男，71 岁。眼科。

[病史] 患者左视网膜中央静脉栓塞，因发热邀笔者会诊。

初诊（2004 年 3 月 30 日）：患者发热 3 天，体温 38.8℃，头、身痛，无汗，咽干且痛。苔白稍腻，咽稍赤。

[辨证] 喉痹（外感风寒夹湿）。

[方药] 麻杏薏甘汤。

麻黄 6 克、杏仁 12 克、薏苡仁 15 克、甘草 5 克、羌活 10 克、苏叶 10 克、桔梗 10 克、黄芩 12 克、连翘 12 克、芦根 15 克，4 剂。

按：咽干、咽痛、咽稍赤，系寒湿束表，郁热内生，非焮红属热者可比，治当解表为主，稍佐清热。

案例 3

李某，女，33 岁。

初诊（2019 年 11 月 6 日）：患者低热，身楚，倦怠。

[辨证] 风寒夹湿。

[方药] 麻杏薏甘汤。

麻黄 9 克、杏仁 9 克、薏苡仁 15 克、苏叶 12 克、炙甘草 6 克，1 剂，分 3 次服。

二服愈，其子亦同病，将余药予服，亦愈。

按：该药 1 剂当时仅 4.46 元，且愈 2 人。笔者向以为医者之能事，在于用简单方便之法解决问题……

案例 4

郗某，男，65 岁。

初诊（2019 年 9 月 1 日）：患者发热、恶寒、身热、肢节痛，苔白厚。

[辨证] 外感风寒夹湿。

［方药］麻黄汤与麻杏薏甘汤合方。

麻黄9克、桂枝9克、杏仁9克、炙甘草6克、薏苡仁15克、防己12克。3剂热退。

二诊（2019年10月16日）：患者再次出现上述症状。

［方药］炙麻黄9克、桂枝9克、杏仁9克、炙甘草6克、薏苡仁15克、防己12克、苏叶12克（后下），5剂。

因使用炙麻黄，发汗力馁，故再加苏叶。

三诊（2019年10月23日）：患者仍肢节疼痛。

［方药］改用麻杏薏甘汤合加减木防己汤。

麻黄6克、桂枝9克、杏仁9克、炙甘草6克、薏苡仁15克、防己12克、石膏30克、滑石15克、通草6克，5剂。

二、麻杏薏甘汤与加减木防己汤合用

（一）加减木防己汤方解

加减木防己汤出自《温病条辨·中焦篇》，系由《金匮要略·痰饮咳嗽病脉证并治》木防己汤化裁而来，变治支饮剂为疗湿热痹方。

《金匮要略》云："膈间支饮，其人喘满，心下痞坚，面色黧黑，其脉沉紧，得之数十日，医吐下之不愈，木防己汤主之。"

方用："木防己三两　石膏十二枚，鸡子大　桂枝二两　人参四两。"

吴鞠通于此方减去人参，加杏仁、薏苡仁、滑石、通草宣气祛湿，为加减木防己汤（辛温辛凉复法）："防己（六钱）　桂枝（三钱）　石膏（六钱）　杏仁（四钱）　滑石（四钱）　白通草（二钱）　薏仁（三钱）。水八杯，煮取三杯，分温三服。见小效不即退者，加重服，日三夜一。"

吴鞠通曰："暑湿痹者，加减木防己汤主之。"自注云："此治痹之祖方也。"然后据风、湿、寒、热之孰胜，再事加减。

尝见恩师以此方疗热痹，笔者学之。临床见湿热痹阻，常以麻杏薏甘汤与加减木防己汤合方加减。

（二）临证录验

案例5

吴某，女，46岁。

［病史］患者因"发热、四肢酸痛 40 天"于 1994 年 11 月 25 日入院。

初诊（1994 年 12 月 14 日）：患者于 1994 年 10 月中旬沐浴当风，遂发热。初按感冒治疗，用解热剂、物理降温不效。多方求医，而发热不止。西医诊断为变应性亚败血症（现称成人斯蒂尔病），在当地多所医院反复使用过多种抗生素，罔效，惟用解热剂及激素后体温可暂降一时。遂来京求治。至今已反复发热 2 月余，体温通常在 38℃以上，甚则超过 39℃，伴有恶寒，肢节、肌肉烦痛，纳差，恶心，神倦，耳聋，大便不畅，数日一行。脉缓，苔腻罩褐。

［辨证］风湿内郁化热证。

［治法］风湿相搏，法当汗出而解。

［方药］观其湿热合邪而湿重于热，故用《金匮要略》麻杏薏甘汤加味，其中麻黄用量为 6 克。

二诊：服药 1 周，患者体温渐降至 38℃以下，精神好转，略有食欲。然下肢仍恶风，两腿肌肉酸痛，舌苔白厚，脉同前。

［辨证］辨证谅无大错，因何难取全功？必是病久邪气深伏，非大剂不可发越之。

［方药］改用麻杏薏甘汤与《温病条辨》加减木防己汤合方化裁。

麻黄 15 克、杏仁 12 克、薏苡仁 30 克、木防己 15 克、石膏 45 克、桂枝 12 克、茯苓 20 克、苍术 15 克、炙甘草 10 克，4 剂。

服 1 剂后，周身漐漐汗出，觉两膝渐渐似有冷风外冒，翌日体温即降至 37℃以下。药尽，两腿已不感酸痛，饥而欲食，舌苔化薄，中后部仍较厚，脉濡缓。上方小其剂继用 3 剂，痊愈出院。

按：此本汗出当风，伤于风湿之证，初起湿郁肌表而发热，可一汗解之。即《金匮要略》所云"风湿相抟，一身尽疼痛，法当汗出而解"，"病者一身尽疼，发热，日晡所剧者，名风湿。此病伤于汗出当风，或久伤取冷所致也，可与麻黄杏仁薏苡甘草汤"。然而患者反用物理降温等法，冰伏寒凝，致湿热郁伏不解。

初辨证无误而疗效欠佳，是病重药轻，遂重用麻黄，加强发越之力，则 1 剂热退，数剂之后，痼疾得瘳。由是知理、法、方、药诸环节不可或缺也。

又及，笔者以麻黄发汗解表，一般用量在 9 克上下；用于痹证，用量酌加，为 12~15 克；用于中风痿躄，如续命汤，可逐渐增至 20~30 克。

案例 6

孙某，男。皮肤科。

[病史]患者因"皮肤鳞屑样红斑 13 年，加重伴关节疼痛 5 个月"住院，确诊为关节炎型银屑病。入院后间断高热，体温最高达 39.5℃。邀笔者会诊。

初诊（2015 年 3 月 24 日）：患者有银屑病史 10 余年，现多关节肿痛，以膝踝关节为著，妨碍行走。反复发热，伴恶寒。脉弦，舌红，苔白。皮损处色红。

[辨证]湿热痹阻。

[方药]麻杏薏甘汤合加减木防己汤。

麻黄 9 克、杏仁 12 克、薏苡仁 30 克、防己 12 克、桂枝 12 克、石膏 60 克、甘草 6 克、滑石 15 克、通草 6 克、忍冬藤 30 克，5 剂。每剂分二服。

二诊（2015 年 4 月 8 日）：前方共服 12 剂，患者发热、关节肿痛均减轻。仍时有发热，无规律，热度一般不高，发热时伴关节疼痛，可自行退热。脉弦，舌红，苔白。皮损已见好转。

[方药]续用前方，加入知母、赤芍，寓有桂枝芍药知母汤之意。

麻黄 9 克、杏仁 12 克、薏苡仁 30 克、防己 12 克、桂枝 12 克、石膏 45 克、六一散 20 克、通草 6 克、忍冬藤 30 克、知母 12 克、赤芍 12 克，10 剂。每日 1 剂，分二服。

热退，关节肿痛明显好转。

案例 7

陈某，女，69 岁。

[病史]患者发热 1 个半月，考虑柯萨奇病毒感染。查：红细胞沉降率 83~110mm/h，C 反应蛋白 70.4mg/L。对症治疗（吲哚美辛栓等）效差，邀笔者会诊。

初诊（2002 年 3 月 28 日）：患者肢体疼痛 2 个多月，低热 1 个半月。现午后发热，不恶寒，多关节疼痛，以两膝为著。口干，纳少。脉浮弦，按之不足；舌苔白厚。

[辨证]湿热痹。

[方药]①新达原颗粒（医院制剂）：1 袋，每日 3 次。

②加减木防己汤合薏苡仁汤。

桂枝 12 克、防己 10 克、寒水石 30 克、薏苡仁 20 克、杏仁 10 克、苍术 15 克、秦艽 10 克、独活 10 克、茯苓 15 克、忍冬藤 20 克、甘草 6 克，6 剂。

每剂分二服。

服药前后逐日最高体温记录见表 46。

表 46　服药前后逐日最高体温记录

日期	3.28	3.29	3.30	3.31	4.1	4.2	4.3	4.4
体温峰值（℃）	38.0	37.5	38.1	37.4	37.8	36.4	36.9	36.4

案例 8

潘玉芬，女，60 岁。

初诊（2001 年 3 月 5 日）：药物性肝硬化、系统性硬化症患者，昨起发热，伴恶寒，周身不舒，原有下肢疼痛亦加重，口干，咽喉不适，有痰。苔白少津，脉弦。

［辨证］外感风寒夹湿。

［方药］麻杏薏甘汤合加减木防己汤。

麻黄 6 克、杏仁 12 克、薏苡仁 30 克、桂枝 10 克、防己 10 克、茯苓 30 克、石膏 30 克、滑石 15 克、通草 6 克、甘草 6 克，4 剂，水煎服。

服药前后逐日最高体温记录见表 47。

表 47　服药前后逐日最高体温记录

日期	3.5（服药前）	3.6	3.7	3.8	3.9	3.10
体温（℃）	39.0	38.9	38.8	37.8	38.0	36.7

案例 9

张某，男，23 岁。

［病史］专科拟诊为急性风湿热。

初诊（2010 年 10 月 22 日）：患者发热，稍恶寒，身痛二三日，肢节烦痛，不得伸曲转侧，行走困难。脉弦数，苔白厚。

［辨证］湿热痹证。

［方药］麻杏薏甘汤、加减木防己汤合方。

麻黄 12 克、杏仁 15 克、薏苡仁 30 克、防己 12 克、桂枝 15 克、苍术 15 克、石膏 30 克、甘草 6 克，3 剂。

2 剂知，3 剂已。

三、麻黄连轺赤小豆汤

（一）方解

麻黄连轺赤小豆汤方

麻黄二两，去节　赤小豆一升　连轺二两　杏仁四十个，去皮尖　大枣十二枚
生梓白皮一升　生姜二两，切　甘草二两，炙

主治："伤寒瘀热在里，身必发黄。"

笔者常用治湿热郁表，见有种种皮损者。

（二）临证录验

案例 10

王某，男。皮肤科。

［病史］红皮病型银屑病患者，反复发热 2 月余。12 月 3 日起再次出现发热，体温 38.7℃。邀请会诊。

初诊（2011 年 12 月 5 日）：细询之，患者病起于醉卧被风。前医在上次发热时曾用清热祛湿中药 2 周，一度有效，但药未尽又见发热，皮肤红痒而热，但头汗出，身无汗。脉弦，舌红，苔白。

［辨证］湿热郁遏于表。

［方药］麻黄连轺赤小豆汤。

麻黄 12 克、连翘 12 克、杏仁 12 克、赤小豆 30 克、桑白皮 30 克、浮萍 12 克、甘草 6 克、生姜 30 克，5 剂。每日 1 剂，分三服。

二诊（2011 年 12 月 12 日）：服上方后，患者虽未得汗，而发热渐退，皮肤红、肿、痒明显减轻，肤色由深红转浅红，日间瘙痒减轻，夜间犹痒。脉弦，舌稍胖，色红，苔白。

［方药］续用前法，酌加麻黄用量。

麻黄 15 克、连翘 15 克、杏仁 12 克、赤小豆 30 克、桑白皮 30 克、浮萍 12 克、甘草 6 克、生姜 30 克，7 剂。每日 1 剂，分三服。

热退，皮肤红痒减轻。

案例 11

尹某，女，7 岁。儿科。

初诊（2002 年 11 月 7 日）：患儿发热，起风团。

［辨证］湿热郁表。

［方药］麻黄连翘赤小豆汤。

麻黄 4 克、连翘 12 克、赤小豆 15 克、桑白皮 12 克、杏仁 10 克、甘草 4 克、荆芥 10 克、防风 10 克、浮萍 6 克、白茅根 30 克、地肤子 10 克、赤芍 10 克，4 剂。每剂分二服。

服上方第 1 剂，发热、风团未减，续服之。自服第 2 剂始，风团渐消退，发热亦退。

第十七节　其他

一、其他方剂应用案例

案例 1

晏某，男。心内科。

[病史] 患者持续低热近半个月，体温在 37.3~37.8℃间波动，无咳嗽、咳痰。过敏体质，对花粉、烟尘、青霉素、阿奇霉素及磺胺类药物过敏。邀中医会诊。

初诊（2012 年 1 月 12 日）：患者因心悸就诊，发现体温偏高 10 余天，有情志不遂史，口苦、纳减。脉弦结，舌淡苔白。

[辨证] 气郁，枢机不利。

[方药] 柴胡加龙骨牡蛎汤。

柴胡 15 克、黄芩 9 克、桂枝 9 克、茯苓 15 克、党参 12 克、半夏 12 克、龙骨 30 克、牡蛎 30 克、甘草 6 克、生姜 15 克，5 剂。每剂分二服。

服 2 剂热退。大便频，咽干，予沙参麦冬汤善后。

按：柴胡加龙骨牡蛎汤内寓桂甘龙牡汤镇惊安神，柴胡剂又能解郁，故此例情志不遂而心悸脉结，正合用之。

案例 2

陈某，男，48 岁。

初诊（2001 年 4 月 9 日）：患者因"左面颊肿胀 2 个月，发热伴声嘶 15天"于 4 月 5 日入院。现为午后发热，可自行退热。

[辨证] 发颐，热毒结聚。

[方药] 普济消毒饮。

柴胡 18 克、黄芩 12 克、僵蚕 12 克、蝉蜕 12 克、姜黄 6 克、大黄 2 克、连翘 12 克、桔梗 10 克、升麻 12 克、浙贝 12 克、石膏 30 克、甘草 6 克、天花粉 15 克、薄荷 8 克（后下），6 剂。每剂分 3 次服。

热退，颐肿亦减轻。

服药前后逐日最高体温记录见表 48。

表 48　服药前后逐日最高体温记录

日期	4.8（服药前）	4.9	4.10	4.11
体温（℃）	38.0~38.8	38.6	37.6	36.8

案例 3

张某，男，青年。血液科。

[病史] 贫血患者，患肠激惹综合征，反复下利，邀请会诊。

初诊（2012 年 1 月 18 日）：患者下利多年，缘于 2 年半前暑季饮冷之后，近期渐消瘦，乏力，平素喜肉食。脉弦无力，舌苔白薄。

[辨证] 厥阴下利。

[方药] 乌梅丸。

乌梅 12 克、黄柏 9 克、人参 9 克、桂枝 9 克、附子 9 克、当归 6 克、黄连 9 克、干姜 6 克、川椒 6 克、细辛 3 克，7 剂。每剂分二服。

二诊（2012 年 1 月 29 日）：患者下利，服乌梅丸有效。现发热 1 周，不恶寒，身热，近 2 天为高热，不欲食。舌红，苔黄。

[方药] 上方加柴胡 18 克，7 剂。热退。

按：病在厥阴，有胜复之机。服乌梅丸后发热，乃正气来复可与邪气一搏之象。然阳复太过，加柴胡疏解之。

案例 4

王某，男。神经内科。

[病史] 患者于半年前开始反复左侧肢体无力，言语謇涩，头晕，逐渐进展至左侧肢体不遂，并反复发热 4 月余。邀中医会诊。

初诊（2006 年 5 月 8 日）：患者昏睡有鼾声，呼之能应，项强，肢体僵硬，身热汗出。体温 38~39℃。寸口脉右浮弦数，左细数，俱按之无力。苔白稍厚。呼吸机辅助呼吸。

[辨证] 热伤气阴，动风，有欲脱之虞。

[方药] 用引火归元法，参合陈士铎引火汤、张锡纯既济汤、郑钦安封髓丹等方。

熟地 60 克、山茱萸 30 克、龟板 15 克、巴戟天 15 克、天冬 20 克、五味子 10 克、茯苓 30 克、苏子 15 克、砂仁 5 克（后下）、肉桂 5 克、羚羊角粉 0.6 克（冲），5 剂，水煎服。

二诊（2006 年 5 月 15 日）：上方服 2 剂热退。

［方药］续用上方出入调理。

案例5

张某，女，63岁。

［病史］患者诊断为骨髓增生异常综合征（MDS），化疗中，因反复发热，请中医会诊。

初诊（2006年7月20日）：患者反复发热3月余，伴恶寒，呕恶，小腹不舒，泄泻日十余次，为稀水样便。舌暗红，苔白，脉细数。

［辨证］中气下陷，阴火偏亢。

［治法］甘温除热。

［方药］综合小柴胡汤、理中汤、升阳散火汤等方。

黄芪30克、升麻6克、葛根30克、柴胡15克、黄芩10克、党参15克、焦白术12克、炮姜10克、防风10克、白芍12克、甘草6克，6剂，水煎服。

服药次日即泻止热退。

案例6

孙某，男，72岁。

［病史］缺血性心脏病、心房纤颤、心衰Ⅱ级、脑出血、脑水肿患者。因发热不退，邀笔者会诊。查：白细胞13.7×10^9/L，中性粒细胞0.696。

初诊（1997年7月4日）：患者发热9天，体温波动在38~39℃之间，不恶寒，无咳嗽、咽痛，腹无满痛。神识不爽，面赤，入夜躁扰不宁。舌红无苔，有芒刺，脉参伍不调。

［辨证］阴虚火旺，心肾不交。

［方药］黄连阿胶汤。

黄连6克、黄芩6克、阿胶15（烊）克、白芍12克、鸡子黄2枚，4剂。依法调剂。

二诊（1997年7月7日）：患者体温降至正常，神识稍清，能正确回答问题。仍舌红少苔而燥。

［方药］改一甲复脉汤。

生地15克、麦冬15克、白芍12克、生牡蛎30克、石斛12克、黄连6克、阿胶15（烊）、茯苓12克、菖蒲10克、远志10克、五味子6克、肉桂1克，8剂，水煎服。

案例 7

石某，女，78 岁。干部病房。

初诊（2010 年 2 月 10 日）：肺炎、呼吸衰竭患者，气管切开术后。神昏，发热，痰多色黄，时抽搐，或数日不便，或一日数行，腹满，脉弱。

［辨证］痰热动风。

［治法］清热、化痰、息风。

［方药］苇茎汤、升降散、定志丸合方。

芦根 20 克、冬瓜仁 20 克、桃仁 12 克、菖蒲 10 克、远志 10 克、人参 6 克、茯苓 15 克、僵蚕 10 克、蝉蜕 10 克、生姜 10 克、羚羊粉 0.6 克（冲服，前 3 剂加服），7 剂。

服药次日抽搐止，发热渐退，停用抗生素。

案例 8

夏某，男，17 岁。

［病史］患者 2020 年 8 月间左膝外伤，伤口感染后出现发热，在当地（江苏）对症治疗（抗生素、伤口处理等），发热反复不退，午后体温较高，可达 38~39℃。通过北京亲友与笔者联系远程会诊。

初诊（2020 年 11 月 11 日）：患者述午后发热，左膝灼热。照片示左膝伤处已形成瘢痕，仍有肿胀，舌中部白苔较厚。

［辨证］单膝肿胀，类鹤膝风，亦可参考疮疡论治。

［方药］先予柴胡桂枝汤与白虎汤合方加减（寓桂枝芍药知母汤、加减木防己汤之意）。

柴胡 24 克、黄芩 9 克、半夏 12 克、桂枝 9 克、白芍 9 克、知母 12 克、石膏 45 克、生姜 15 克、防己 12 克、甘草 6 克，3 剂。每剂分 3 次服。

患者家长记录：11 月 12 日 12：30 第 1 次服药，18：00 体温升至 37.5℃，须臾汗出而降至 37℃以下。夜间二度盗汗，小便偏黄，大便干。13 日 13：00 体温 37.2℃，随即汗出而降至 36.9℃。14 日 2：00 体温 35.9℃。14、15 日白天体温 36.8~37.2℃，子夜至清晨体温 36.1~36.6℃，二便正常，食欲较好。已于 16 日出院。16、17 日体温 37℃上下，最高 37.5℃。

二诊（2020 年 11 月 18 日）：患者体温趋于正常，溲黄、便干已恢复正常，舌苔化薄，左膝皮温仍略高。

［方药］续用四妙勇安汤合四神煎加减。

黄芪 20 克、金银花 20 克、当归 20 克、玄参 20 克、远志 20 克、陈皮

20 克、甘草 10 克，6 剂。

患者家长记录：19~21 日，午后体温最高 37.3℃，一般可自行汗出退热。22 日后，体温正常。

三诊（2020 年 11 月 25 日）：患处红肿减轻，皮温稍高。

[方药] ①内服：四神煎。

黄芪 20 克、金银花 20 克、石斛 20 克、牛膝 20 克、远志 20 克、知母 12 克、甘草 10 克，6 剂。

②外用：栀子 15 克、黄柏 20 克、连翘 20 克、芒硝 15 克，6 剂。水煎取汁湿敷患处。

痊愈。

案例 9

高某，女，58 岁。

初诊（2011 年 12 月 14 日）：患者自 11 月 23 日起高热，后为午后低热至今。咳嗽，气喘，白痰，恶寒，肢节痛，头痛。脉浮细，右脉按之细弦。舌痕苔白。

[辨证] 寒饮射肺。

[方药] 小青龙汤。

麻黄 9 克、细辛 6 克、干姜 9 克、五味子 6 克、桂枝 9 克、半夏 12 克、白芍 9 克、茯苓 15 克、甘草 9 克，3 剂，水煎服。

二诊（2011 年 12 月 17 日）：患者药后咳喘减轻，身痛亦减，体温略降（由 37.6℃降至 37.4℃），仍畏寒。脉细缓，舌苔白。

[方药] 上方续服 4 剂。

三诊（2011 年 12 月 21 日）：患者体温降至 37.1℃以下，喘平，咽喉如有痰状。

[方药] 改用半夏厚朴汤合桂枝加厚朴杏仁汤善后。

案例 10

李某，女。泌尿外科。

初诊（1989 年 4 月 14 日）：患者右肾肿瘤切除术后 3 个月，近半月来发热，初有恶寒，口苦。现心下胀满疼痛，憋气，恶心，吐痰白黏，不思食，午后发热，大便偏干。脉沉，苔白。

[辨证] 小结胸证。

[方药] 柴胡陷胸汤。

柴胡 24 克、黄芩 10 克、瓜蒌 45 克、半夏 12 克、黄连 10 克，3 剂，水煎服。

二诊（1989 年 4 月 17 日）：患者心下按之已软，憋气、脘痞减轻，仍痰多，发热。脉弦微滑，苔白。

［方药］蒿芩清胆汤。

柴胡 24 克、黄芩 15 克、青蒿 15 克（后下）、半夏 15 克、陈皮 12 克、竹茹 12 克、枳实 15 克、茯苓 20 克、瓜蒌 30 克、牡蛎 45 克、苏子 6 克、甘草 6 克，6 剂，水煎服。

热退。

案例 11

熊某，女，22 岁。某医院血液科。

［病史］患者因反复发热住院治疗，多项免疫指标异常，考虑系结缔组织病（具体诊断待定），给予对症治疗，但 10 余天热仍不退。正值 SARS 流行期间，邀笔者会诊。

初诊（2003 年 3 月某日）：患者体温 39℃ 以上，身热面赤，不恶寒，舌红少苔，脉细数，皮疹色红。

［辨证］属血热证。

［方药］犀角地黄汤加减。

生地 30 克、丹皮 10 克、赤芍 12 克、知母 12 克、石膏 30 克、紫草 12 克，3 剂，水煎服。

未料到 1 剂退热。

二诊（2003 年 4 月 5 日）：患者反复皮疹，色红。月经逾期未至。舌脉同前。

［辨证］血分瘀滞证。

［治法］拟凉血活血祛风。

［方药］生地 30 克、当归 15 克、桂枝 10 克、赤芍 12 克、川芎 10 克、丹皮 15 克、桃仁 10 克、红花 10 克、紫草 12 克、炒芥穗 10 克、防风 10 克、甘草 10 克、生制首乌各 15 克、白蒺藜 12 克、皂角刺 15 克，7 剂，水煎服。

三诊（2003 年 9 月 9 日）：患者特来门诊相告，数月来未再发热，但皮疹反复，且值机升空时易发，只好脱离空乘岗位。

案例 12

韩某，男，64 岁。消化科。

［病史］患者因"呃逆1周，发热、呕恶8小时"于2月16日入院。胃镜示：多发溃疡。

初诊（1998年2月17日）：患者发热，呃逆频作。舌苔厚腻，脉弦数。

［辨证］呕而发热，少阳阳明合病。

［方药］小柴胡汤合半夏泻心汤。

柴胡12克、黄芩10克、黄连6克、半夏10克、干姜6克、竹茹10克、甘草6克、党参12克、煅瓦楞子12克，2剂。

服药前体温38~39.1℃，一服呃逆止，次日热退。

案例13

毕某，男，8岁。

初诊（1998年1月13日）：患者发热4天，体温＞39℃，咽痛，轻咳，额头、眉棱骨痛，胃脘痛，纳差。脉细，舌苔厚。面见白斑，平素经常胃痛，纳差。

［辨证］外感风寒化热。

［方药］患者素有胃疾，故小柴胡汤、麻杏甘石汤、保和丸杂合以治。

柴胡12克、黄芩10克、白芷8克、杏仁10克、麻黄6克、石膏15克、甘草6克、白芍10克、连翘8克、青蒿10克、芦根12克、金银花8克、焦三仙各8克，2剂。

二诊（1998年1月15日）：服药当晚，患者热退，诸症减轻，仍有额头、眉棱骨及胃痛。

［方药］改升麻葛根汤合保和丸。

升麻6克、葛根12克、白芍12克、甘草6克、白芷6克、杏仁10克、金银花10克、连翘10克、前胡8克、芦根15克、焦三仙各8克，3剂。

二、疑难发热

有些疑难发热辨治颇为棘手，常规思辨似难取效，抑或病患之特殊性使然。须调整思路，反复尝试，然终受个人学识所局限。

案例14

郭某，男，40岁。

［病史］患者因"发热待查"入院，后拟诊为柯萨奇病毒感染。查：红细胞沉降率127mm/h，C反应蛋白123.3mg/L，骨髓穿刺呈感染相（中性粒细

胞核左移、中毒颗粒等）。因发热经久不退，邀请会诊。

初诊（2002 年 8 月 30 日）：患者发热 50 天，初颈部淋巴结肿大，经治不愈，现寒热往来，一日二三度发，纳减，呕恶，大便偏稀。脉浮弦数，舌苔白滑。

［辨证］湿热蕴结证。

［方药］达原饮加茵陈、葛根，7 剂。每日三服。

二诊（2002 年 9 月 6 日）：患者体温偶尔降至 38℃以下，发热时仍颈部淋巴结肿痛。纳差，舌苔白。

［方药］改用甘露消毒丹。

白豆蔻 10 克、藿香 10 克、茵陈 15 克、浙贝 10 克、连翘 10 克、菖蒲 10 克、射干 10 克、滑石 15 克、僵蚕 10 克、茯苓 15 克、寒水石 20 克、薄荷 9 克（后下）、焦三仙各 10 克、诃子 10 克，6 剂。每剂分 2 次服。

三诊（2002 年 9 月 11 日）：患者仍寒热往来，寒轻热亦轻，寒甚热亦重，退热时伴大汗出。热甚时稍头痛，近经常便秘。脉弦，苔白。

［辨证］阳微结。

［方药］予柴胡桂枝干姜汤加石膏、五味子，10 剂。

四诊（2002 年 9 月 24 日）：上方服之似有效，患者体温有时降至 37.5℃左右，但 21 日断药，次日体温复升。

［方药］上方续用 7 剂。

热度变化：8 月 21 日~30 日（中医介入之前）：体温 39℃上下，最高40.5℃。

8 月 31 日~9 月 30 日（中医介入）：体温 37.1~40.1℃。服药后逐日最高体温记录见表 49。

表 49　服药后逐日最高体温记录

日期	8.31	9.1	9.2	9.3	9.4	9.5	9.6	9.7	9.8	9.9	9.10	9.11	9.12	9.13	9.14
体温峰值（℃）	40.3	38.6	38.7	37.8	38.5	38.2	39.4	38.7	40.1	39.1	38.0	39.0	39.6	38.6	39.0

日期	9.15	9.16	9.17	9.18	9.19	9.20	9.21	9.22	9.23	9.24	9.25	9.26	9.27	9.28	9.29
体温峰值（℃）	39.6	38.1	37.1	38.5	38.4	37.6	37.2	38.5	38.3	38.1	37.8	38.4	37.4	39.0	38.8

五诊（2002年10月1日）：患者发热已近3个月，先用达原饮、甘露消毒丹，继用柴胡桂枝干姜汤，可减轻发热程度，缩短发热持续时间，但午后和清晨仍恶寒发热，持续两三个小时后，可自行汗出热退。述每次发热前阴囊冷甚。脉弦，苔白。

［辨证］少阳厥阴两感。

［方药］柴胡桂枝汤合当归四逆加吴茱萸生姜汤。

柴胡15克、黄芩10克、桂枝10克、天花粉15克、当归10克、吴茱萸3克、白芍10克、人参6克、五味子6克、甘草6克、生姜15克、大枣20克，7剂。每剂水煎分2次服。

热退。

按：本例治疗殊为不易。前四诊皆未抓住关键，疗效似有若无。五诊因其所述"发热前阴囊冷甚"（患者此前未言及，笔者亦诊察不细），方知需从厥阴入手，幸中肯綮。

案例 15

丁某，女。

初诊（2002年12月9日）：患者发热月余，自11月6日开始发热，初伴恶寒。现午后发热，体温可达40.5℃，伴胸闷，一度出现下肢红斑。心电图、X线片、B超等检查未见异常；红细胞沉降率：46mm/h，C反应蛋白增高。脉滑数，舌苔腻。

［辨证］湿热证。

［方药］达原饮5剂。

二诊（2002年12月13日）：服上方未效，患者舌脉同前。

［方药］上方加僵蚕、蝉蜕、白豆蔻，5剂。

三诊（2002年12月17日）：患者舌苔较前略化薄，服第一剂时曾有汗出，仍发热。

［辨证］考虑湿热郁遏较甚。

［方药］①改用麻杏薏甘汤合加减木防己汤。

麻黄8克、杏仁15克、薏苡仁30克、桂枝10克、石膏30克、防己10克、滑石15克、通草6克、甘草6克，3剂。每剂分三服。

②续用达原饮合升降散。

柴胡25克、厚朴10克、槟榔10克、草果10克、黄芩12克、知母15克、白芍12克、青蒿15克、藿香15克、僵蚕10克、蝉蜕10克、甘草6克，4剂。

每剂分三服。

四诊（2002年12月24日）：患者舌苔化薄，发热渐退，午后体温仍稍高，可达37.7℃。舌根部苔仍腻。

［辨证］湿热已松动。

［方药］改用甘露消毒丹。

白豆蔻10克、藿香10克、青蒿10克、厚朴10克、菖蒲10克、薏苡仁20克、杏仁10克、竹叶12克、半夏10克、茯苓15克、连翘15克、浙贝10克、滑石15克，6剂。每剂分二服。

五诊（2003年1月3日）：患者3天前体温已降至正常。于12月28日月经来潮，痛经，一度体温偏高，随经血下而热自已。此次月经量多，有块。近日颜面出现红色粟粒样皮疹，无痛痒。舌尖红，有瘀点。

［方药］嘱清淡饮食，另以凉血散瘀方善后。

当归10克、赤芍15克、紫草10克、荆芥穗12克、升麻6克、葛根15克、柴胡10克、淡豆豉12克、薄荷6克（后下），6剂。

嘱下次行经前1周服加味逍遥丸。

按：治疗近1个月，随着月经来潮，身热先扬继退而净，方知此虽表现为湿热，亦"热结血室"之类。而邪结血分，其出路或下血、衄血，或以皮疹透出。

案例16

患者儿子记录：

张某，女，57岁。

［病史］患者因"间断腹痛伴肉眼血尿5年，再次加重"于2014年2月17日入院，住某医院肾病科。2008年，患者感冒后出现腹痛，右上腹为重，伴肉眼血尿，有腰痛，伴发热，体温最高到39℃，有畏寒、寒战，就诊于某医院，诊断为肾囊肿破裂，给予莫西沙星、云南白药治疗好转；之后2010年、2011年反复发作。2014年2月14日劳累后再次出现腹痛，伴腹胀、恶心、呕吐，发热，体温最高到39℃，2月17日就诊于某医院急诊。查血常规提示白细胞：14.89×10⁹/L，中性粒细胞：0.872；尿常规显示尿潜血（+++），尿蛋白（+++），白细胞（+++），镜检满视野白细胞；双肾超声提示双侧多囊肾。入院后静脉滴注注射用头孢哌酮钠舒巴坦钠3克，每12小时一次，抗感染，患者体温下降。为进一步治疗于2月20日入住某医院肾病科。

［治疗］入院后给予注射用头孢哌酮钠舒巴坦钠1.5克，每8小时一次，

仍有间断高热，体温最高达 40℃，并多次出现寒战（每次持续时间约 1 小时）。其后，先后使用注射用亚胺培南西司他丁钠、莫西沙星、注射用替考拉宁等抗生素进行抗感染治疗，同时使用人血白蛋白、脂肪乳等增加身体营养，病情未见明显好转。3 月 11 日，开始增加中药进行治疗，后高热得到控制，基本维持在 37℃左右，3 月 28 日病情基本稳定后出院，出院后继续服用中药治疗，同时辅以保胃、保肝等西药。

中医会诊记录：

张某，女，57 岁。

[病史] 系多囊肾、反复泌尿系感染患者，反复发热、尿血。近又发热 20 余天，住某医院，经用注射用美罗培南等多种抗生素治疗无效，同时使用利尿剂、抗凝剂等对症治疗。

初诊（2014 年 3 月 11 日）：患者反复发热 20 余天，发热时或伴寒战，恶心呕吐，不欲食，脘腹疼痛，口干。发病初曾有尿灼，现已无涩痛，尿色深黄，近日呈暗红色（自己形容咖啡色），浑浊，置之有沉淀物。脘腹按之满硬且不适，脉弦细，舌淡，苔白。

[辨证] 少阳阳明兼太阳蓄血。病涉中下二焦，因腹满痛，不能食，当治中焦为主。

[方药] 用大柴胡汤，再合入核桃承气汤、桂枝茯苓丸、薏苡附子败酱散兼治下焦。

柴胡 24 克、黄芩 9 克、半夏 12 克、枳实 12 克、白芍 12 克、生姜 15 克、桂枝 9 克、茯苓 15 克、桃仁 12 克、大黄 6 克、败酱草 15 克、薏苡仁 30 克，3 剂。每剂分 3 次服（1 剂后另加三七粉 9 克冲服）。

二诊（2014 年 3 月 16 日）：服上方后，患者脘腹疼痛、呕恶减轻，食欲改善，脘腹扪之已不痛，稍韧，仍午后发热，13 时许体温 39℃左右，少腹不适，小便自利，呈暗红色。脉细弦，舌淡苔白。

[辨证] 少阳证兼膀胱蓄血。

[治法] 中焦证减，再治下焦为主。

[方药] 小柴胡汤合猪苓汤、蒲灰散。

柴胡 15 克、黄芩 6 克、半夏 9 克、党参 9 克、生姜 15 克、猪苓 12 克、茯苓 12 克、泽泻 12 克、滑石 12 克、阿胶珠 6 克、生蒲黄 9 克、白茅根 30 克、三七粉 9 克（冲），6 剂。每剂水煎 240 毫升，每次 120 毫升，日三服（每天 1 剂半）。

三诊（2014 年 3 月 20 日）：服上方后，患者午前体温基本正常，午后仍有发热，或伴寒战，体温多在 37.7℃ 以下，尿色变浅，精神饮食改善，脘腹觉舒。16：00 赴诊途中，闻之正发寒战，家人失措，笔者期其战汗而解，但仅战栗半小时而止，体温升至 38℃（以往寒热往来时恶寒一般持续 1 小时）。脉细弦数，舌淡苔白薄。

　　[辨证] 正气不足，不得战汗而解。

　　[方药] 改用小柴胡合五苓散。

　　柴胡 18 克、黄芩 6 克、半夏 9 克、人参 6 克、生姜 15 克、猪苓 12 克、茯苓 12 克、泽泻 12 克、桂枝 9 克、赤芍 9 克、生蒲黄 9 克、白茅根 30 克、三七粉 9（冲），7 剂。每剂水煎 240 毫升，每次 120 毫升，每日三服（每天 1 剂半）。

　　四诊（2014 年 3 月 25 日）（电话）：现患者体温多在 37.3℃ 以下，精神饮食好，尿色、各项血尿检查指标均改善，西医停用抗生素，拟观察 2 天于周五（28 日）出院。另诉近日脘腹又感不适，烧心。

　　[方药] 四逆散合左金丸。

　　柴胡 15 克、半夏 9 克、白芍 12 克、枳实 9 克、黄连 6 克、吴茱萸 3 克、煅瓦楞子 15 克、茯苓 15 克、甘草 6 克，7 剂。每剂水煎分二服。

　　五诊（2014 年 4 月 1 日）（已出院）：脘腹时痛，尿浊。脉细，舌淡。

　　[方药] 大柴胡汤合五苓散。

　　柴胡 12 克、半夏 9 克、白芍 9 克、枳实 9 克、生姜 15 克、桂枝 9 克、生白术 12 克、茯苓 15 克、猪苓 12 克、泽泻 12 克、黄芪 15 克，7 剂。每剂水煎分二服。

　　六诊（2014 年 4 月 8 日）：患者病情趋于平稳。

　　[治法] 健脾以善后。

　　[方药] 参苓白术散。

　　人参 6 克、半夏 9 克、白术 12 克、茯苓 15 克、莲子 12 克、竹茹 12 克、炙甘草 6 克、砂仁 6 克（后下）、焦三仙各 9 克，7 剂。每剂水煎分二服。

　　按：此后复发次数减少。若复发，多用三诊方（柴苓汤加减）应对有效。

下篇 ｜ 急重症

中医不是慢郎中，中医人不能仅满足于疑难杂症，还要在大病重症方面多下功夫，发挥应有作用。

笔者多年来经常参与院内、外一些急重症的会诊工作，通过中西合作抢救了不少病患，积累了不少的工作经验。

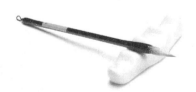

第一节　心衰

一、关于心衰病名

中医以往多将心功能衰竭诊为心悸（怔忡）、喘证、水肿，临床一般诸证候先后或同时出现。《黄帝内经》提出了与心衰有关的临床表现，如惊悸、喘满、足胫肿，甚则腹大、颈脉张而动等。如《素问·逆调论》曰："夫不得卧，卧则喘者，是水气之客也。"《素问·水热穴论》曰："水病，下为胕肿大腹，上为喘呼不得卧者，标本俱病。"《灵枢·胀论》曰："心胀者，烦心短气，卧不安。"

中医古籍中已有"心衰"一词，但一般泛指心之阳气不足，与现代概念并不相同。如《备急千金要方·心脏门》曰"心衰则伏"，《圣济总录·心脏门》曰"心衰则健忘，心热则多汗，不足……惊悸恍惚"，《张氏医参七种》曰"心主脉，爪甲色不华，则心衰矣"等。

可以借鉴现代医学的认知来了解心衰。任继学先生在《悬壶漫录》中就心衰病概念、辨证论治加以阐述[1]。王永炎、沈绍功主编的《今日中医内科》亦以心衰作为病名[2]。

《中医内科疾病诊疗常规》[3]将心衰定义为：心衰指因心病日久，阳气虚衰，运血无力，或气滞血瘀，心脉不畅，血瘀水停，以喘息心悸、不能平卧、咳吐痰涎、水肿少尿为主要表现的脱病类疾病。

二、《伤寒杂病论》中有关心衰证治

中医古籍不但对心衰的症状和病机作了描述与分析，更是记载了丰富的治疗经验。

《伤寒论》对多种心悸、心下悸按病机不同分立治法，如对心阳受损所致心悸、烦躁、惊狂、奔豚等，分别施以桂枝甘草汤、桂枝甘草龙骨牡蛎汤、桂枝去芍药加蜀漆牡蛎龙骨救逆汤、桂枝加桂汤；对水气上逆，凌犯心阳者，用苓桂术甘汤、茯苓甘草汤、茯苓桂枝甘草大枣汤；对心阴阳两虚所致脉结代、心动悸者，用炙甘草汤，等等。"辨少阴病脉证并治"则专论邪犯足少阴肾和手少阴心的病证及其诊治。

《金匮要略》亦有痰饮、水气、惊悸等篇，涉及与心衰有关的病脉证治。如《金匮要略》曰："心水者，其身重而少气，不得卧，烦而躁，其人阴肿。"

经方中有许多方剂可用于心衰的辨证论治，如桂枝甘草剂、苓桂剂、附子剂、四逆汤类，等等。

以桂枝甘草剂、苓桂剂为例。《素问·生气通天论》曰："心者，生之本，神之变也……为阳中之太阳，通于夏气。"心主血脉与神志，均与阳气的主导功能有关。不论何种原因伤伐心之阳气，如发汗太过、过服苦寒、禀赋虚弱、年老阳虚等，均可导致心阳虚而生心悸，表现为叉手自冒心、体疲无力、少气懒言、脉来缓弱等，可用桂枝甘草汤治疗。甚者心神不敛，心悸而烦躁者，用桂枝甘草龙骨牡蛎汤。若心阳不振，兼有水饮邪气凌犯心阳者，可见气从心下上冲心胸，从而出现心悸胸满、短气眩晕、脉沉弦、舌苔水滑，治当温养阳气、降逆平冲，方用苓桂术甘汤。

活血化瘀法仅是临床治疗心脏病的常用方法之一。而心"为阳中之太阳"，治疗心阳不足、水气冲逆的心脏病，常用苓桂术甘汤，乃是"温药和之"之法。

刘渡舟教授总结苓桂术甘汤的加减方法有：兼心神浮越而惊悸恐怖者，加龙骨、牡蛎以潜敛之；兼痰湿内盛者，合二陈汤以化痰；兼水冒清阳而眩晕重者，加泽泻利水；兼虚阳上浮而面热、心烦者，加白薇以清虚热；兼心血不续而脉结代者，合生脉饮；兼肾不纳气而少气喘息者，加五味子、紫石英；兼血压偏高者，加牛膝；若阳虚水泛严重，见畏寒肢冷、下肢浮肿、大便溏泄者，必与真武汤合用。[4]

三、心衰辨治之常与变

心衰为本虚标实之证，其基本病机是心气亏虚，瘀血阻滞，水液蓄留。临床一般以温阳益气、活血利水为基本治法。然病有新久，邪分寒热，正邪虚实之间，又当权衡标本缓急，审度处方用药，不可囿于一法。

（一）常

心脏病演变过程（曾学文《心脏病证治》[5]）

心气虚 → 心血瘀 → 心水肿 →　心厥脱

　↑　　　　↑　　　　↑　　　　　↑

（益气）　（活血）　（利水）　（温阳、固脱）

案例 1

孙某，女，72 岁。

初诊（2010 年 6 月 11 日）：患者因喘息、憋气、下肢浮肿就诊。活动气短，口唇轻度紫绀，足胫浮肿，小便少。脉参伍不调，舌暗苔白。诊为心衰，房颤、胸腔积液。

［辨证］按心阳不足、悬饮论治。

［方药］方用苓桂术甘汤合生脉散加葶苈子，7 剂。

药后喘平肿消。

患者信佛，心态较平和。此后 10 年，每因心衰加重，即来就医，服几剂中药后可以暂时缓解。

2021 年 3 月底又因心衰加重入院，虽经利尿、抗心衰治疗数日略有减轻，仍憋喘不得卧、心悸、面肢浮肿、下肢肿甚。虽使用利尿剂，尿量仍偏少，且口干。要求中医会诊。

会诊（2021 年 4 月 1 日）：除上述症状外，患者脉弱而参伍不调，舌质淡暗，苔白少津。

［辨证］心气虚衰，水饮上凌。

［方药］生脉饮合苓桂术甘汤。

人参 9 克、麦冬 15 克、五味子 6 克、桂枝 9 克、茯苓 15 克、白术 12 克、葶苈子 12 克、大枣 15 克、炙甘草 6 克、生姜 15 克、砂仁 6 克（后下），6 剂。每剂浓煎为 200 毫升，分 2 次温服。

复诊（2021 年 4 月 7 日）：患者喘势平，心悸减，浮肿消退。唯下肢感觉沉滞无力。

［方药］再以上方酌减其量，加黄芪 15 克，带药出院。

（二）变

心衰治法因脏腑阴阳气血之偏颇、邪气属性及邪正消长而相殊。例：从胃论治、从肾论治……

即便是用益气、活血、利水之常法，亦有心、肺、脾、肾之侧重，如下案。

案例 2

宋某，女，74 岁。

初诊（2014 年 2 月 12 日）：患者有风心病史数十年，联合瓣膜病变，心功能不全，曾于10年前行二尖瓣瓣膜置换术。一度症状改善，但近年来，心悸、憋喘、胸痛反复发作，常因劳累、情志因素而诱发。其发病特点：虽亦气短、心悸，而每以心下痞、腹胀满为苦，甚则不能俯仰，妨碍饮食，或面目下肢浮肿。近日操劳，又见胸痛、憋闷、心悸，不得平卧，心下满，稍食犹甚，下利。脉弦结，舌淡胖，苔白。

［辨证］心衰、胸痹，证属心脾阳虚，水气凌心。

［治法］温阳利水，和胃降逆。

［方药］苓桂术甘汤合旋覆代赭汤加减。

桂枝12克、茯苓30克、白术15克、半夏12克、党参9克、生姜30克、葶苈子12克、甘草6克、代赭石30克（先煎）、三七粉6克（冲），5剂。水煎服，每日1剂，分2次服。

二诊（2014年2月18日）：患者胸痛、心悸减轻，活动仍可诱发胸痛或憋胀，仍有心下满、下利。脉弦，苔淡黄。

［方药］上方去葶苈子、三七，加赤石脂30克、旋覆花10克、砂仁9克，7剂。

三诊（2014年2月25日）：患者病情稍平稳，犹食后脘痞、逆气、心悸，胸部时有憋痛，尿频。下利止，但大便不畅。脉弦，舌淡苔黄。

［方药］改用苓桂术甘汤合平胃散，心胃同治。

苍术12克、厚朴9克、陈皮9克、泽泻12克、桂枝12克、茯苓18克、生白术15克、半夏12克、甘草6克、生姜30克、甘松9克，7剂。

四诊（2014年3月4日）：患者脘痞减，心悸、胸憋亦减轻。

［方药］上方加减善后。

按：该例心衰常表现为心脾阳虚，且以脾虚不运为重，每年数次发病，多以苓桂剂合厚姜半甘参汤或旋覆代赭汤加减取效。至今病情尚平稳。

笔者曾撰写《心衰救治三则》[6]，所举案例侧重于"变"。现将原案例列于下，并附有近年来经治案例作为补充。

案例3——至虚有盛候，亟当去菀陈莝

胡某，男，40岁。

［病史］患者因"反复发作劳力性心慌气短27年，加重伴发热咳嗽7天"于1990年2月2日入院。诊断为风湿性心脏病、联合瓣膜病变、心房纤颤、心衰Ⅲ级。患者已因心衰加重反复住院多次，病情日渐危笃。

初诊（1990年6月15日）：患者形消面黧，喘不得卧，躁不得安，烦渴嗜冰，小便不利，大便干结艰涩，腹大如鼓，从心下至少腹扪之坚，舌苔浊腻，脉细弦而参伍不调。虽经强心、利尿等治疗，病情不见好转。日用呋塞米200~400毫克，静脉注射，但尿少、喘憋、浮肿益甚。

［辨证］患者心阳衰微，体内浊饮泛滥，不仅支结心膈，凌犯心阳，且壅滞三焦，关门不利，已成关格之危证。此至虚盛候，一般温阳化饮法恐无济于事，亟当去菀陈莝。

《金匮要略》曰："支饮胸满（《医宗金鉴》作腹满）者，厚朴大黄汤主之。"

《温病条辨》曰："湿热久羁，三焦弥漫，神昏窍阻，少腹硬满，大便不下，宣清导浊汤主之。"方用："猪苓五钱，茯苓五钱，寒水石六钱，晚蚕沙四钱，皂荚子三钱，去皮。"

［方药］拟《温病条辨》宣清导浊汤合《金匮要略》厚朴大黄汤加减。

猪苓12克、茯苓皮20克、寒水石20克、蚕沙15克、槟榔15克、大腹皮15克、枳实10克、厚朴10克、半夏10克、藿香10克、佩兰10克、大黄10克（后下），2剂。

二诊（1990年6月18日）：服药后，患者大便得行而犹不畅，坚腹稍松而仍满，喘悸稍平，浊苔略化，矢气频频。

［方药］考虑药已中病，继用前方。

大黄加至12克，另加桂枝10克、滑石20克，2剂。

三诊（1990年6月20日）：患者大便畅利，尿量增加（利尿剂减量），肠鸣知饥，悸烦已平，大腹较前松软，心下稍坚，脉细结，苔薄腻。

［辨证］三焦略畅，饮结心下，正如《金匮要略》所言"膈间支饮，其人喘满，心下痞坚，面色黧黑"是也。

［方药］用木防己汤加减。

木防己12克、桂枝12克、石膏20克、茯苓20克、生姜10克、厚朴10克、人参10克、芒硝6克，4剂。

服药后，患者病情稍趋平稳。数月后，患者因肠梗阻行手术治疗，后因呼吸循环衰竭，终至不治。

按：此例以《黄帝内经》作理论指导。《素问·汤液醪醴论》对"津液充郭"诸证，采用开鬼门、洁净府、去菀陈莝之法，即所谓"必齐毒药攻其中"。此例遵"急则治其标"之训，用去菀陈莝之法，而尚能解一时之危。然前提是正气虽微而犹存，倘已至"神不使"之境地，必"形弊血尽而功不立"矣。

心衰是正虚邪盛之证，扶正祛邪为常规之法，然有时邪势急迫，逐邪亦能存正，此例即是。去年又治一年届期颐患者（见大柴胡汤案例16），患肺部感染、心衰伴腹满便秘，亦用去菀陈莝法（以大柴胡合葶苈大枣泻肺汤通腑泻肺）取一时之效。

心衰虽以虚损为本，而正虚之地便是留邪之所，有时祛邪即所以护正。有报道朱戊嵩用大柴胡汤加味（加芒硝、红参、葶苈子）治疗肺心病心衰30例，疗程为1个月，结果痊愈2例，显效18例，好转10例。[7]

案例4——亡阴莫扶阳，救液亦能救心

李某，女，63岁。

[病史]先天性心脏病（房缺）患者，常因外感或劳累诱发胸闷、心悸。近因"胸闷气促1个月，加重2天"于1997年4月23日入院，诊断为先天性心脏病（房间隔缺损）、心衰Ⅲ级、心律失常（频发多源室早、室上速，阵发房颤，完全性右束支传导阻滞、Ⅰ度房室传导阻滞）、肺部感染，予强心、利尿、抗感染、抗心律失常等治疗。6月3日因再次着凉，致病情加重。

初诊（1997年6月9日）：患者外感后发热1周（体温38.7℃），诉头痛、周身不适，阵咳，时呕逆。素有胸闷、心悸、气短，现愈发加重，不得平卧。脉细而促，舌绛紫无苔。

[辨证]此系太少两感，但非足少阴之阳虚寒盛，而为手少阴之气阴两虚，且邪热入里与水互结为患。《伤寒论》319条："少阴病，下利六七日，咳而呕渴，心烦不得眠者，猪苓汤主之。"此例与之证虽不尽相同而病机略近。

[方药]猪苓汤。

猪苓12克、泽泻10克、阿胶15克、茯苓15克、滑石12克、黄连10克、玉竹12克、生地30克，2剂。

二诊（1997年6月11日）：药后，患者头痛、身楚减轻，体温降至37.2℃，但日前因室上速发作一度大汗出，现额上犹汗出如珠，悸闷息促，舌脉如前。

[辨证]其水热互结之势虽缓，而亡阴之虞犹存。

[方药]拟一甲复脉汤合竹叶石膏汤加减。

牡蛎40克、麦冬30克、五味子10克、生地15克、竹叶12克、石膏30克、山萸肉10克、人参6克、知母12克、白芍12克、炙甘草6克，2剂。

三诊（1997年6月20日）：药后患者汗敛神安，喘悸略平。口角糜烂，

夜寐欠安，舌暗红无苔，脉细。

［治法］仍用育阴清热法善后。

经中西合作，患者病情渐趋平稳，于7月2日好转出院。

按： 吴鞠通《温病条辨》云："热邪深入，或在少阴，或在厥阴，均宜复脉。"此例外感引发内伤，手少阴心素有之气阴两虚为外邪劫伤而益甚，故先用猪苓汤育阴清热利水，解其水热互结；继见阴液有消亡之势，遂不用回阳救逆之常法，而参考吴鞠通下焦温病治法，施以育阴救液之一甲复脉汤，并合入《伤寒论》治疗余热未清、气虚津伤之竹叶石膏汤，取得满意疗效。

辨治心衰，温阳蠲饮固然常用，而育阴利水亦不能忽视。西医治疗心衰，利尿剂几乎必用，利尿的同时，经常会伤及人体津液，导致阴虚水停的局面。

案例5——附外院会诊悬饮、心衰1例

宋某，男，94岁。

［病史］患者反复胸腔积液，西医考虑肺部感染、心力衰竭，用抗生素、利尿剂等治疗，并控制入量。后经某院结核病专家会诊后予抗痨治疗，四联用药（无结核感染证据，属诊断性治疗）。

初诊（2014年3月7日）：患者低热，有痰，喘息，神疲乏力，口干，下肢肿胀，有瘀色，按之如泥。每天16：00给予利尿剂后，至子夜前排尿五六次。寸口脉弦而无力，趺阳脉大，少阴脉可及；舌胖色红少苔乏津。两侧胸腔积液，少量心包积液。

［辨证］阴虚停饮，谅与长期使用利尿剂、抽取胸水不无关系。

［治法］育阴利水。

［方药］猪苓汤。

猪苓15克、茯苓15克、泽泻15克、滑石15克、阿胶10克（烊），5剂（后2剂加入赤芍9克、肉桂3克）。

建议停用抗痨治疗（意见被采纳）。服用中药后，减少利尿剂用量。

二诊（2014年3月11日）：服上方后，患者尿量有所增加，大便通畅，精神、饮食改善。后2剂加入肉桂、赤芍后，稍感燥热。寸口脉弦，按之无力，尺弱，少阴脉微，负于趺阳；舌胖，苔少乏津。胫部浮肿减轻，足跗肿甚。

［辨证］肾精匮乏。

［治法］补肾固本，滋阴降火。

［方药］予引火汤合知柏地黄汤。

熟地24克、茯苓15克、山药30克、山茱萸18克、泽泻12克、巴戟天12克、麦冬12克、五味子6克、肉桂6克、砂仁6克、盐知母6克、盐黄柏6克，6剂。

三诊（2014年3月18日）：病趋好转。

［治法］续用补肾法。

［方药］济生肾气汤。

熟地24克、茯苓15克、山药30克、山茱萸18克、泽泻12克、肉桂6克、附子6克、车前子10克，7剂。

四诊（2014年3月25日）：患者浮肿减轻，尿量不多。西医认为出量不足，又加用利尿剂，胫部足跗浮肿反加重，口干，舌胖色红少苔乏津，寸口脉弦，按之无力，少阴脉可及，趺阳较前减弱。

［方药］仍用初诊之猪苓汤7剂。好转出院。

按：该病例救治成功后，一直间断服用中药调理，身体状况不错。2019年因癌症去世时，已近百岁。

案例6——新寇宜急逐，祛邪即可匡正

刘某，男，12岁。儿科。

［病史］患儿因"发热5天，加重伴咽痛、咳嗽1天"于1993年12月6日住院。诊为化脓性扁桃体炎、肺炎，予抗感染治疗。7日夜间始出现高热，体温39℃左右，阵发性胸闷、憋喘，伴面色青紫。听诊：心音低钝，左下肺细湿啰音。X线检查示：左下肺有片状阴影，心影向两侧扩大，心/胸比例增大，右前斜位心缘食管压迹。心电图示：窦性心动过速，ST-T改变。超声心动图示：左室侧壁及室间隔中下段运动减弱，左心功能不全。查：白细胞12×10^9/L，中性粒细胞0.88，淋巴细胞0.12；心肌酶谱异常；红细胞沉降率90mm/h。考虑并发心肌炎、心衰Ⅲ级，予持续低流量吸氧、静滴能量合剂及果糖二磷酸钠注射液等，但病情无起色。邀笔者紧急会诊。

初诊（1993年12月10日）：患儿发热9天，午后热甚，不恶寒，咳嗽，胸闷气短，乏力明显，稍动则喘促汗出，口干不欲饮，不思食，精神委顿，面垢，舌苔厚而浊腻，脉数，轻取则濡，重按则弦。

［辨证］上中二焦湿热弥漫，心气有暴虚之忧。

［方药］仿效湿温论治，予三仁汤加减。

杏仁 12 克、白豆蔻 10 克、生薏苡仁 30 克、厚朴 10 克、半夏 12 克、滑石 30 克、竹叶 12 克、菖蒲 10 克、茯苓 15 克、连翘 15 克、浙贝 10 克、藿香 12 克、佩兰 12 克、芦根 20 克，2 剂。少量频服。

二诊（1993 年 12 月 12 日）：患儿体温降至 37℃左右，舌苔仍厚腻。

［方药］考虑其湿热固结较甚，改用达原饮合升降散加减。

柴胡 12 克、槟榔 10 克、厚朴 10 克、黄芩 10 克、知母 10 克、生白芍 10 克、草果 6 克、僵蚕 10 克、蝉蜕 8 克、菖蒲 10 克、藿香 12 克、佩兰 12 克、生薏苡仁 20 克、蚕沙 12 克、前胡 10 克、甘草 6 克，3 剂。

三诊（1993 年 12 月 14 日）：患儿体温降至 37℃以下，精神好转，汗出减少，略有食欲，活动时仍感气短，舌苔明显化薄，仅舌尖及舌根部呈薄黄腻苔，脉缓。已停吸氧，心电图大致正常。

［辨证］邪气已去大半而心气不足。

［治法］改用扶正祛邪法。

［方药］生脉散合苓桂术甘汤，加入连翘、菖蒲、藿香、佩兰等味。

人参 10 克、麦冬 12 克、五味子 6 克、茯苓 15 克、桂枝 10 克、白术 10 克、炙甘草 6 克、玉竹 10 克、连翘 12 克、菖蒲 10 克、桑白皮 12 克、藿香 10 克、佩兰 10 克、葶苈子 8 克，4 剂。

四诊（1993 年 12 月 17 日）：复查 X 线示：左肺片状阴影消失，心影缩小，心/胸比例基本正常；超声心动图示：室壁运动恢复正常，左心功能未见异常。患儿精神好，能下床活动，舌苔仍腻。

［方药］上方去玉竹、连翘、桑白皮、葶苈子、甘草，加白豆蔻 6 克、竹叶 10 克，4 剂。

五诊（1993 年 12 月 21 日）：患儿心衰纠正，食欲恢复且颇佳，但体温又渐增高，最高达 38.6℃，舌苔转厚。

［辨证］虽心衰纠正，但余热复炽，原因有二：其一是食复，患儿素喜厚味，大病初愈，食欲倍增而未加节制。即《伤寒论》390 条所谓"新虚不胜谷气"也。398 条亦云："病人脉已解，而日暮微烦，以病新瘥，人强与谷，脾胃气尚弱，不能消谷，故令微烦，损谷则愈。"其二是恐与过早补益有关。

［方药］仍用初诊之方 4 剂。

嘱其节制饮食，暂免厚味，以防食复。

服药次日，患儿体温即降至正常。后又以竹叶石膏汤加减数剂善后。1994 年 1 月 8 日出院时，各项检查均恢复正常，随访 2 个月未复发。

按：此例与案例3、案例4不同，患儿素体康健而起病急骤，虽为邪气克伐出现心气暴虚之象，但因邪势急迫，应以祛邪为先，病邪不去，正气难复，故宜单刀直入，不必忧疑。取得初步效果后，因虑其心衰，改用补益为主，加之食补，反助余烬复燃，好在及时改用祛邪方药，未酿成大错，应引以为戒。

四、体会

心衰多因外感诱发或加重，心病患者必须适寒温，慎起居。

要处理好正邪缓急的关系。案例6患者素体康健，其心气暴虚属邪气克伐所致，自当祛邪为先。案例3患者心阳式微，邪饮泛滥，温阳利水乃正治之法，然病已成关格之势，急则治标，亦不得不先去菀陈莝。

治疗心衰重证须中西合作，各发挥其所长。尤其在西医抗心衰治疗效果不佳时，其病机或邪盛正衰，或阴阳失衡，机体对药物的反应性亦差，通过中医辨证论治，祛邪匡正，调理阴阳，在发挥中药效应的同时，也有利于西医治疗措施发挥作用。

虽然现代医学技术发展很快，但在抢救危重症的某些阶段或环节，中医药亦可发挥关键作用，这是不争的事实。中西合作，互相取长补短，有助于提高疗效。

另议：诊疗常规与辨证论治（"随证治之"）的关系

近30多年来，中医学界制定了各科疾病诊疗常规，虽有意义，但同时也可能会在无形中束缚医者的临证思维和方便施法。把常见证候和代表性的治法方药归纳出来是有意义的，但在鲜活的病例面前，一定不要僵化，应懂得变通。

恩师刘渡舟教授在《"辨证论治"的历史和方法》[8]一文中论述了辨证论治的问题，十分透彻，特节录如下。

一部《伤寒论》经过归纳分析研究之后，极为清晰、极为醒目地突出了三个字，也就是证、治、辨而已矣。

方与证的对应，比类相附之际，张仲景慎思之、明辨之，有机地、也很巧妙地揉进了辨析证候的理论与思想方法。它的作用能把僵化的病症，变成了活的灵魂。譬如说在大论中，用一个"发汗后"，从中游离出"恶寒者，虚故也；不恶寒但热者，实也。当和胃气，与调胃承气汤"；"身疼痛，脉沉迟者，桂枝加芍药生姜各一两人参三两新加汤主之"；"汗出而喘，无大热者，可与麻黄杏仁甘草石膏汤"……不一而足，非常丰富，能于指顾之间，辨出了寒、热、虚、实各种证候。

《伤寒论》是辨证的专著之一，一书之中，可分为"主证""兼证""夹杂证""变证"四大类。实际上也就是两类：一叫做系统辨证类，如用六经模式进行辨证；二叫非系统证类，如用误治模式辨误治后的各种变证。

有人问，《伤寒论》辨证之学在那里？我说神出鬼没，变化万千。其重点非止六经，应该落在"变证"上头。一谈到"变证"，大家都认为来自于汗、吐、下的误治，其实大多数是张仲景巧立名目，借水行舟，为了使"辨"活泼泼的来往自在。他神机独运，大显身手，有机地把客观的证和主观上的思维紧紧地拉在了一起，让人开动机器，调动分析能力，经过"春郊试战马，虎帐夜谈兵"一番努力之后，不但使证与方发生了有机的联系，而且由死棋变成为方证的活棋。

张仲景用"辨"运"思"，而用"辨"字打头，所以叫做"辨证论治"。

辨证论治的提出有它的历史根源：神农创造了"药"；伊尹创造了"方"；张仲景则集其大成创造了"辨"。用这种方法看问题，则叫历史唯物主义。

学习辨证论治的方法，当分两步走：第一步叫做继承……第二步叫灵活应用，指的是在大论的方、证归纳与分析研究之下，经过陶冶锻炼，十年磨一剑，达到了融会贯通，能会之以意，与张仲景共呼吸，建立起来自己的辨证方法，如天马行空，独来独往。

以上我所讲的是学习《伤寒论》的方法论。方证相对是讲继承，要突出历史唯物主义；方证之间的内涵，讲的是要突出辨证唯物主义。张仲景强调"平脉辨证"，为《伤寒杂病论》合十六卷。发展了方、证之学，开创了辨证之法，而被后人尊称为医圣。

恩师的教诲，对学生临床思辨能力的建立和充实影响深刻。

作为后学，通过多年临证，笔者体会到经方之良验难以尽言，若欲取效，须谙练经旨，揣摩方义，抓住主证，谨守病机，审度标本缓急，知常达变，勤于实践，方能不断提高。

参考文献

[1] 任继学. 悬壶漫录 [M]. 北京：北京科学技术出版社，1990.

[2] 王永炎，沈绍功. 今日中医内科（上卷）[M]. 北京：人民卫生出版社，2000.

［3］朱文锋. 国家标准应用—中医内科疾病诊疗常规［M］. 长沙：湖南科学技术出版社，1999.

［4］刘渡舟. 伤寒论讲稿［M］. 北京：人民卫生出版社，2008.

［5］曾学文，顾九皋. 心脏病论治［M］. 南京：南京出版社，1991.

［6］高飞. 心衰救治三则［J］. 中国医药学报，2002，17（3）：176-177.

［7］朱戊嵩. 大柴胡汤加味治疗慢性肺心衰30例［J］. 湖南中医杂志，1994，10（6）：27.

［8］刘渡舟. "辨证论治"的历史和方法［J］. 北京中医药大学学报，2000，23（2）：1-2.

第二节　重症肺炎

以下重症肺炎案例均为西医治疗未效者，经笔者辨证论治后，案例1扭转病势进展，案例2、3转危为安，最终皆获愈。

案例1——肺气壅闭（支原体肺炎）

笔者临证时，对于某些疑难病例，除随手记录外，还常预估服药后可能出现的反应和疗效，目的是不断积累经验，提高诊疗水平[1]。

张某，男，7岁。

[病史]患者因高热待查在某医院住院治疗，确诊为支原体肺炎，先后用过青霉素、红霉素、环丙沙星、利巴韦林、解热类药物及物理降温等办法，曾静脉滴注糖皮质激素，退热1天而复升。因高热不已，延笔者往诊。

初诊（1995年11月9日）：患者高热七八天，午后至夜间体温较高，可达40℃以上。用解热剂后大汗出而热暂退，但旋而复升。病四五天时，咳嗽甚，现反不咳喘；精神差，无汗，恶寒轻，口不甚渴，纳差。舌边稍红，苔白，脉细数。颈部淋巴结肿大，肝脾亦肿大。

[辨证]外感之疾，过用凉遏寒凝，致肺气壅闭，失于宣发清肃。

[方药]拟柴胡加枳桔汤合麻杏甘石汤加减，意在燮理枢机，升降肺气，以助肺气宣发清肃。

柴胡24克、黄芩20克、前胡20克、桔梗15克、僵蚕15克、麻黄12克、杏仁20克、石膏20克、半夏12克、甘草10克，1剂。水煎600毫升，6次分服，昼夜兼服（午时至亥时间隔稍短）。

预计药后当汗出，体温有松动之势，但峰值仍会在39℃以上。

药后反应：每服药均汗出，小汗连绵不断，最高体温虽仍达40℃，但高热持续时间缩短。

二诊（1995年11月10日）：患者肺气壅闭之势减轻，如坚冰欲化。

[方药]更于原方中合入升降散，以利肺气宣降。于前方中加入蝉蜕10克、枳壳12克、大黄3克，另因郁闭将解，寒凉药量可稍增，故将石膏增为30克，1剂。煎服法同上。

预计体温降至38.5℃以下，咳有加，是病势向外之象。

药后反应：一如所料。另油性溏便 3 次。

三诊（1995 年 11 月 11 日）：坚冰消融，肺气壅闭已解。

［方药］用柴胡加枳桔汤合升降散，加入清热化痰之品。

柴胡 20 克、黄芩 20 克、前胡 20 克、杏仁 20 克、桔梗 15 克、僵蚕 15 克、蝉蜕 10 克、金银花 20 克、连翘 20 克、浙贝 15 克、芦根 30 克、甘草 10 克、焦三仙各 10 克，2 剂。每日 4 次分服。

预计体温应基本正常、咳减、痰多，乃是排邪之象。

药后反应：体温正常、咳减、痰多、纳增、淋巴结消肿、肝脾回缩。

四诊（1995 年 11 月 14 日）：上 2 剂药实际分 3 天服完。

［方药］仍用前方，加强化痰之力。另嘱忌厚味，以免食复。

柴胡 18 克、黄芩 20 克、前胡 20 克、杏仁 20 克、桔梗 15 克、炙枇杷叶 12 克、僵蚕 15 克、紫菀 12 克、陈皮 10 克、芦根 20 克、甘草 10 克、鱼腥草 20 克，3 剂。每日 3 次分服。

五诊（1995 年 11 月 17 日）：患者精神恢复，能食，不发热，轻咳痰少。嘱避免外感，可少量食荤。不必再服药。

按：此例辨证尚贴切，方药煎服得法，病家配合较好，治疗过程顺利。

笔者遇到小儿肺炎较多。临床发现，患儿病重时，肺气壅闭，多见喘息、唇绀、三凹征等。因无力哭闹，反安静显"乖"。若治疗中鹄，往往咳加、喘减，应识得是肺气始宣，病势向外，切不可轻易用止咳法。邪气进一步外排，则咳减、痰多。此时，患儿反有精神气力哭闹。

案例 2——肺胃气逆（甲型流感并发重症肺炎）

张某，男，51 岁。

［病史］患者发热四五天，初似感冒，服感冒药热略退，未予重视。因汗后沐浴，复发热，遂住院治疗。现持续高热不退，体温 39℃以上，对症治疗无效，且有恶化趋势，邀笔者会诊。

初诊（2011 年 1 月 21 日）：患者喘息憋气，虽持续吸氧，而血氧饱和度低，咳血水样痰。同时呕不能食，胃脘痞满，气逆冲膈。脉疾促，唇绀。

［辨证］《伤寒论》有云："呕而发热者，小柴胡汤主之。"

［方药］姑予小柴胡汤加减 2 剂试之。

柴胡 18 克、黄芩 10 克、半夏 10 克、生姜 15 克、苏叶 10 克（后下），2 剂。每剂分三服，4~6 小时一服。

二诊（2011 年 1 月 22 日）：一日一夜 2 剂六服尽，患者体温下降至

38.5~39.1℃。仍脘痞胀气，不大便，询之既往有食道反流史（食管裂孔疝）。现不得平卧。频欲呕，反酸，嗳气，食不下。

[辨证]见其"呕不止，心下急，郁郁微烦"，知初诊辨证有差池，应辨为"少阳阳明并病"。

[治法]欲清肺热，先降胃气。

[方药]改用大柴胡汤合左金丸。

柴胡25克、黄芩10克、枳实10克、厚朴10克、半夏10克、生姜15克、杏仁12克、黄连6克、吴茱萸2克、大黄6克、煅瓦楞子15克、旋覆花10克（包），2剂。日三服。

三诊（2011年1月24日）：患者昨日大便得下，为稀便，脘腹胀满若失，已能进流食。今体温37.5℃。日前咽拭子检测为甲型流感；CT示：两肺大片炎症，呈渗出样改变，符合病毒性肺炎特征。

[辨证]恶化之病势得到扭转。

[治法]燮理枢机，宣降肺气，散邪除滞。

[方药]更方麻杏甘石汤合柴胡桂枝干姜汤。

麻黄8克、杏仁12克、石膏30克、柴胡15克、黄芩10克、葶苈子10克、桂枝10克、干姜10克、白芥子10克、厚朴10克、旋覆花10克（包）、甘草5克，2剂。日二服。

痊愈。

按：本例初期系感受外邪，解表当愈。而后汗出复感，致枢机不利，邪气内陷，即《伤寒心法要诀》所谓"邪气传里必先胸"。肺气壅闭，治节失权，津血外溢，故高热不退、咳吐血水；胃气上逆，故脘痞而呕。诊断为甲型流感并发重症肺炎。肺与大肠相表里，气宜宣降。初诊按"呕而发热"论治，予小柴胡汤加减，意欲和胃，未见显效。二诊见其胃气上逆颇甚，致使肺气不得肃降，急用大柴胡汤，1剂便通痞减，2剂能食，喘势随之而减，热度亦降，转危为安。三诊宣肺散结除滞，患者热退，病迅即向愈。

中华中医药学会内科分会曾于2010年1月30日在京举办"中医防治甲型H1N1流感研讨会"[2]。会上有温病学者认为，感受风热疫毒之邪为病毒性肺炎的始动因素，肺之气机闭遏是病机演变的关键环节，内生之湿浊瘀毒损伤肺络是病情进展、迁延难愈的主要机制。其证候演变规律为：热毒壅肺、闭肺→毒伤肺络→喘脱、厥脱→气阴两伤；以温病肺胃气分病变为核心。部分病例肺部病变第1周可急剧扩展，内生之湿浊瘀毒损伤肺络，患者肺部影像显示炎症明显加重，热势更为炽烈，血痰及粉红色泡沫痰的出现提示病情迅速进展，疫毒之邪损伤肺络，津血外渗。若症仅见痰中带血，且量不多者，病情尚属轻浅，而咯吐粉红色泡沫痰则为危象，这与组织病理学所见肺血管充血及肺泡出血有关。

《温病条辨》云："太阴温病……若吐粉红血水者，死不治。""至粉红水非血非液，实血与液交迫而出，有燎原之势，化源速绝……化源绝，乃温病第一死法也。"

本例依吴鞠通时代条件，已属死证，在现代医疗设备、手段的支撑下，中医辨证论治对于逆转病情进展起到关键作用，堪称中西合作之成功范例。

案例3——肺气不降（支原体感染并发重症肺炎）

该例原始记录未能找到，因印象较深，述其概略。成文前，亦联系患儿家长核实有关信息。

赵某，女，10岁。

[病史] 2014年9月患病。初因发热、咳嗽，前往某儿童医院就诊，检查后诊为支原体感染，予阿奇霉素、解热、止咳药等，居家治疗。数日后，发热不退，咳嗽加重。再次就诊，X线片示：两肺片状影。遂收住院。入院后对症治疗，病情日渐加重，出现憋喘、紫绀，两肺片状影扩大，转入病房监护室，报病危。患儿母亲经笔者师弟推荐联系会诊，但未获准进入病房，只在门外看到患儿。

初诊： 灯光下患儿面色暗红，唇绀，张口抬肩，气浮喘息，可见三凹征。惟见到其母面露喜色，神色犹存。脉不可得，示范其示舌，见色瘀有苔。询之不思食，大便未解。又经其母告知患儿胸廓发育不良，呈漏斗胸。

[辨证] 考虑邪气陷肺，失于清肃，形成实变，而肺与大肠相表里，腑气不畅，亦不利于肺气肃降。

[方药] 遂用大柴胡汤合麻杏甘石汤加苏子，肃降为主，兼以宣开，契合肺气能宣能降之功能。

服药后便通、热退，呼吸渐趋平稳，隔日转入普通病房，亦有机会详审舌脉。肺气宣通后，痰即增多，是排邪之象。更方麻杏甘石汤合苇茎汤，又数剂而安。

事后患儿母亲感谢不已，来信称若不是中医，"差点儿失去女儿"。今女孩在海外上学，身体健康。

按： 案例2患者素有食管裂孔疝，胃气上逆症状明显；案例3患儿胸廓发育不良，妨碍肺气肃降。故均选用大柴胡汤。大柴胡汤兼入少阳、阳明，属下剂，既能通畅肠腑，又能燮理枢机，适当加减，均获良效。

笔者有多次拯危救厄经验，大柴胡汤堪当首功！

参考文献

［1］高飞. 中医博士群体应多出良医上工［J］. 中医药学刊，2002，20（6）：747-748.

［2］张磊. 中医防治甲型 H1N1 流感研讨会会议纪要［J］. 环球中医药，2010，3（2）：116.

第三节　腑气不通

《素问·五脏别论》载："五脏者，藏精气而不泻也，故满而不能实；六腑者，传化物而不藏，故实而不能满也。"

《素问·灵兰秘典论》载："大肠者，传导之官，变化出焉。三焦者，决渎之官，水道出焉。"

《素问·六微旨大论》载："出入废则神机化灭，升降息则气立孤危。故非出入，则无以生长壮老已，非升降，则无以生长化收藏。"

六腑以通为用，无论是燥屎、瘀血、痰饮、水气（有形邪气），气滞、湿阻（无形邪气）等阻滞肠道焦腑，抑或是气虚推动无力，津亏舟楫难行，都会造成腑气不通（畅），出现胸胁腹满、谷道艰涩、水道不利见症。这些状况，适用通腑法。

此外，对某些邪热炽盛，戕害脏腑，劫伤阴津的疾患，可通腑以泄热；对某些邪盛格逆之证，可上病下治。

【常见证候】

1. **热结**　承气汤证、大柴胡汤证。
2. **寒（阴）结**　大黄附子汤证、桂枝加芍药汤证、桂枝加大黄汤证。
3. **虚滞**　厚姜半甘参汤证。
4. **水结**　己椒苈黄丸证（腹满，肠间有水气）；大陷胸汤证（从心下至少腹硬满而痛不可近）。
5. **蓄血**　桃核承气汤证、抵当汤证。
6. **湿阻**　茵陈蒿汤证（瘀热在里，身必发黄。药后"小便当利，尿如皂角汁状，色正赤，一宿腹减，黄从小便去也"）。

一、热结

在此，主要介绍大承气汤、大柴胡汤应用。大承气汤峻下热结，为寒下剂的代表方。大柴胡汤一般认为是和解少阳、兼泻里热之剂，然参考《伤寒论·辨可下病脉证并治》可知，大柴胡汤为下剂，有时可以与承气汤类互用。

如下述条文所示。

阳明病，发热，汗多者，急下之，宜大承气汤。（253）

阳明病，发热，汗多者，急下之，宜大柴胡汤。（辨可下病脉证并治）

按之心下满痛者，此为实也，当下之，宜大柴胡汤。（金匮要略·腹满）

病腹中满痛者，此为实也，当下之，宜大承气、大柴胡汤。（辨可下病脉证并治）

伤寒六七日，目中不了了，睛不和，无表里证，大便难，身微热者，此为实也，急下之，宜大承气汤。（252）

伤寒六七日，目中不了了，睛不和，无表里证，大便难，身微热者，此为实也，急下之，宜大承气、大柴胡汤。（辨可下病脉证并治）

太阳病未解，脉阴阳俱停（一作微），必先振栗汗出而解……但阴脉微（一作尺脉实）者，下之而解。若欲下之，宜调胃承气汤。（用前第三十三方。一云用大柴胡汤。）（94）

太阳病未解，脉阴阳俱停（一作微），必先振栗汗出而解，但阴脉微（一作尺脉实）者，下之而解，宜大柴胡汤。（辨可下病脉证并治）

大柴胡汤证与大承气汤证均有里气壅实的一面，都可见大便秘结、腹痛、心烦、舌苔黄燥、脉实有力。但大承气汤证属燥热结实（燥屎），腹部满痛部位偏下；而大柴胡汤证属少阳枢机不利兼里气壅实，满痛部位以两胁、心下为主，兼见往来寒热、胸胁苦满、呕不止等少阳病见症。

20世纪六七十年代，天津南开医院[1]等在中西医结合治疗急腹症方面卓有成效，并创制了多首由大柴胡汤和承气汤化裁而成的治疗胆囊炎、胆石症、胆道蛔虫症、急性胰腺炎、急慢性阑尾炎、急性胃炎等肝胆胰胃肠疾病的方剂。1978年8月，在哈尔滨召开的全国中西医结合治疗急性胰腺炎会议收到论文62篇，共报道急性胰腺炎5675例，其中坏死型503例，平均治愈率为94.4%，死亡率1.4%[2]。

笔者在救治急性胰腺炎、急性胆囊炎、胆石症等急腹症时，若辨为少阳阳明并病，枢机不利，兼有腑实证者，通常以大柴胡汤为主，或与承气汤合用之。

此外，大柴胡汤常用于重症肺炎，兼见心下痞塞、气逆、腹满、大便不通等症者。"肺与大肠相表里"，若见阳明气逆，肺失清肃，必通腑以降之。如上节。

案例 1——重症胰腺炎

患者，男，中年。

[病史] 患者体胖，因"饮酒和油腻饮食后腹痛 2 天"于 2017 年 11 月 24 日入住某医院，诊断为重症胰腺炎。由于患者病情急剧加重，出现腹腔间隔室综合征（ACS）和休克，收住重症监护室。经抗休克、镇静、禁食、胃肠减压等治疗，仍腹胀，腹压高，于 11 月 26 日邀笔者会诊。

初诊（2017 年 11 月 26 日）：患者处于镇静状态，腹部极度胀满，按之硬，有疼痛反应，无排气。虽经空肠管注入大黄水（每次 4 克），但仅有少量粪水排出，腹满不减。寸口脉数，按之不足；趺阳脉稍大，太溪脉偏弱。舌不可见（面罩吸氧）。

[辨证] 少阳阳明并病，枢机不利，腑气不通，正气不支。

[治法] 急下之。

[方药] 大柴胡汤合小承气汤。

柴胡 18 克、白芍 12 克、半夏 12 克、黄芩 9 克、枳实 12 克、厚朴 12 克、生姜 20 克、大黄 9 克，3 剂（2 日量）。水煎后，每剂分 2 次经空肠管注入，每日 3 次，该科室另用大黄水灌肠，每日 3 次。

二诊（2017 年 11 月 28 日）：患者有少量排气、排便，腹满稍减（腹诊觉腹压稍减，按压至左侧腹部时，有恶臭粪水排出）。寸口脉弦数，较前有力（升压药减停）；趺阳、少阴脉亦稍有力。

[辨证] 病势已见松动。

[方药] 改用大柴胡汤合大承气汤。

柴胡 18 克、白芍 18 克、半夏 15 克、黄芩 9 克、枳实 12 克、厚朴 15 克、生姜 30 克、大黄 30 克、芒硝 30 克，8 剂（2⅔ 天量）。水煎，每剂经空肠管注入 1/2，另 1/2 灌肠。每日 3 剂。

三诊（2017 年 11 月 30 日）：患者有肠鸣音，每日多次排出稀便（灌肠后可呈喷射状），腹满减轻，且扪之较软，小便少。三部脉较前减弱。停用镇静剂。影像学：胰腺肿胀明显。

[辨证] 邪去正伤，脾虚停饮。

[方药] 小柴胡汤、厚姜半甘参汤、茯苓饮合方加减。

柴胡 15 克、人参 12 克、半夏 15 克、厚朴 12 克、茯苓 15 克、泽泻 15 克、枳实 12 克、生白术 15 克、生姜 30 克、大黄 12 克、桂枝 9 克，4 剂。水煎服，每日 1 剂，分 2 次服。

四诊（2017年12月5日）：患者继续排出较多褐色粪水，腹满再减，近日低热。寸口脉数，按之不足，少阴负趺阳，舌淡苔白。

［辨证］大邪虽去，仍有郁滞，脾运受损。

［方药］柴胡桂枝干姜汤加减，4剂。

五诊（2017年12月8日）：发热退，精神好，自述腹无满痛，扣之仍呈鼓音，未扪及包块和压痛，口干。脉弦，较前有力，舌苔薄白。

［治法］以燮理枢机，健脾和胃，软坚化滞法善后。

［方药］又5剂而愈。

计用中药18天，前4天是关键。

按：该例病情极其危重，腹压超高，出现腹腔间隔室综合征（abdominal compartment syndrome，ACS），呈休克状态。好在该院院长和重症监护室主任了解些中医，知道需要通大便，会诊之前，即用大黄粉（每次4克）水调经空肠管注入，但力量不足。笔者初诊时用一般剂量之大柴胡合小承气汤试之，初效后又改为大剂量大柴胡合大承气汤，且空肠管注入与灌肠并举，各1天3次，得数次畅泻，腹满随之减轻，危情解除。该病例亦请西医专家会诊，认为属极重型，抢救成功概率不大。待救治成功后，因胰腺炎性渗出，形成假性囊肿，再请西医专家会诊，认为待病情稳定后需要手术处置。然经笔者后续辨证施方，最终囊肿大部分吸收，无需手术。

此例成功，虽然中医药起到关键作用，但现代医学技术的有力支撑也不可或缺。该科医护人员及时处置休克等危情，除监测生命体征和腹压外，还按笔者会诊意见，每天多次给药、灌肠、观察，其严谨的工作作风和技术水平给笔者留下深刻印象。这次合作非常成功，给彼此增加了信任。想起多年以前，曾应邀往某医院会诊1例重症胰腺炎患者，腹胀甚，陷于休克状态，拟用攻下通腑法治之，然同时前往会诊的一位外科专家主张"剖腹探查"，该院采纳了外科专家的意见，结果手术不能解决问题，患者不幸死亡。中医治疗急性胰腺炎有优势，有些西医认识不到，令人扼腕叹息。

无独不止有偶，此例救治成功后一两年内，该院重症监护室又陆续邀笔者会诊了4例急性胰腺炎患者，其中2例是重症胰腺炎。2例重症患者中，一位是中年男性，体胖，来京开会期间，会友豪饮而发病，出现腹腔间隔室综合征和休克；一位是年轻女性，体胖，因多食油炸食物而发病。因有了上例的经验，一上手即用大剂大柴胡汤合大承气汤，同样采取空肠管给药和灌肠并举，均迅速扭转病势，获得满意疗效（见案例2、3）。另2例急性胰腺炎患者见案例4。

案例 2——重症胰腺炎

范某，男，44 岁。某医院重症监护室。

[病史]患者连续 2 天大量饮酒后，于 2018 年 6 月 22 日晚突发腹痛、呕吐，诊为急性胰腺炎（重症），收住入院，后因症状急剧加重转入重症监护室。患者无排气、排便，腹压持续增高（＞20cmH_2O），达Ⅲ级，并出现休克、烦躁，给予胃肠减压、升压、镇静、血液透析、呼吸机辅助等对症处理。邀笔者会诊。

初诊（2018 年 6 月 25 日）（发病第 4 天）：患者体胖，处于镇静状态。腹胀满甚，叩诊上腹部局部鼓音，大部浊音，按之硬满，有压痛反应。发病以来无自主排气、排便，尿少。脉沉，责之不足，舌不可见（面罩）。

[辨证]证属少阳阳明，腑气不通，兼有水饮，正气受损。

[治法]当急下以护正。

[方药]大柴胡与大承气汤合方。

柴胡 15 克、黄芩 9 克、半夏 12 克、枳实 12 克、厚朴 15 克、白芍 15 克、生姜 30 克、芒硝 9 克、大黄 9 克（后下）、二丑 15 克、槟榔 15 克，10 剂（3$\frac{1}{3}$天量）。每剂煎 2 袋。空肠管注入：1 袋，每日 3 次。灌肠：1 袋，每日 3 次。

二诊（2018 年 6 月 28 日）（发病第 7 天，中医治疗 3 天）：药后，患者大便通下，腹胀亦有所减轻。最初所泻粪便恶臭，继而为黑褐色粪水。血压回升略偏高，升压药已停用。尿量增加（亦用利尿剂）。患者仍处于镇静状态。上腹鼓音范围较初诊时稍有扩大，浊音范围相应减小。腹满明显，按之韧（较初诊略松软）。脉沉，按之较有力。

[方药]续用前法，更合入己椒苈黄丸。

柴胡 15 克、黄芩 9 克、半夏 12 克、枳实 12 克、厚朴 12 克、白芍 15 克、生姜 20 克、大黄 9 克（后下）、芒硝 9 克、葶苈子 12 克、椒目 6 克、大腹皮 15 克，10 剂（3$\frac{1}{3}$天量）。每剂煎 2 袋。空肠管注入：1 袋，每日 3 次。灌肠：1 袋，每日 3 次。

三诊（2018 年 7 月 2 日）（发病第 11 天，中医治疗 7 天）：已予大柴胡汤合大承气汤合方 7 天，胃管给药和灌肠并用，日各 3 次，患者得畅泻。已停用呼吸机、镇静剂。现腹部按之明显变软，仍胀满，上腹部叩诊鼓音，无压痛。患者神清，脉稍弦。

[方药]仍用通腑法，酌减用量。

柴胡 15 克、黄芩 9 克、枳实 12 克、白芍 12 克、半夏 12 克、厚朴 9 克、大黄9克、生姜15克、芒硝9克，10剂（4天量）。每剂煎2袋。空肠管注入：1袋，每日3次。灌肠：1袋，每日2次。

四诊（2018年7月5日）（发病第14天，中医治疗10天）：患者腹胀满已除，现可自行排便，精神好，脉弦，舌苔白厚，腹无压痛。

［方药］原中药停用（含灌肠、经胃管给药），改用小柴胡汤合厚姜半甘参汤。

柴胡15克、黄芩9克、半夏9克、厚朴12克、生姜15克、人参6克、甘草6克、大枣15克、砂仁6克，10剂（约7天量）。每剂煎2袋。口服：1袋，每日3次。

按：腹内高压（IAH）分级：Ⅰ级，IAP 12~15mmHg；Ⅱ级，IAP 16~20mmHg；Ⅲ级 IAP 21~25mmHg；Ⅳ级 IAP > 25mmHg。腹腔间隔室综合征（ACS）定义：IAP 持续 > 21mmHg，并伴有新的器官功能不全。换算：1mmHg=1.37cmH$_2$O。该例患者为Ⅲ级。

案例 3——重症胰腺炎

刘某，女，30岁，某医院重症监护室。

［病史］患者主因"上腹痛4天"入院。2019年1月5日，患者于进食油腻饮食后，出现上腹部痛，伴恶心、呕吐，呕吐物为胃内容物，就诊于甲医院。结合各项检查，考虑急性胰腺炎，予禁食、胃肠减压、补液等治疗。后转入乙医院继续保守治疗，腹痛无明显缓解。复查腹部CT提示：考虑为胰腺体尾部坏死性胰腺炎，伴腹腔、腹膜后及皮下软组织内广泛渗出性改变；两侧少量胸腔积液。遂转入某医院重症监护室，并请笔者会诊指导治疗。

初诊（2019年1月10日）：患者青年女性，因5天前饮食不节（较大量油炸食品），出现上腹疼痛，伴恶心、呕吐，经对症治疗数日，腹痛无明显缓解，且无自主排便。患者神清，体丰。腹胀满，有轻度压痛。灌肠后有粪水排出，但腹痛无明显缓解。脉缓，按之不足。舌淡，舌苔白腻。

［辨证］证属枢机不利，痰湿内阻。

［方药］用大柴胡汤合大承气汤加减。

柴胡24克、黄芩12克、半夏15克、枳实12克、白芍18克、大黄12克、苍术12克、生姜30克、芒硝12克，4剂（2天量）。每剂煎300毫升，分3次服。另用1剂分3次灌肠。

二诊（2019年1月13日）：已用大柴胡汤加减口服并灌肠，患者得泻下，腹内压降低（由＞20mmHg降至10mmHg左右）。仍诉脘腹痞满，大便不畅，口干明显。脉按之稍弦，舌淡胖苔白。腹部偏左轻压痛。问诊时患者突觉左季肋部疼痛。

［辨证］证属气郁湿阻，腑气不畅。

［方药］改用柴胡桂枝干姜汤、小承气汤、大陷胸丸合方加减。

柴胡18克、黄芩9克、桂枝9克、葶苈子15克、干姜9克、生牡蛎30克、枳实12克、白芍18克、大黄12克、天花粉12克、厚朴12克、炙甘草6克，7剂。每次水煎后，分3次服。停用中药灌肠。

1月16日主管医生电话告知，患者病情明显缓解，已转入肝胆外科普通病房。

按： 该例患者看似症状轻于上两例，但从影像学、腹压（Ⅲ级）等指征判断，亦属重症胰腺炎。

案例4——急性胰腺炎

患者，男，82岁。

［病史］患者于2018年3月7日因"上腹部疼痛伴恶心、呕吐28小时"住院，诊断为急性胰腺炎。因年事已高，慎重起见，收入重症监护室，经胃肠减压等对症治疗，亦有排便。

初诊（2018年3月10日）：患者腹稍满，叩诊鼓音，无压痛。脉弦结，稍有躁动，舌苔白厚垢腻。

［辨证］少阳阳明合病，腑气不畅，痰浊内阻。

［方药］大柴胡汤合达原饮，再加入人参、茯苓，攻补兼施，欲使邪去而正弗伤也。

柴胡18克、白芍15克、半夏15克、黄芩12克、枳实12克、厚朴12克、生姜30克、草果9克、槟榔12克、陈皮9克、人参9克、茯苓15克，3剂。水煎，每剂分3次服。

病房医生另用大黄粉灌肠。

二诊（2018年3月13日）：药后，患者排气、排便，腹满痛减轻，舌苔始退，仍稍厚腻，诊脉未见间歇。

［方药］续用上方，停止灌肠。

又2剂愈。

按： 四诊合参，该例老年患者既有腑气不畅，又有痰浊内阻。笔者曾用因子分析方法研究大柴胡汤证的证候结构，发现大柴胡证的病机并不仅仅是"热结在里"，在提取的因子模型中有一个因子反映了气郁湿阻[3]。此后30年在临床留意观察、验证。结果表明，枢机不利，痰湿内阻者，用大柴胡汤可以解决。这种情况下一般不用大黄。本例舌象示湿浊甚重，故合用达原饮，取其辟秽化浊力胜，且能开达膜原。膜原，焦膜之属，亦少阳三焦也。

另1例"急性胰腺炎"患者由外地来京求治（这种情况本不应舍近求远，既耽误病情，又增耗费用），在外科病房治疗1周，腹满痛不见好转，转入重症监护室。笔者会诊询知1周来禁食，尚未解大便，因其未得下故尔，予大柴胡汤加芒硝数帖，下之即愈。

笔者曾治疗1例老年急性胰腺炎住院患者，病情不重，仅用大柴胡汤灌肠而愈。

附：通腑攻下是治疗感染性多器官功能障碍综合征的重要措施之一

这主要指寒下法而言。

肺与肠道是多器官功能障碍综合征（MODS）的敏感部位，在MODS的防治上，对于肺与肠道屏障功能的保护具有重要意义。根据"肺与大肠相表里"的关系和"下不厌早"的温病治疗理论，临证特别强调适时早下。泻下法能增加胃肠蠕动，改善胃肠功能，促进新陈代谢。从西医角度讲，可以清理肠道，排泄毒素，抑制过度发酵；改善微循环，解除肠缺血缺氧状态，降低肠黏膜毛细血管通透性和内毒素移位；保护黏膜，切断肠源性感染的途径，有助于打断炎性介质与器官损害间的恶性循环。从中医角度讲，主要是使腑气通畅，避免形成燥屎，有利肺气肃降。肺主一身之气，肺气正常宣降，可行治节之令，则百脉畅和。临床观察发现，通腑攻下可降低炎性因子水平，减少MODS发生率，降低病死率。[4]

王今达强调，内毒素对细胞的毒害作用是引发全身炎症反应综合征（SIRS）和MODS常见的始动病因，对其3个主要来源采取中西医结合治疗对策：①对感染灶及时清除。②对革兰阴性菌感染脓毒症应用针对性抗生素杀菌、抑菌，同时用清热解毒中药抗毒解毒，即所谓"菌毒并治"。③对于肠道内细菌及内毒素移位，根据"肺与大肠相表里"之说，对属阳明腑实证者，予以通里攻下。后来又提出"细菌、内毒素、炎性介质并治"的防治策略，用中药拮抗内毒素作用，并减抑炎性介质失控性释放。[5]中药注射剂"血必净"就是据此研制的。

笔者在抢救急重症时经常用大柴胡汤，多次挽狂澜于既倒。

案例5——发热烦躁，腹满喘促

宋某，男，26岁。

初诊（1993年7月15日）：患者发热，烦躁，喘促，腹胀，数日不大便。

［辨证］阳明病（热证腑证并见）。

［方药］白虎加人参汤合小承气汤。

知母15克、石膏60克、人参10克、麦冬15克、枳实10克、厚朴12克、大黄6克（后下），2剂。

因烦躁、喘甚，于16：00转入内科重症监护室，予平喘、镇静后稍安。18：00开始服中药。

二诊（1993年7月16日）：翌日4：00、9：00得快泻二度，随之喘定、躁止。体温降至37.5℃。

［方药］麻杏甘石汤。

柴胡12克、厚朴10克、麻黄6克、杏仁12克、石膏60克、甘草6克，3剂。

按：《伤寒论》有云，"短气，腹满而喘，有潮热者，此外欲解，可攻里也（208）"，又云"六七日不大便，烦不解，腹满痛者，此有燥屎也（241）"。该例发热、烦躁、喘促而见腑气不畅，亟当下之清之。下后而安。

二、寒结

案例6——子宫内膜癌根治术后肠梗阻

李某，女，59岁。妇科。

［病史］患者子宫内膜癌根治术后出现肠梗阻，X线腹部平片示：多处液平。灌肠等治疗无效，邀请中医会诊。

初诊（1997年7月17日）：患者术后19天。术后第4天一度排气，近10天来腹胀满，肠鸣音弱，不排气，灌肠后可排出稀黄便，而腹胀不减。服术康口服液（医院制剂，取自承气汤，用于术后恢复肠蠕动，每次20毫升，每日2~3次，通常效果不错）60~120毫升/日，疗效不明显。普外科会诊考虑手术。现仍腹胀甚，无明显压痛。神倦，面色晦暗，脉弱，舌淡苔白。

［辨证］腑气不通，然非热实，不宜寒下，宜攻补兼施。

［方药］大黄附子汤、厚朴三物汤、理中汤合方。

厚朴25克、枳实15克、大黄10克、附子9克、细辛3克、党参15克、干姜 6 克、甘草 6 克、炒莱菔子 30 克，2 剂。每剂水煎 300 毫升，分 2 次服。

当晚 20：00 第一服，22：30 许肠鸣增强，开始排气，翌晨排便若干。复查 X 线腹部平片，示肠中积气较前减少，液平仅余回盲部一处。

二诊（1997 年 7 月 18 日）：上方服完 1 剂，见腑气始通，停余剂。

［方药］更方如下。

党参 15 克、白术 10 克、半夏 10 克、茯苓 15 克、厚朴 12 克、乌药 12 克、白豆蔻 10 克、藿香 12 克、大腹皮 15 克、焦槟榔 10 克、焦三仙各 10 克，4 剂。每剂水煎分 2 次服。

1997 年 7 月 21 日回访：患者恢复良好。

按：温下法的代表方剂是大黄附子汤，见于《金匮要略·腹满寒疝宿食》："胁下偏痛，发热，其脉紧弦，此寒也，以温药下之，宜大黄附子汤。"方用"大黄三两　附子三枚（炮）　细辛二两"，煎煮后分温三服。该例癌症患者，本正气不足，术后益加虚损，虽见腑气不通，然用承气汤制剂寒下无效，加之面色晦暗、精神疲惫，断为气虚寒结，用大黄附子汤、厚朴三物汤、理中汤合方，一服效，二服知，即停后服。又恐过伤正气，遂改用益气行滞法收功。

案例 7——卵巢癌术后复发肠梗阻

张某，女，71 岁。肿瘤科。

初诊（2010 年 5 月 17 日）：患者卵巢癌术后复发，反复腹满、胀痛，近又不大便，不排气。

［辨证］气虚且滞。

［方药］厚姜半甘参汤加苏梗，3 剂。

二诊（2010 年 5 月 20 日）：上方初服有效，继服效差。患者仍腹胀痛，有稀便，但不排气。精神差，面色晦暗，腹满稍硬。舌暗，脉细。

［辨证］腹痛且硬、面色晦暗，当系寒实结聚，按寒疝论治，改用温下法。

［方药］大黄附子汤合厚朴三物汤。

大黄 10 克、附子 10 克、细辛 6 克、厚朴 18 克、枳壳 10 克、苏梗 15 克，7 剂。

三诊（2010 年 6 月 1 日）：服用上方效佳，患者腹满痛除，精神好，能食，大便调，但矢气少。

［方药］上方小其量继用之。

四诊（2010年7月13日）：近患者腹满痛又作，下利清水，面色晦暗，精神可。脉细弦，苔白。

［辨证］寒疝。

［方药］大建中汤合大黄附子汤。

人参6克、干姜12克、川椒9克、大黄9克、附子9克、细辛3克、桂枝12克、甘草6克，5剂。

药后日泻数度，腹中稍舒。少腹仍较硬满，改四逆散合大建中汤。

案例8——子宫内膜癌根治术后肠梗阻

患者，女，50岁。肿瘤科。

［病史］患者子宫内膜癌术后肺、肝、腹腔转移。反复腹满痛，前医予增液承气汤加减有效，近几天又出现腹满痛，再服该方无效。西医予山莨菪碱、吗啡，或可止痛片刻，须臾复作，一夜用8次止痛药亦无效。诊断为小肠梗阻，拟手术治疗，告知家属预后不好。邀请会诊。

初诊（2018年6月7日）：见其腹满时痛，叩诊上腹部偏左局部鼓音，压之稍痛。脉缓稍弦，舌淡苔白。

［辨证］太阴腹痛（阴结）。

［方药］桂枝加芍药汤。

桂枝9克、芍药30克、炙甘草6克、生姜15克、大枣15克，5剂。每剂分二服。

6月8日10：00一服，16：00二服，19：00痛止。

按：若胁下偏痛、脉紧弦，此寒也，当以温药下之，用大黄附子汤。此腹满时痛、脉缓中带弦，属太阴也。太阴腹痛，系脾家虚而阴结。阴结似实，但与阳明胃家实之腹痛大有不同。胃家燥热结实当下，脾虚阴结宜缓急、温通。至于"大实痛"者，是阴结较甚，断不可用大寒峻下之法，而以桂枝加大黄汤主之。

桂枝加芍药汤加胶饴一升即为小建中，功能为之一变，成补虚缓急之剂。参考大建中汤亦用胶饴，知建中法不在于重用芍药，乃是因胶饴为名耳。《神农本草经》谓芍药主"邪气腹痛，除血痹，破坚积，寒热疝瘕，止痛，利小便，益气"。《本经疏证》云："芍药、桂枝一破阴，一通阳。""芍药之任，莫重于小建中汤，其所治若烦、若悸、若里急、若腹满痛，为阴气结无疑……用小建中，夫是以知芍药能入脾开结也。""小柴胡汤、通脉四逆汤、防己黄芪汤，皆以腹痛加芍药，前言不为谬矣。桂枝加芍药汤、脾约麻仁丸，则似用芍药为下药者，盖因阴结而地道不行，得此即可通降故也。"一言以蔽之，芍药之功在于"破阴结"。

案例9——肠梗阻、肠粘连松解排列术后

杨某，女，49岁。普外科。

初诊（2010年12月24日）：患者3个月前曾因肠梗阻腹痛不缓解行肠粘连松解排列术，此次入院取出排列管后，刀口局部疼痛，触之痛甚，大便不畅。脉弦无力，舌苔白厚。

［辨证］太阴腹痛（阴结）。

［方药］桂枝加大黄汤。

桂枝15克、白芍30克、炙甘草6克、大枣20克、黄芪30克、红藤20克、枳壳10克、酒大黄10克，5剂。

二诊（2010年12月27日）：患者腹痛明显缓解，大便1次，欠畅利。

［方药］上方减量续服7剂。

桂枝12克、白芍25克、炙甘草6克、大枣20克、黄芪25克、枳壳10克、酒大黄10克。

三、虚滞

《金匮要略·腹满寒疝宿食》云："病者腹满，按之不痛为虚，痛者为实，可下之。舌黄未下者，下之黄自去。"又云："腹满时减，复如故，此为寒，当与温药。"腹满是腑气不畅甚至不通的表现之一，有虚、实、寒、热之不同。

脾虚不运导致的腑气不畅，是为虚滞。对于虚性腹满，笔者最常用厚姜半甘参汤。该方"七消三补"，临床常用于肿瘤或消化道术后不完全肠梗阻，体虚而腹满、排气排便不畅者。

若脾虚较甚，宜用理中汤，是塞因塞用之法。《伤寒论》方后注言："腹满者，去术，加附子一枚。"笔者常用其治脾胃虚寒，腹满不大便者。

案例10——食管癌术后肠梗阻

张某，男，68岁。胸外科。

初诊（2008年10月23日）：患者食管癌术后9天，无排气、排便，禁食水，行胃肠减压，身体羸弱。脉芤，舌淡胖苔白。

［辨证］气虚，腑气不通。

［方药］厚姜半甘参汤。

厚朴10克、生姜30克、半夏15克、人参10克、苏梗10克、砂仁10克、甘草6克，5剂。每剂煎200毫升，每次100毫升，胃管注入，日2次。

3剂腑气通畅，能食。再予六君子汤善后。

按：食管、胃、肠手术后患者，西医通常采用禁食、胃肠减压。此时正气受损，运化力弱，笔者采取中药浓煎（成人每剂煎200毫升，每次用100毫升），经胃管给药。给药后应夹闭胃管1~1.5小时，再行松开。初用时会有部分胃肠潴留液体和中药残液被负压吸出，继续用药，则胃气下行，引流液逐渐减少，乃至撤除胃肠减压管。

案例11——肠梗阻

李某，男，60岁。肿瘤科。

初诊（2007年11月7日）：肠梗阻患者，不思饮食，食后呕恶，腹胀大，二便不利。脉细无力，苔白。

［辨证］腹满（脾虚运化无力）。

［方药］厚姜半甘参汤。

厚朴12克、生姜30克、半夏12克、党参15克、砂仁8克、炙甘草6克、茯苓30克、大腹皮20克，6剂，水煎服。

病愈。

案例12——胃癌术后肠梗阻

刘某，女，26岁。普外科。

初诊（2007年12月19日）：患者胃癌根治术后1个月，近1周胃脘痞满，食不下。诊为胃排空障碍。现行胃肠减压，每天引出胃液1000~2000毫升。体瘦，面白，少神。脉细，舌淡苔白。

［辨证］脾胃虚弱，运化无力，胃失和降。

［方药］厚姜半甘参汤合旋覆代赭汤。

代赭石20克、半夏10克、党参20克、苏梗10克、厚朴10克、生姜30克、砂仁5克、枳壳10克、炙甘草5克，6剂。每剂分2次胃管注入并夹闭，配合针刺（足三里、天枢等）。

二诊（2007年12月26日）：服药并行针刺治疗次日，患者痞满逐渐缓解。近3天已进少量流食。面色稍泽，有神。

案例 13——十二指肠球部溃疡穿孔术后肠梗阻

魏某，男，60 岁。普外科。

初诊（2007 年 12 月 28 日）：十二指肠球部溃疡穿孔患者，行胃空肠吻合术后 20 天。现呕逆，食不下，考虑与吻合口以下不蠕动有关。行胃肠减压，引出胃液每日约 2000 毫升。体瘦，脉弦，苔白。

［辨证］脾胃虚弱，运化无力，胃失和降。

［方药］旋覆代赭汤合厚姜半甘参汤。

代赭石 30 克、半夏 15 克、党参 15 克、苏梗 10 克、厚朴 15 克、生姜 30 克、砂仁 10 克、枳壳 10 克，5 剂。每剂分 2 次胃管注入并夹闭，配合针刺。

二诊（2008 年 1 月 2 日）：上述治疗有效。胃液引流由 2000 毫升 / 日减至 1000 毫升 / 日，营养液由 1000 毫升 / 日增至 2000 毫升 / 日。

［方药］改用香砂六君合平胃散 6 剂善后。

案例 14——十二指肠壶腹癌术后肠梗阻

杨某，男，68 岁。肿瘤科。

初诊（2008 年 11 月 7 日）：患者十二指肠壶腹癌术后 2 年，肝转移，腹腔积液，腹壁切口疝，肠梗阻。因"脘腹胀痛、呕恶 3 天"于 11 月 3 日入院。现无排气、排便，腹满叩实，禁食水，行胃肠减压。脉弦，按之不足，苔白。

［辨证］鼓胀，腑气不通。

［方药］厚姜半甘参汤加味。

厚朴 15 克、生姜 30 克、半夏 15 克、党参 30 克、苏梗 15 克、莱菔子 30 克、二丑 15 克、大腹皮 15 克、焦槟榔 10 克，5 剂。保留灌肠，日 2 次。

3 剂腑气通畅，排便。

按：该例腹满较甚，经胃管给药不便，采用灌肠法，亦有效。因有腹水，加用二丑、大腹皮等，既能消积，又能导水下行。

案例 15——反复肠梗阻

岑某，女，76 岁。

初诊（2007 年 8 月 31 日）：近三四年来，患者肠梗阻反复发作 7 次，发则腹满痛而不大便。近又发病，腹胀满而大便不爽，口疮。脉细缓，舌边齿痕，苔白。

［辨证］脾胃气虚且滞。

［方药］厚姜半甘参汤合香连丸。

厚朴10克、生姜15克、半夏12克、党参15克、炙甘草3克、木香6克、黄连3克，3剂。

药后痛减，有效，但腹仍胀满。上方加苏梗10克、砂仁10克，又3剂而愈。

10月3日再次发病，大便不通，上方加麻仁、酒大黄，数剂而愈。

此后家中自备厚姜半甘参汤处方，偶因饮食不节而发病时，自取一二剂煎服即愈。今犹健在。

按：笔者应用厚姜半甘参汤上百例，药性较平和，且多有疗效。除常用于肿瘤或胃肠术后不完全肠梗阻外，亦用于因脾失健运导致的腹满、便秘等。合并胃气上逆者常与旋覆代赭汤合用。

四、水结湿阻

停饮、湿阻亦可造成腑气不畅，常用以下三首经方治疗。

《外台秘要》茯苓饮 "治心胸中有停痰宿水，自吐出水后，心胸间虚，气满不能食。消痰气，令能食。" 该方由参、苓、术和橘枳姜汤组成。四君子汤出自宋代《和剂局方》，人皆视为补气的代表方，茯苓饮中已有其主要成分。

大陷胸汤 用治"结胸热实，脉沉而紧，心下痛，按之石硬"，甚则"不大便五六日……从心下至少腹硬满而痛不可近"。

己椒苈黄丸 主治"腹满，口舌干燥，此肠间有水气"。

案例16 直肠癌术后小肠梗阻

刘某，男，70岁。肿瘤科。

［病史］患者直肠癌术后行化学药物治疗，半月前一度发热下利，对症治疗后热退利止，但出现腹满疼痛，矢气可带出大便少许。诊为小肠梗阻，邀笔者会诊。

初诊（2019年8月15日）：患者面黑稍胖，痛苦貌，禁食中。腹部略膨隆，叩诊为浊音，无明显压痛。脉弦，舌淡，苔白厚。

［辨证］脾虚气滞停饮。

［方药］《外台秘要》茯苓饮。

党参15克、茯苓15克、生白术12克、陈皮9克、枳实9克、生姜30克、半夏 12 克，7 剂。

二诊（2019 年 8 月 22 日）：患者腹满、痛明显缓解，精神好转，已能食。舌中部仍苔白腻。

[方药] 上方加砂仁 6 克，7 剂。

按：停饮腹满与气滞腹满不同，彼腹部叩诊多鼓音，此系浊音。

案例 17——巨结肠，不完全肠梗阻

宋某，女，67 岁。远程。

初诊（2019 年 8 月 18 日）：患者 7 月 17 日出现腹满疼痛，呕恶，头晕，食不下，腹部有压痛。经电话询问，疑为不完全肠梗阻，嘱就近去医院检查后，诊为巨结肠、不完全肠梗阻，经灌肠排气后缓解。今再次出现恶心，食不下，少腹满，自行灌肠后稍有减轻。膝以下冷。诉近月余发病 2 次，一直进食面条类流食。本次发病由吃 2 个包子诱发。舌苔白（微信）。

[辨证] 脾虚停食停饮。

[方药]《外台秘要》茯苓饮。

党参 12 克、茯苓 12 克、生白术 12 克、陈皮 9 克、枳实 9 克、生姜 15 克、半夏 12 克，5 剂。

二诊（2019 年 8 月 21 日）：患者恶心症状消失，能食少许米饭和稀饭，膝以下不再冒凉气。

[方药] 上方加焦三仙各 9 克，5 剂。

嘱改吃馒头，多嚼一会儿。

随访：饮食逐渐恢复正常，迄今未再复发。

案例 18——肠梗阻术后

方某，女，46 岁。普外科。

初诊（2006 年 12 月 31 日）：患者肠梗阻术后 17 天，仍禁食中，每日引出胃液＞2000 毫升，胃脘痞满，无大便。脉弦细，舌苔白。

[辨证] 气滞留饮，腑气不通。

[方药] 大柴胡汤合甘遂半夏汤加减。

柴胡 15 克、枳实 12 克、白芍 12 克、半夏 15 克、生姜 30 克、大黄 10 克、甘遂 6 克、细辛 3 克、二丑 15 克，5 剂。每剂分 2 次胃管注入。

二诊（2007 年 1 月 4 日）：1 剂知，3 剂已，患者胃液引出大为减少，脘痞减轻。

按：《金匮要略》载："病者脉伏，其人欲自利，利反快，虽利，心下

续坚满，此为留饮欲去故也，甘遂半夏汤主之。"甘遂半夏汤由甘遂、半夏、芍药、甘草组成，水煎去滓，合蜜再煎。

《神农本草经》载："甘遂，味苦寒。主大腹疝瘕，腹满，面目浮肿，留饮宿食，破癥坚积聚，利水谷道。"又甘遂与大黄同用，再加阿胶，名大黄甘遂汤，治"妇人少腹满如敦状……水与血俱结在血室也"。

甘遂、商陆等逐水药，今各中药房多不备，虽为规避风险考虑，亦是因噎废食之措。逐水剂虽峻，但不能为一般利水剂所完全代替。

五、蓄血

太阳病、阳明病俱言蓄血。如"太阳病不解，热结膀胱，其人如狂，血自下，下者愈。其外不解者，尚未可攻，当先解其外。外解已，但少腹急结者，乃可攻之，宜桃核承气汤（106）"。"太阳病，身黄，脉沉结，少腹硬，小便不利者，为无血也；小便自利，其人如狂者，血证谛也，抵当汤主之（125）"。又如"伤寒有热，少腹满，应小便不利；今反利者，为有血也，当下之，不可余药，宜抵当丸（126）"。

笔者认为上述条文有两点需要注意：其一，所谓"热结膀胱"者，可理解为病位在下焦。其二，以小便利与不利判断蓄血、蓄水，是一种简单化解释，临证情况要复杂得多，不可拘泥。

案例 19——瘀血蓄水气滞并见

胡某，男，44 岁。重症监护室。

[病史] 患者因"多发伤 20 天"于 2019 年 11 月 8 日由他院转入。诊断：血气胸、膈肌破裂、左侧多发肋骨骨折、左肾损伤。腹盆腔增强 CT 提示：左肾静脉血栓，左肾梗死，左腹动脉血栓形成、腹盆腔积血，胰腺损伤。目前患者腹胀较重，肾功能损伤较前好转，邀笔者会诊。

初诊（2019 年 11 月 11 日）：患者神清，视之腹胀满较著，而自觉腹胀不明显，能进少量流食，大便少而稀，虽用利尿剂而尿量偏少。腹部叩诊鼓音，无压痛和包块。左脉沉取有力，右脉中取可，沉取不足；舌淡苔白。眼周大片瘀斑。

[辨证] 挤压伤致多器官损伤，瘀血不去，气机不畅，水道不行。病涉气分、血分、水分，而以瘀血为本。太阳蓄血，小便当利而不利，是血水俱瘀，气虽滞而不甚，亟当化瘀行水，兼以疏肝（气）解郁。

［方药］桃核承气汤、四逆散、蒲灰散合方加减。

桂枝 15 克、桃仁 15 克、大黄 9 克、芒硝 6 克、甘草梢 6 克、柴胡 12 克、枳实 12 克、赤芍 12 克、生蒲黄 12 克、白茅根 30 克、车前子 15 克（包）、三七粉 9 克（冲），7 剂。

二诊（2019 年 11 月 20 日）：服上方后，患者尿量增加，大便反由稀转为条状，停用利尿剂。左胸腔引流血水减少，眼周瘀色范围缩小、瘀色减轻。能食，精神好。仍腹胀、叩诊鼓音，无压痛和包块，患者不觉腹胀。脉缓，沉取有力，舌淡苔白。

［辨证］气机不畅，水瘀交阻。

［方药］四逆散、血府逐瘀汤、当归芍药散合方加减。

桂枝 12 克、柴胡 12 克、枳实 12 克、赤芍 12 克、桃仁 12 克、茯苓 15 克、生白术 12 克、当归 12 克、川芎 9 克、泽泻 15 克、黄芪 30 克、桔梗 12 克、三七粉 9 克（冲），7 剂。

三诊（2019 年 11 月 27 日）：患者腹胀明显减轻，眼周瘀色消退，小便畅利。胃纳不多，大便少。舌脉同前。左胸腔引流液少，切口处皮下组织红活。

［方药］续用前法。

桂枝 9 克、柴胡 12 克、枳壳 12 克、赤芍 12 克、桃仁 12 克、大黄 6 克、当归 12 克、川芎 9 克、黄芪 30 克、桔梗 12 克、焦三仙各 9 克，7 剂。

按：患者年轻力壮，事故致伤。住院后，专科处置和中医辨治得当，祛瘀、行气、利水并施，全身状态迅速扭转改善，伤处愈合较速，受损肾功能恢复。

《金匮要略·惊悸吐衄下血胸满瘀血》云："腹不满，其人言我满，为有瘀血。"该例伤损致血瘀，腹胀明显，其人反不觉腹满，可见凡事都不绝对。除主观症状和客观体征外，还要综合考虑病因和其他舌脉症状，才能准确辨治。

六、复杂情况

除上述几种外，有时还会遇见由虚实夹杂导致腑气不通的复杂情况。

案例 20——肠梗阻（少阳阳明，中见太阴）

戴某，男，52 岁。

第一次就诊

[病史]患者系笔者同事，素有胃疾，畏冷食，2000年5月4日午间食黄瓜若干，脘腹不适，下午又食酸奶，渐至脘腹满痛。X线腹部平片见大量液平，诊为肠梗阻，入住消化科，对症治疗。

初诊（2000年5月9日）：笔者为其邻床会诊，见其呃逆不已，询之已5天无大便，亦无矢气。扪其腹满稍硬，叩诊浊音，压痛不著，脉弦苔白。

[辨证]少阳阳明合病，虽见腑实胃逆，但夹水气，兼有太阴之象。

[方药]予大柴胡汤、半夏厚朴汤合方加减。

柴胡10克、枳实10克、白芍15克、大黄10克、黄芩10克、厚朴15克、半夏15克、苏叶15克、细辛3克（加细辛者寓大黄附子汤意）、生姜1块。

其时，该科适请普外科会诊，与消化科医生商议用胃肠减压，暂不予中药。上方搁置未用。

二诊（2000年5月11日17：00）：保守治疗无效，患者症状有增无减，灌肠未见排便，予液体石蜡亦无效验。不得已乃请中医会诊。患者已7天无大便、矢气，腹硬满较2日前稍加，扪之脐下、右胁腹压痛，但压痛区较弥散，似有推移，肠鸣音稍亢。虽病1周，但患者精神尚可，舌脉如前，趺阳有力。

[辨证]阳明中兼有太阴。

[方药]仍按前方，加入甘遂6克、党参15克，合有厚姜半甘参汤、大黄甘遂汤之意。

因中药房临近下班，嘱取1剂，自加生姜，煎好后分三服，及时告知药后反应，以便调整。先予针刺支沟、上巨虚、阳陵、三里、天枢，腹鸣略有增加。

21：00第一服，药后肠鸣增加，腹痛能忍，至1：00许有矢气，4：30起排便3次，第1次量不多，2、3次较多，为糊状便，无秽臭！腹满痛随之明显缓解。翌日7：00第二服，至午间又排便1次。患者家属称煎药时自加生姜100克，颇为给力！

三诊（2000年5月12日13：30）：患者腹满痛已除，腹软无压痛，右上腹叩诊鼓音。药已中病，不必尽剂。虽尚无食欲，嘱可进少量烂粥。

[方药]另以香砂六君子汤善后。

党参15克、苍术10克、茯苓12克、半夏15克、陈皮10克、木香8克、砂仁6克、柴胡10克、厚朴10克、苏叶10克、生姜15克、炙甘草4克，

5剂。

灸足三里、中脘、神阙、天枢。

又一次发病

四诊（2000年7月23日）：患者昨日食桃及凉酸奶，午后即觉脘腹不适，入夜疼痛愈重，天方卯时，即电话相告。询其脘腹痛甚，呕吐2次，拒按。

［辨证］思其心腹卒痛，乃腑气不畅。

［方药］拟用厚朴三物汤合（大）柴胡桂枝汤1剂。

厚朴15克、枳实10克、大黄10克、柴胡15克、桂枝15克、白芍20克、半夏15克、细辛6克、生姜30克。

因其素有畏寒，去黄芩。另因取药、煎药尚费时间，先灸足三里等穴，并点按耳穴（脾胃）。

是夜，电告服药后疼痛已缓解。

再一次发病

五诊（2001年3月20日）：患者素有脾胃虚寒，每进食生冷，则易脘腹疼痛胀满，气不得通，大便不下，数年来多次反复。昨因食橙，脘腹疼痛又作，电话询之。因知其病原，遂短信发送处方。

［方药］半夏厚朴汤合大黄附子汤加减。

大黄10克、细辛3克、半夏12克、厚朴10克、生姜30克、苏梗10克，药后应手而愈。

患者此后注意饮食，至今20年几乎未再犯病。

案例21——肾癌、肠梗阻

李某，男，56岁。因肾癌、肠梗阻住肿瘤科。

初诊（2011年2月28日）：患者因肾癌行化学药物治疗。近腹满痛、无排气排便五六天，置胃管行胃肠减压。脐左压痛，痛苦貌。脉按之不足，舌苔白。

［辨证］气虚，腑气不通。

［方药］厚姜半甘参汤。

厚朴15克、生姜30克、半夏15克、党参15克、苏梗15克、大黄10克，5剂。每剂煎200毫升，分2次经胃管注入。

二诊（2011年3月3日）：住院医生未经胃管灌药，而改行灌肠，3天仅有小效。

［方药］剩余 2 剂嘱仍宜口服给药（夹闭胃管 1 小时至 1.5 小时），同时加用大承气汤灌肠。

大黄 15 克、厚朴 20 克、枳实 20 克、芒硝 10 克、莱菔子 30 克，2 剂。

三诊（2011 年 3 月 4 日）：第一次胃管灌药夹闭 1.5 小时，松开后有部分药液引出，自第二次灌药后不再有胃液引出，大便亦通。

［方药］停用灌肠方。口服方去大黄，加枳壳 10 克、甘草 4 克，7 剂。

四诊（2011 年 3 月 14 日）：患者舌红少苔。拟明日出院。

［方药］改用益胃汤加枳壳、佛手善后。

按：治疗腑气不通或不畅时，西医每采用禁食水、胃肠减压等措施。而在中医看来，胃肠气机以通下为顺，应尽量经口或胃管、空肠管给药（暂时夹闭），由上而下，以利发挥效用。该例病房医生初将中药改为灌肠途径基本无效，后仍用该方经胃管给药，同时用大承气汤灌肠作为引导，取得满意疗效。患者体虚，不堪峻下药口服（或经胃管），然灌肠用或可。

汗、吐、下是中医常用的祛邪手段，因势利导，富有中医特色和成效。吐法笔者用之甚少，而汗、下两法用之较多。

关格属重症，"关门不利"不仅指小便不利，如《素问·水热穴论》所云"关门不利，故聚水而从其类也"，亦可言大便不通。

通腑法属下法范畴，临床应用不局限于治疗腑气不通。不少经方有通腑作用，后世方中亦有可用者，须辨证审机选择应用。

参考文献

［1］天津南开医院. 中西医结合治疗急腹症［J］. 新医药学杂志，1972；（2）：40.

［2］辽宁省中医研究院. 伤寒论方证研究［M］. 沈阳：辽宁科学技术出版社，1984.

［3］高飞，刘渡舟，方积乾. 大柴胡汤证解析［J］. 中医研究，1989，2（4）：17-21.

［4］盛志勇，胡森. 多器官功能障碍综合征［M］. 北京：科学出版社，1999.

［5］高飞. 中医药防治多器官功能障碍综合征探讨［J］. 中国中医急症，2000，9（3）：113-114+119.

第四节　脑炎、脑病、脑外伤

案例 1——病毒性脑炎

史某，女，19岁。

[病史] 患者因精神失常、意识障碍、全身抽搐、发热 1 月余，辗转天津、北京数家医院，后住笔者医院神经内科治疗，诊断为病毒性脑炎。经治多日，仍频繁抽搐、发热、意识不清。其家人请求中医会诊。

初诊（2007 年 4 月 5 日）：患者 1 个半月前起病，初多语、妄言、失神，渐出现抽搐、神志不清、发热，先后在天津、北京多家医院治疗，病情无起色。刻诊：神识不清（用镇静剂），目开、手撒、肢软，虽用止痉剂仍抽搐不已，多涎，低热（持续使用冰毯降温）。脉弱且数，舌不可见（无创呼吸机辅助呼吸）。

[辨证] 痰迷心窍。

[方药] 导痰汤、定志丸、升降散合方。

人参 10 克、菖蒲 20 克、远志 15 克、茯苓 30 克、桂枝 20 克、半夏 30 克、陈皮 15 克、枳实 20 克、胆星 10 克、姜黄 20 克、僵蚕 20 克、蝉蜕 20 克、酒大黄 6 克、生姜 50 克、甘草 15 克，4 剂。每日 1 剂，分三服。

二诊（2007 年 4 月 9 日）：患者频频抽搐，而强度有所减缓，仍发热，意识不清，多涎，弄舌不停，右上肢拘急。脉浮滑数，舌稍红，苔少。已停用呼吸机。

[辨证] 风痰犹盛。

[方药] 改用柴胡桂枝汤合导痰汤。

柴胡 30 克、黄芩 10 克、桂枝 20 克、白芍 25 克、半夏 20 克、陈皮 20 克、人参 8 克、菖蒲 20 克、茯苓 30 克、胆星 15 克、枳实 20 克、僵蚕 20 克、蝉蜕 20 克、生龙骨 30 克、生牡蛎 30 克、羚羊角粉 0.6 克（冲）、玳瑁粉 0.6 克（冲），5 剂。每日 1 剂，分三服。

三诊（2007 年 4 月 16 日）：患者仍发热，弄舌不已，两睑瞤动，两上肢拘急、抽搐。脉弱，舌红，少苔。

[辨证] 阴虚热盛动风。

［方药］改用大定风珠。

生地 30 克、白芍 30 克、麦冬 30 克、生龙骨 30 克、生牡蛎 30 克、龟板 15 克、鳖甲 15 克、连翘 20 克、石膏 60 克、甘草 10 克、菖蒲 15 克、郁金 15 克、葛根 30 克、五味子 6 克、羚羊角粉 0.9 克（冲），7 剂。每日 1 剂，分三服。

四诊（2007 年 4 月 23 日）：患者抽搐之势略缓，仍有发热，体温 38℃ 左右，大便不成形，发病以来月事 2 个月未行（发病之初是否值经期无从追查）。脉细数，舌红少苔。

［辨证］按热入血室论治，活血通经，清解血分瘀热。

［方药］柴胡桂枝汤合桂枝茯苓丸加减。

柴胡 15 克、黄芩 10 克、桂枝 20 克、赤芍 15 克、白芍 15 克、当归 15 克、川芎 10 克、丹皮 12 克、桃仁 15 克、桂枝 15 克、茯苓 15 克、甘草 6 克、莪术 15 克、牛膝 15 克、益母草 20 克、红花 10 克，6 剂。每日 1 剂，分三服。

五诊（2007 年 4 月 28 日）：服上方 5 剂，患者月事今午来潮，且周身皮疹。人已清醒，如受惊吓状，似能辨识双亲，欲言语，有痰。脉数，按之不足，舌苔少。

［辨证］至此药方中的，继清血室。

［方药］柴胡 18 克、黄芩 10 克、红花 10 克、赤芍 10 克、生地 15 克、当归 10 克、川芎 8 克、白芍 12 克、桃仁 10 克、青皮 10 克、牛膝 10 克、甘草 6 克、没药 5 克、紫草 10 克、干姜 8 克、茯神 15 克、桂枝 10 克，5 剂。每日 1 剂，分三服。

六诊（2007 年 5 月 2 日）：4 月 28 日，患者虽有行经，但仅下血少许，2 天即无。神识较前恢复，能识家人，仍有低热，抽搐。脉数，苔少。

［方药］再用 4 月 16 日方（大定风珠）出入。

生地 30 克、白芍 30 克、麦冬 30 克、生牡蛎 30 克、龟板 15 克、鳖甲 15 克、栀子 15 克、石膏 50 克、银柴胡 20 克、菖蒲 15 克、郁金 15 克、蝉蜕 15 克、羚羊角粉 0.6 克（冲）、玳瑁粉 0.6 克（冲），7 剂。每日 1 剂，分三服。

七诊（2007 年 5 月 10 日）：患者已服用中药月余，先后用过清热化痰息风、育阴息风、活血通经，又回到育阴息风治法。目前神志清楚，能遵嘱伸舌示脉，仍有低热，激动或活动时臂指搐搦。舌红少苔，脉细滑。

［方药］续用前方出入。

生地 30 克、白芍 30 克、麦冬 30 克、生牡蛎 30 克、龟板 15 克、鳖甲 15 克、栀子 10 克、银柴胡 20 克、菖蒲 15 克、郁金 15 克、生龙骨 30 克、僵蚕 15 克、茯苓 20 克、五味子 6 克、肉桂 3 克、竹沥水 50 毫升，7 剂。每日 1 剂，分二服。

八诊（2007 年 5 月 23 日）：患者神清，能坐起片刻，喜生冷瓜果，而不欲食，需胃管注入。舌红少苔。

［辨证］胃阴虚证。

［方药］益胃汤。

玉竹 12 克、麦冬 15 克、生地 10 克、沙参 15 克、太子参 15 克、鸡内金 10 克、山楂 15 克、黄连 3 克、生炒麦芽各 15 克、砂仁 6 克，7 剂。每日 1 剂，分二服。

能食，病愈。共历近 2 个月。

按：该例重症，西医治疗 1 个半月无效，告其家长即使救活，也可能智力损害，甚至成植物人状态……其父不想放弃，才想起请中医试试。

因以往未治过此类重症，思路上有些犹疑不定，初用涤痰开窍，又用育阴息风，延至四诊（接诊第 18 天），才尝试由热入血室入手，至此方现转机。此例值得反思甚多，病重并非一定要用重剂；药方庞杂，颇多诟病，应作检讨。如实记录，以为鉴镜。

该患者休学调养数月，智力完全恢复，后考取护理大专，成为一名护士。结婚时，特意邀笔者参加，为避喧宾之嫌，托词未往。

案例 2——肺性脑病

王某，女，85 岁。老年科。

初诊（2010 年 4 月 30 日）：患者有高血压、冠心病、糖尿病、脑梗死等病史。久病体弱，因"血压不稳"于 4 月 23 日入院。近 2 天入夜躁扰不宁、谵妄，日间神识恍惚。便秘而"易动"，用泻下剂则下利无度。脉弱，舌干无津，四末欠温。

［辨证］此少阴病心肾阳虚，欲成脱证之危候。

［方药］用张锡纯既济汤合生脉散加减。

山药 30 克、山茱萸 30 克、附子 6 克、煅龙骨 30 克、煅牡蛎 30 克、茯苓 10 克、人参 6 克、麦冬 15 克、肉桂 3 克、五味子 5 克，5 剂。

患者于 5 月 1 日清晨出现慢呼吸、意识不清、二氧化碳潴留，诊为 Ⅱ 型呼吸衰竭、肺性脑病，于 10：00 行气管插管（次日 2：00 自行拔出）。中药因此停服 1 天。考虑中药甫一服，药尚未效，嘱继续胃管给药。

二诊（2010 年 5 月 5 日）：患者已不躁扰，识清而神疲，舌上生津，脉较前有力，仍弦而芤，近2天大便未解。

[方药]续用上方出入。

人参6克、麦冬15克、山药30克、山茱萸20克、五味子6克、菖蒲10克、麻仁6克、砂仁6克，7剂。

三诊（2010年5月11日）：大便易解，仍纳差乏力，脉芤，舌暗。

[方药]上方加入开胃消导之味。

人参6克、麦冬15克、山药30克、山茱萸20克、五味子6克、麻仁6克、生山楂12克、生麦芽12克、鸡内金10克，7剂。

四诊（2010年5月19日）：已能依杖下地行走，精神好，能食，大便畅。

[方药]上方去麻仁，带药出院。

案例3——传染性单核细胞增多症（脑型）

牛某，女，9岁。儿科。

[病史]患者因"发热4天，呕吐，肢体颤抖2天"于1996年8月7日入院，诊断为传染性单核细胞增多症（脑型），予抗病毒、皮质激素等对症治疗后好转，仍运动障碍，邀中医会诊。

初诊（1996年8月15日）：患儿起病先见发热，按感冒处置，继而出现呕吐、眼球及肢体震颤、步态不稳，不敢睁眼，数日未食。经对症治疗，已有所减轻。现呕吐止，稍能食，仍眼球、肢体震颤，不能坐立。舌稍红，苔白厚，脉滑数。指鼻试验（+）。

[辨证]暑温（湿热内伏，肝风内动）。

[方药]以三仁汤合泽泻汤蠲其湿。

半夏10克、茯苓10克、泽泻10克、白术10克、薏苡仁15克、白豆蔻6克、厚朴6克、竹叶10克、六一散30克、焦三仙各10克、菖蒲6克、萆薢10克，4剂。每剂水煎分二服。

二诊（1996年8月17日）：患儿眼球及肢体震颤已明显减轻，能坐立，搀扶可行走几步，食欲改善。

[方药]续用清热祛湿中药6剂。

三诊（1996年8月28日）：患儿舌苔化薄，指鼻试验（-）。活动已较自如，大便次数偏多。

[治法]仍用祛湿，兼以益气健脾法善后。

[方药]苍术10克、白术10克、黄柏6克、萆薢10克、茯苓10克、黄芪12克、陈皮6克、半夏10克、泽泻10克、薏苡仁15克、六一散12克，

8 剂，水煎服。

按：传染性单核细胞增多症临床表现多样：①见似上呼吸道感染者居多，但病程明显较长。据笔者经验，一般风寒或风热所致发热，辨证准确，约七成可 24 小时内退热，2 天退热率可达九成以上。若系传染性单核细胞增多症，虽有个别案例可二三天退热，但多数需 5~7 天，少数更长些。不少传染性单核细胞增多症患者易出现扁桃体肿大疼痛，或上附脓苔，中医辨为乳蛾，以风热、湿热为常见。与化脓性扁桃体炎不同的是，其脓苔较厚，如膜状，不易拭去。②有的传染性单核细胞增多症患者可见淋巴结肿大、肝脾肿大、肝功能异常。③传染性单核细胞增多症属"脑型"者少见，笔者迄今诊治过 3 例。其中 1 例成人患者有明显受寒史，发病颇似太阳伤寒证——高热、恶寒、头身痛、脉紧数。所异样者，头痛剧烈，难以忍受，欲撞墙。服麻黄剂有效，可得汗出热退，头痛缓解一时，但反复高热、恶寒、头痛不已，历约七八天方愈。愈前，患者家属曾延某居士施以方术，据实记载。

案例 4——迟发型一氧化碳中毒性脑病

段某，男，41 岁。

[病史] 2005 年春节，患者回乡下老家时一氧化碳中毒，发现时遗尿而不省人事，送医院途中苏醒，治疗数日恢复如常，惟神情淡漠而寡言。10 余天后出现目直，举止反常，数日内渐至肢体不遂，不能行走。曾去某医院行高压氧舱治疗，无效，后收住神经内科。

初诊（2005 年 3 月 23 日）：患者表情淡漠，反应呆滞，二便失禁，肌张力高，项强，肢体时有拘挛，不能张口示舌。寸口脉弦滑数，跌阳脉浮弦，少阴脉沉弦，无苔。

[辨证] 此毒邪侵损脑络，伤阴动风之证。

[方药] 用大定风珠。

炙甘草 10 克、生地 30 克、白芍 20 克、麦冬 20 克、生牡蛎 20 克、阿胶 10 克、麻仁 6 克、生鳖甲 12 克、生龟板 12 克、五味子 6 克、葛根 12 克、连翘 15 克、寒水石 30 克、生龙骨 30 克、鸡子黄 2 枚。

此方出入服用 1 个月，患者逐渐恢复。能步行，步态稍显不稳，共济性稍差，语言逻辑可，反应稍迟钝，表情较淡漠，舌苔白，脉沉缓。

改用地黄饮子与柴芍温胆汤合方，养阴益髓，化痰解郁，终获痊愈。愈后智力、行为恢复如常。惟病前性格开朗，爱说笑；愈后稍显内向。

案例 5——脑外伤

常某，女，18 岁。神经外科。

初诊（2003 年 7 月 24 日）：患者坠落伤后神志不清 40 余天，四肢强直（肌张力高），右下肢扰动不宁，发热，汗出。脉弱，舌苔不可见（呼吸机）。

［辨证］瘀热内闭心包，兼有饮邪。

［治法］清心开窍息风，蠲饮清热。

［方药］①牛黄清心丸：每次 1 丸，合水研后胃管注入，每日 2 次。
②白虎汤合桂苓甘露饮。

石膏 60 克、知母 12 克、茯苓 15 克、桂枝 10 克、白术 10 克、泽泻 12 克、寒水石 15 克、滑石 15 克、石决明 30 克、钩藤 15 克、羚羊角粉 0.6 克（冲），6 剂。每剂水煎分 2 次服。

因其脑挫伤后脑组织水肿（已用甘露醇降颅压），考虑按饮邪处置，故而拟此清热息风蠲饮之法。

二诊（2003 年 8 月 1 日）：服上方 1 剂，患者热即退，仍肢体强硬，右下肢扰动。现唇红，苔黄。

［治法］活血凉血息风。

［方药］改用复元活血汤、桂枝茯苓丸合方加减。

柴胡 15 克、生地 15 克、桃仁 10 克、红花 10 克、桂枝 8 克、当归 8 克、天花粉 12 克、丹皮 10 克、石膏 45 克、黄芩 10 克、茯苓 20 克、大黄 2 克、水红花子 12 克、羚羊角粉 0.6 克（冲），6 剂。每剂水煎分 2 次服。

三诊（2003 年 8 月 11 日）：患者肢体躁扰，询其家人月事已 2 个月未行。

［治法］活血通经。

［方药］改用少腹逐瘀汤加减。

桃仁 15 克、生蒲黄 10 克、五灵脂 10 克、当归 10 克、川芎 6 克、赤芍 15 克、丹皮 10 克、桂枝 10 克、茯苓 15 克、大黄 3 克、牛膝 15 克、柴胡 10 克、生地 30 克，5 剂。每剂水煎分 2 次服。

四诊（2003 年 8 月 16 日）：患者月经未行，但下肢变软，可屈伸，上肢肌张力仍偏高。

［方药］上方加红花 10 克、地龙 15 克、枳壳 10 克、生地减为 15 克，8 剂。每剂水煎分 2 次服。

经行，诸症渐好转。

按：此例脑外伤患者和案例 1 之脑炎患者，最终转机皆与血室得清有关，值得思索研究。

案例6——病毒性脑炎

本例由郑敏坤同学具体观察施治，笔者远程指导。

患者，女，49岁。

[病史] 患者平素体健，2019年4月中旬出现头枕部阵发性、跳动样疼痛，未予重视。后渐感发热、恶寒，头痛加重，测得最高体温39.5℃，自行口服对乙酰氨基酚和阿莫西林退热、消炎治疗，病情未见好转。至4月18日已高热5天，恶寒，无汗（服用退烧药后稍有汗出，但体温未明显下降），头痛欲裂，后枕部尤甚，心下满痛，小便短涩不利，无呕恶，大便正常，纳寐一般。

4月18日晚郑同学（微信）问："老师，这种情况可否用桂枝去桂加茯苓白术汤？"

答："发病之初宜用葛根汤。当下有停饮，太阳经输不利，同意你的意见，先予桂枝去桂加茯苓白术汤1剂以观之。"

[方药] 郑同学处方如下。

白芍12克、炙甘草6克、生白术12克、茯苓12克、大枣5枚、生姜5片。

当日21：30服药，服药前体温39.5℃，服药后无汗出，半小时后，小便得利，心下满痛已解，体温暂降，测得体温37.3℃（为5日来所测最低），仍无汗。后半夜体温又升至38.9℃，枕部头痛剧烈，难以忍受，无项强，无呕恶，无心下痞。

4月19日问："家人决定带她去西医院住院治疗。但我还是希望她能继续服中药，老师您看该如何换方子？"

答："虽无呕吐和神志症状，仍考虑颅内压增高可能性大，不排除'脑炎'。去医院检查一下稳妥些，除常规检查外，要注意颅内压有无改变。如果用中药，可考虑用大柴胡汤与葛根汤合方试试。"

4月19日入院测颅内压210mmH$_2$O，诊断为病毒性脑炎，收住院，予阿昔洛韦、甘露醇、糖皮质激素等对症治疗。

4月20日问："我知道病毒性脑炎西医是没有特效药的，只能对症处理。能不能同时用上中药。目前的症状有：发热，微恶寒，无汗（用退烧药后能出一点儿），身震颤，手抖，枕部、双颞部头痛，枕部尤甚，小便稍不利，大便干硬，1天1次，纳寐差。已无心下痞，无呕恶，无项强。舌淡，苔薄白。如果按舌象来看，是不是用小柴胡汤合葛根汤会更好呢？"

答："还是用大柴胡汤合葛根汤，先用1剂看能否得汗。如果腹无满痛，第 1 剂暂不加大黄。随时告我病情变化。"

［方药］予葛根汤合大柴胡汤去大黄 1 剂（双解法侧重于经表）。

葛根 15 克、麻黄 9 克、桂枝 6 克、白芍 6 克、柴胡 12 克、黄芩 9 克、半夏 9 克、枳实 9 克、大枣 3 枚、生姜 5 片、炙甘草 3 克。

当日 18：30 服半剂，1 小时后稍汗出，皮肤湿润，睡前又服半剂，半夜全身汗出，需更换衣物，后汗止，体温降至正常。

4 月 21 日：患者无发热恶寒，无头痛，头颈稍感沉重，精神较前好转，倦怠，纳寐可，大便未解，小便正常。

问："第 2 剂大黄的用量多少比较适宜？ 6 克可以吗？"

答："上方减去麻黄，芍药增至 9 克，加大黄 6 克（后下）1 剂，即桂枝加葛根汤合大柴胡汤（双解法侧重于焦腑）。头不痛，估计颅压已降下来了。如果今天大便通了，可酌情改用小柴胡汤加葛根。如果已停用降颅压治疗，则用柴胡汤合五苓散。"

4 月 22 日：昨日下午患者服药后，半夜大便解下，质干硬，小便不利。

［方药］嘱予大柴胡汤倍芍药加芒硝，每剂分二服。

药后 3 小时，大便解，质软成形。

4 月 23 日：患者小便仍不利，头稍重，身倦，纳少，余无不适。

［方药］嘱予小柴胡汤合五苓散加葛根 2 剂。

服药后小便得利，头重减轻。

4 月 24 日晚郑同学报告："基本都好了！ 22 日停用甘露醇，医院方面说再观察 2 天就可以出院了。昨天大便比较黏腻，我就在上方的基础上加了一味黄连，合起来就是小柴胡汤合五苓散合葛根芩连汤。今天也是续用此方。现在大小便都正常，已经没有任何不适了。"

答："很好！"

郑："谢谢老师这几日的指导！除了对经方的加减运用有了更深的体会，也感受到仲景所言'精究方术''上以疗君亲之疾'！"

诊治思路小结

患者病初头枕部疼痛、发热恶寒，本宜用葛根汤，然迁延数日后，又见心下满、小便不利，故先予桂枝去桂加茯苓白术汤 1 剂。

服药后小便得利，心下满痛已解，体温暂降。但头痛剧烈不减，体温复升。此饮邪结聚太阳经腑，用桂枝去桂加茯苓白术汤后，心下停饮略去，故症状稍有减轻。"膀胱足太阳之脉，起于目内眦，上额，交巅……其支者：从巅入络脑，还出别下项，循肩髆内，夹脊抵腰中，入循膂，络肾，属膀胱。"

现饮聚脑府未去，仍呈现太阳经腑不利、三焦失和、腑气不畅。西医虽用降颅压等措施，但症状尚未缓解。予葛根汤合大柴胡汤去大黄1剂，是表里双解法而侧重于经表。

药后汗出畅，表已解，已无寒热头痛，但大便未解。继以上方减麻黄加大黄1剂，是表里双解法侧重于焦腑。服药后，大便虽解仍偏干，再予大柴胡汤倍芍药加芒硝，大便即软。

因小便仍不利、头稍重，再予小柴胡汤合五苓散加葛根2剂。服药后小便得利，头重减轻。又调理数日而愈。

案例7——药物中毒

张某，女，31岁。消化科。

初诊（1997年5月24日）：患者因"服大量氯普噻吨片后昏迷10小时"于5月20日由外院转入，已施行洗胃等处置，并对症治疗。近3天出现高热、神昏谵妄、抽搐，体温＞40℃，呈稽留热，稀便。舌红，脉滑数。

［辨证］毒热动风，蒙闭心包。

［方药］清解饮（协定处方）：每次40毫升，每日4次。每次送服羚羊角粉0.3克（经胃管）。

二诊（1997年5月26日）：服中药2天，患者体温渐降至正常。神识转清，抽搐止。脉细弦，舌苔黄稍厚。

［治法］清热化痰息风。

［方药］改用小柴胡汤合涤痰汤。

柴胡15克、黄芩10克、半夏10克、党参10克、陈皮10克、茯苓15克、胆星10克、竹茹10克、钩藤15克、龙骨30克、葛根15克、甘草6克，4剂。

患者体温见表50。

表50　患者体温（℃）

时间 \ 日期	5.23	5.24	5.25	5.26	5.27
8：00	39.9	39.8	39.2	38.0	36.3
12：00	38.9	39.1	38.9	36.0	36.1
16：00	38.9	39.4（服中药）	38.7	36.4	36.0
20：00	38.9	39.0	37.5	36.4	36.8

按：此例治疗中，中医药在退热、止痉、促醒方面均起到重要作用。

第五节 血证（便血、呕血、咳血、尿血、崩漏）

一、便血

案例 1

王某，男，84 岁。急诊观察室。

初诊（2010 年 3 月 23 日）：患者半月前中风，近 2 天出现便血，初为黑便，后为较新鲜血便，用多种止血药包括云南白药无效，虽经输血，血红蛋白仍不足 6 克。体瘦，面色枯白，两手稍躁扰。脉浮取弦细，稍按即空。舌淡白苔薄。尺肤苍白干枯无泽，稍欠温。

［辨证］脾阳虚衰，血液失统。

［方药］理中汤。

人参 10 克、炮姜 12 克、焦白术 12 克、炙甘草 6 克、白及粉 10 克（冲），2 剂。

二诊（2010 年 3 月 24 日 16：00）：昨晚服半剂，患者一夜泄 10 次，至清晨，已转为褐色稀便。精神稍平稳，入睡。白天未再排便。脉细，稍任按。呼之可张口示舌。

［方药］继用上方。

人参 10 克、炮姜 10 克、焦白术 10 克、炙甘草 6 克、山药 30 克、阿胶珠 10 克、白及粉 10 克（汤成加入搅匀），6 剂。

三诊（2010 年 3 月 25 日 9：00）：患者今晨排便 1 次，无血，张口呼吸，舌干。脉细，较昨日又有好转，但欠匀（室上性期前收缩）。

［方药］仍以理中汤加味调理。

案例 2

刘某，男，77 岁。

初诊（2009 年 12 月 1 日）：患者为孤鳏老人，久居侄女家。2 个月前曾大量便血，笔者予理中汤二三剂即止，平复如常。近 2 天忽不寐，昨起神志恍惚，除侄女外不识他人，郑语喃喃似见故人，欲回老家，阻之则愤，以目瞪之。

［辨证］此恐魂魄亡散之兆。

［方药］急用柴胡加龙牡汤 1 剂。

柴胡 10 克、桂枝 10 克、白芍 10 克、煅龙牡各 30 克、人参 5 克、茯神 15 克、甘草 6 克、珍珠粉 3 克（冲）。

覆杯即卧。

二诊（2010 年 1 月 30 日）：患者发热。

［方药］予小柴胡颗粒加生脉饮。愈。

三诊（2010 年 2 月 3 日）：患者兴奋后出现乱语。

［方药］予张锡纯既济汤减味。

山药 30 克、山茱萸 30 克、煅龙骨 30 克、煅牡蛎 30 克。

覆杯即卧。

按： 此例便血量多，用理中汤虽止，但毕竟年老精衰，脾肾不足，生化无力，以至气血衰而神魂失养。发热恐亦浮阳外越之象。用益气固涩之法虽可取一时之效，暂免亡脱，究竟临终不远。

二、呕血

案例 3——创伤后应激性上消化道溃疡

李某，男。烧伤科。

初诊（2004 年 7 月 30 日 19：00）：系大面积Ⅲ度烧伤患者，入院 50 天来多次消化道出血（应激性溃疡）。近几天又见暗红色或柏油样便，胃管引流出暗红或咖啡色血，估算出血量较多。患者面赤，身热，而足趾欠温。神情较紧张，心率 > 130 次 / 分。人迎脉动（手足烧伤俱包扎，寸口脉、趺阳脉不可得），舌淡苔白。

［辨证］气血双亏，脾失统摄，虚阳浮越。

［治法］气为血帅，先用峻补元气，兼以温中降逆止血之法。

［方药］人参 30 克、炮姜 30 克、白及 30 克、苏子 30 克、大黄炭 10 克，1 剂。急煎，分 3 次胃管注入。

二诊（2004 年 7 月 31 日 8：30）：患者仍有少量便血、胃管引流见血，但神色稍定，心率降为 110 次 / 分，足趾温暖，为阳回有效之象。

［方药］再拟归脾汤加减。

人参 15 克、炮姜 20 克、焦白术 20 克、仙鹤草 30 克、白及 15 克、阿胶珠 15 克、苏子 15 克、酒大黄 10 克、小蓟 30 克、血余 15 克、枣仁 20 克、生地 30 克，2 剂。水煎，每剂分 4 次胃管注入，每 4 小时 1 次。

三诊（2004 年 8 月 1 日 8：30）：今日凌晨始，患者便血增多，而胃管引出较少，血色素降低，但心率无明显增快，末梢皮温尚可。

［辨证］呕血用苏子降气是学习济南名医吴少怀用法[1]，冀图于去瘀生新。笔者将胃管引流之血视为呕血，但苏子用药量偏多，或致便血增加。

［方药］白及煎用不如散服，改下方。

伏龙肝 60 克（先煎）、炒槐花 30 克、炒槐角 30 克、地榆炭 30 克、生蒲黄 30 克、白及粉 30 克（调冲），1 剂。急煎，分 3 次胃管注入。

四诊（2004 年 8 月 2 日 8：30）：自昨夜至今，患者便血量减少，病情趋于平稳。心率 106 次 / 分，足趾温。人迎脉敛，舌质较前转红，苔薄白。

［方药］上方蒲黄减为 20 克，续用 2 剂。每剂 4 次分服，每 6 小时 1 次。

五诊（2004 年 8 月 3 日 8：00）：上方一日夜服 7 次。患者未再出血，输血后血色素升至 11 克。舌淡苔白，足趾温，人迎脉不躁动。

［方药］仍用归脾汤善后。

黄芪 40 克、党参 20 克、焦白术 20 克、当归 12 克、白芍 15 克、茯苓 20 克、鸡内金 15 克、白及 30 克（调冲）、炒槐角 15 克、地榆炭 15 克、陈皮 10 克、炙甘草 8 克、伏龙肝 50 克（先煎），7 剂。水煎，每剂分 4 次胃管注入，每 6 小时 1 次。

按：40 年前，笔者在济南听王允升老师讲课，介绍了济南名医吴少怀先生远程治疗 1 例班替氏病大吐血患者，后又在王老师参编的《吴少怀医案》中阅读此案。尽管照猫画虎未获成功，但前辈经验毕竟值得学习。因此书出版多年，不易觅得，特恭录如下。

赵某，男，44 岁，1961 年 9 月 11 日初诊。

［病史］自 1944 年发现脾大，西医疑诊为黑热病及班替氏病，多次注射锑剂无效。1949 年曾因食道下端静脉曲张，大量吐血住院。1951 年在南京切除脾脏，发现有结节性肝硬化。肝功正常，仍可轻度工作。1958 年因劳累过度，胃中发热，冲气上逆，呕血甚多，色紫成块，喜冷恶热，再度住院。1961 年 3 月 9 日晚 9 时骑车外出归来，自觉胃中灼热，脘胁作胀，头晕无力，突然晕厥，吐血很多，住院急救。相继两日夜大量吐血，先后给予 8 种中西止血药物，输血 8000 多毫升，吐血仍未止，病情危急。打电报问方。吴老医师思考病情，吐血由劳而得，乃阳亢阴虚，气逆火动，有升无降，迫血上溢所致，应补阴抑阳，降气止血。

［方药］茜草炭 15 克、血余炭 30 克、苏子 9 克、降香 9 克。水煎服。

得方后，急煎 100 毫升，徐徐灌服，进至 1/3 时，自觉气渐下行，脘胀大减，服完 1 剂后吐血减少，大便下血少许，继服 2 剂，血止转安。

案例 4——胃癌呕血

白某，女，80 岁。消化科。

初诊（2004 年 8 月 4 日）：系晚期胃癌患者，近呕血不止，行胃肠减压后，每天由胃管引出咖啡色液体约 2000 毫升。精神差，身体羸弱，寸口脉虚无力，趺阳脉沉弱，舌苔少，四末欠温。

［辨证］脾阳虚，不能统摄。

［方药］黄土汤加减。

伏龙肝 40 克、黄芪 25 克、西洋参 6 克、白术 10 克、炮姜 5 克、炙甘草 5 克、阿胶珠 10 克、炒槐花 10 克、大黄炭 6 克、白及粉 20 克（汤成加入搅匀），6 剂。1 剂分 2 次服，胃管注入。

二诊（2004 年 8 月 10 日）：患者出血止，趺阳脉起。

［方药］上方减伏龙肝、大黄炭、炮姜，加金银花炭 10 克、焦栀子 8 克、苏子 8 克，6 剂。

三、咳血

案例 5——支气管扩张

祁某，男，60 岁。呼吸科。

初诊（2010 年 10 月 18 日）：系支气管扩张患者，反复咯血多年，对寒热变化敏感，凡觉自汗出、背中冷，即咯血，面赤而两足畏寒。另患前列腺增生，小便欠畅利，少腹满，胃纳可，大便如常。脉弦数按之不足，舌苔白。

［辨证］咳血、癃闭（肺肾两虚，虚火上炎）。

［方药］引火汤加减。

熟地 25 克、巴戟天 15 克、天门冬 15 克、五味子 6 克、茯苓 12 克、红景天 15 克、炮姜 10 克、十大功劳叶 12 克、泽兰 12 克、肉桂 3 克、白及 10 克，7 剂。

二诊（2010 年 10 月 25 日）：患者自汗略止，小便稍畅，腹满若失，周身觉舒。仍觉微有背寒足冷。昨又咯血 4 次，面赤收敛。脉仍弦滑数，尺部不足，舌淡暗苔白。

［方药］上方加花蕊石 15 克、代赭石 20 克、阿胶珠 10 克、三七粉 3 克（冲）、白及改粉剂 6 克（冲），7 剂。

三诊（2010 年 11 月 2 日）：患者近 1 周未咳血，腹胀除，觉矢气热，仍时自汗、微背寒足冷。脉弦，舌淡暗苔白。

［方药］上方加鹿角霜 10 克、肉桂加为 6 克、白及粉加为 9 克，10 剂。病情趋于平稳。

按：引火汤是陈士铎《辨证奇闻》方，原用于阴蛾。此例改麦冬为天冬，取三才封髓丹用法。红景天现多以益气活血论其功用，其实原可用于咳血。

案例 6——支气管扩张

包某，女。

［病史］患支气管扩张 8 年，因咳血住呼吸科，体质虚弱，忽冷忽热，邀笔者会诊。

初诊（2013 年 7 月 17 日）：患者反复咯血、咳痰多年，目前仍咳血未止，痰不多。平素脘腹不舒，不耐寒热。体瘦，脉弦滑，舌淡苔白腻。

［辨证］脾肺两虚。

［方药］六君子汤加减。

党参 12 克、白术 15 克、半夏 12 克、茯苓 15 克、陈皮 6 克、红景天 12 克、炮姜 9 克、十大功劳叶 12 克、山药 15 克、白豆蔻 9 克、白茅根 20 克、炙甘草 6 克，7 剂。

二诊（2013 年 7 月 22 日）：患者咳血略止，现为褐色痰，胸胁时有疼痛，痛处不定，时有反酸烧心。脉弦滑，舌淡苔白腻。

［方药］上方减功劳叶、白茅根、山药，加桔梗 12 克、枳壳 12 克、煅瓦楞子 15 克，7 剂。

四、尿血

案例 7——造影剂导致肾损害

贾某，男，39 岁。泌尿外科。

［病史］患者因"血尿，急性肾功能不全"入院。

初诊（1998 年 1 月 27 日）：患者 1 月 10 日出现鼻塞、流涕、咽痛等症状，12 日始出现全程肉眼无痛性血尿，初疑为结石，后行膀胱镜检查后，未见病灶，而尿血益甚。发病前曾行 CT 检查，疑为增强 CT 造影剂所致。舌红，脉数。

［治法］按血热论治，用凉血止血法。

［方药］小蓟饮子。

小蓟 30 克、藕节 30 克、生蒲黄 12 克、白茅根 30 克、生地 30 克、丹皮 12 克、血余炭 10 克、旱莲草 15 克、女贞子 15 克、黄芪 30 克、升麻 6 克、柴胡 10 克、焦白术 12 克、炒山药 12 克、花蕊石 12 克，5 剂。每剂分二服。

1 剂知，2 剂止。

五、崩漏

案例 8

刘某，女，40 岁。

初诊（2011 年 1 月 11 日）：患者漏血 20 余天不止。脉数稍弦，面色略苍白。

［方药］黄芪 30 克、生地 30 克、桑叶 30 克、荆芥炭 10 克、龙骨 30 克、牡蛎 30 克、鹿角霜 12 克。1 剂止。

此后数年，又发数次血崩，下血夹血块甚多，面色㿠白，心慌气短如脱。数日内血色素可由正常低限降至 60~70g/L。每予傅青主治老妇血崩当归补血汤原方。

黄芪 30 克、当归 30 克、桑叶 30 克、三七粉 9 克（冲）。

1 剂血减，2、3 剂可止。

按：《傅青主女科》当归补血汤："当归一两，酒洗　黄芪一两，生用　三七根末三钱　桑叶十四片。"

所谓老妇，即将绝经期妇人也，年七七左右者为多。有的反复失血，甚至手术切除子宫。曾以此方治疗多例更年期血崩或漏血不止，用之每有良效。

参考文献

［1］吴少怀医案整理组（王允升等）．吴少怀医案［M］．济南：山东人民出版社，1978．

第六节 急性肾衰

案例 1——挤压伤综合征

某男，30 岁左右。诊治于二十几年前。

[病史] 因施工时墙倒压伤，患者体表多处大片瘀青，后出现尿血（血红蛋白尿），进一步出现尿少，肾功能异常，诊为挤压伤综合征并发急性肾功能不全。邀笔者会诊。

[辨证] 患者尿少，如酱油色。结合病史、症状，考虑既是外伤所致，活血祛瘀是当务之急。尿血系因瘀血所致，不宜塞止而应逐瘀通利。

[治法] 拟祛瘀清热通淋之法。

[方药] 复元活血汤、血府逐瘀汤、小蓟饮子合方加减。

当归 10 克、柴胡 10 克、天花粉 12 克、桃仁 12 克、红花 10 克、枳壳 10 克、桔梗 6 克、生蒲黄 30 克、滑石 15 克、小蓟 15 克、栀子 6 克、大黄 6 克、白茅根 30 克，3 剂。

复元活血汤治跌仆损伤；血府逐瘀与之多药重复，主要借用柴胡、枳壳、桔梗以调畅气机；小蓟饮子利尿通淋，凉血止血，内寓蒲灰散活血利水，使瘀从小便去也。方中重用生蒲黄 30 克，兼能散瘀止血利尿，为要药。

药后小便通利，尿由酱油色逐渐转为淡黄，数日内肾功能随之恢复。

按：该案例原记录未能找到，仅留存处方，因属急重症救治成功，印象较深，凭记忆补记如上。

案例 2——多器官功能衰竭（MOF）

杨某，男，60 岁。

[病史] 患者因重症肺炎、脓毒症、多器官（呼吸、循环、肝脏、肾脏、凝血）功能衰竭由外地转入笔者医院救治，又因出现无尿 20 余天，转入肾内科行透析治疗（3 次/周）。患者提出能否请中医"补肾"治疗以增加尿量，加快恢复。经主管医生同意，邀笔者会诊。

初诊（2019 年 1 月 16 日）：患者每日尿量在 50 毫升左右，色黯。胃纳尚可，大便昨日 3 次。今日自服灵芝水后出现鼻衄。舌质绛，苔薄白，脉弦略数，参伍不调（持续性房颤）。

　　［辨证］三焦不利，水热互结于下焦，兼有瘀血。

　　［方药］小柴胡汤、猪苓汤、蒲灰散合方加减。

　　柴胡 12 克、黄芩 9 克、半夏 9 克、猪苓 12 克、茯苓 12 克、泽泻 12 克、滑石 15 克、生蒲黄 15 克、龟甲胶 15 克（烊）、白茅根 15 克，5 剂，水煎服。每日 1 剂，早晚分服。

　　二诊（2019 年 1 月 22 日）：服中药后，患者尿量增至每天 400 毫升左右，色深黄。胃纳好，大便可。下肢可见出血点。舌色转为淡红，苔薄白，脉弦细，参伍不调。

　　［辨证］三焦不利，蓄水蓄血。

　　［方药］小柴胡汤、五苓散、蒲灰散合方加减。

　　柴胡 12 克、黄芩 9 克、桂枝 6 克、猪苓 12 克、茯苓 12 克、泽泻 12 克、滑石 15 克、生蒲黄 15 克、白茅根 15 克、白术 9 克、茜草 12 克，7 剂，水煎服。每日 1 剂，早晚分服。

　　三诊（2019 年 1 月 30 日）：服中药 12 剂，患者尿量增至 680 毫升（透析日）~790 毫升（非透析日），颜色由浓茶色转为黄色。自觉疲乏，食欲好，大便 1 天 3 次。舌质稍暗，苔薄黄腻，脉促。

　　［辨证］邪气渐去，正气未复，始可议补。

　　［方药］前用小柴胡汤减去人参、大枣，今加入。

　　柴胡 12 克、黄芩 9 克、半夏 9 克、人参 6 克、生姜 12 克、大枣 15 克、滑石 15 克、生蒲黄 15 克、白茅根 15 克、生地 15 克、益母草 15 克、茜草 12 克、车前子 15 克（包），14 剂。煎服法同上。

　　建议减少透析次数，尿量恢复到 1200 毫升 / 天后可以停止透析。

　　患者于 2 月 5 日春节前出院。节后复查时，肾功能基本恢复。

　　按：以上 2 例，病因不同。案例 1 由外伤所致，年轻力壮，治以化瘀通淋为主，取效迅捷；案例 2 因感染导致多脏衰，年龄偏大，有基础病，以理枢机、利三焦为主，逐渐恢复。

第七节 疮毒内陷走黄

走黄和内陷是疮科术语。走黄是由疔疮火毒炽盛，毒势未能及时控制，走散入营，内攻脏腑所致。内陷多因正气内虚，火毒炽盛，疮疡毒邪不能外泄，反陷入里而成。二者俱是险恶重症。

笔者曾救治1例由会厌痈所致内陷走黄的患者，病情极其危重。惜原记录不全，凭记忆补记如下。

案例1

患者，女，60岁左右。

[病史]患者约10年前因急性髓细胞白血病（AML-M5）在某医院化疗，某天突觉咽痛，迅速加重，致喉咽肿痛，吞咽痛甚，食水难下，伴高热寒战。两三天内颈肿齐头，呼吸不畅。诊断为会厌脓肿、颈部蜂窝织炎，对症予抗感染治疗。因是白血病患者，又经过化疗，自身抵抗力差，报病危，通知其亲属抢救成功概率不大。患者丈夫与北京中医药大学一位教授相熟，介绍笔者为其诊治。

初诊：笔者见患者时，头颈等粗，高热不退，呼吸不畅，饮水难下。其脉大数，按之无力。

[辨证]思之病位虽在颈，亦可按大头瘟论治。

[方药]方用普济消毒饮为主，参合仙方活命饮、升降散。

柴胡25克、黄芩12克、黄连6克、金银花30克、连翘15克、玄参15克、升麻10克、僵蚕10克、浙贝母15克、桔梗10克、甘草10克、姜黄10克、大黄6克、蝉蜕10克、白芷10克、薄荷10克，5剂。

每剂水煎600毫升，取300毫升少量频服（因患者吞咽困难）；余300毫升，再加入芒硝30克融化，以纱布浸药汁湿敷颈部（体热烘干后更换）。1剂用完，再煎1剂。

二诊：如此治疗两三日，患者颈肿竟逐渐消退，疼痛、吞咽困难亦随之减轻。发热退，精神、食欲均好转。

[方药]后将内服药改为清咽饮（经验方）；外用湿敷法改为用如意金黄散茶水调敷。

三诊：大约治疗 1 周，患者喉痈渐愈。

[治法] 改用补虚祛邪、安内攘外法善后。

[方药] 予小柴胡合竹叶石膏汤加减。

按：从历史来看，中医疡科积累了丰富经验。而现代疮疡疾患较古时及至几十年前已大为减少，疡科面临萎缩境地。不过，中医对疮疡的独到见解、辨证方法和效验方药应该继承下来，起码遇到情况知道如何检索、应用。

前几年，友人介绍一位对口痈患者来门诊就医，病已 2 个月，中西多方治疗，久不愈合。刻下见疮疡如鱼口，周围肤色黯淡，脓液清稀，面色少华。显系气血不足，一味解毒消炎无益。即用补益气血法，重用黄芪、当归，托毒外出，约 2 周痊愈。

写在结尾

以对几个案例的领悟作为本册结束。

案例 1

翟某，女，65 岁。

患者患帕金森症多年，反复发热，因"泌尿系感染、肺部感染"频繁入院，1 年达十数次。经人介绍邀笔者往其家出诊多次。

患者长期卧床，虽服药控制，仍肢体抖动不已。反复发热，一月数度。恐其呛咳，以胃管进食水。大便正常，小便常涩痛，有时伴咳嗽、咳痰，一般不恶寒，或稍恶热，体瘦，肢体颤抖。嘱其放松，以便切脉，反两手抖动愈甚，笔者以另一手握持亦难以把稳细参，粗略诊来，为弦数之脉。舌暗红，舌苔一般偏少，有时苔白略厚。

自 2006 年秋至 2007 年春，根据辨证，先后用过柴胡剂、白虎汤、黄连阿胶汤或猪苓汤、麻杏甘石汤等，有一时效果，但不日仍再度发热。

一次其外感风寒，发热、身痛、恶寒，予麻黄剂（大青龙加减），汗不得出，其热愈甚。思之有悟：①帕金森患者，肢体颤抖，自身产热较多，部分患者可通过自身功能调节而汗出散热。倘若自身调节功能失常，必然会有发热。②麻黄剂本为解表散寒良药，但对平素汗少甚至无汗者，当禁用！③该例因肢体抖动而代谢强、产热多，且难以出汗，窃思非大剂寒凉清热不可。

此后撰一方，主要为：石膏 90~180 克、知母 15~30 克、生地 30 克、白芍 30 克、水牛角粉 30 克、蝉蜕 6~9 克、羚羊角粉 0.6~0.9 克，再随症加减。

历经 1 年左右，发热逐渐得以控制，体温趋于正常。初每天 1 剂，后 1 剂分作 2 天、3 天服。泌尿系感染、肺部感染次数较以往明显减少，偶有发作，临时改用他方，愈后仍回到此基础方。俟体温渐趋平稳后乃停服。

按： 忆得曾治一文化名人。患者昔因外感风寒，高热无汗，予麻黄剂 1 剂退热。某日又高热，症状相似，仍用麻黄剂，不得汗出而无效。后判为中枢性发热，因原发病不治。

2018 年秋某日，碰巧有两位大学生同时来看发热。一女生，来自新疆；一男生，来自江苏。俱发热经年，久治不愈，体温在 39~41℃。诊断俱不明，皆平素无汗。女生诊过 1 次后未再联系，估计无效改延他医。男生网诊数月，试用多法，终无甚效验。曾按风寒稽表，用麻黄剂而不得汗，反增烦躁；用麻黄石膏剂稍好些。因其远居江苏，建议就近诊治，未知结果如何。

体悟

《伤寒论》83~89 条讲发汗禁例，简记为"咽淋疮衄血汗寒"。

据上述经验教训，麻黄禁例可增加一条，曰："无汗家不可发汗，发汗则烦，热益甚。"或可行清热之法以扬汤止沸。

案例 2

该例与武冰博士共同治疗。

刘某，女，43 岁。

初诊（2018 年 6 月 25 日）（武医生）：患者昨起发热，今晨起多汗，微微恶寒，咳嗽有痰，纳少，伴呕恶，乏力，身痛，皮肤痛，大便溏。舌红，苔薄白，脉弦。

［方药］予柴胡桂枝汤加减。

柴胡 15 克、黄芩 9 克、党参 9 克、半夏 9 克、桂枝 9 克、白芍 9 克、干姜 6 克、五味子 6 克、杏仁 9 克、茯苓 12 克、炙甘草 6 克，5 剂。

二诊（2018 年 6 月 28 日）（笔者）：发热未退，武医生带患者过来会商。患者午后发热已 5 天，微恶寒，仍皮肤痛。舌苔白。

［辨证］湿热郁表。

［方药］用麻黄连轺赤小豆汤。

麻黄 6 克、杏仁 9 克、连翘 9 克、赤小豆 15 克、浮萍 9 克、甘草 6 克、大枣 15 克、生姜 15 克，2 剂。水煎，日 1 剂，分 2 次服。

服药后凉汗出，皮肤疼已，仍发热 38.5℃，皮肤微痒。

三诊（2018 年 7 月 2 日）（武医生）：患者仍发热，多汗，咳嗽痰少，胸闷，纳呆，大便溏，身起皮疹伴瘙痒感。舌红苔薄白，脉弦。

［方药］用小柴胡加石膏汤。

柴胡 18 克、黄芩 9 克、党参 9 克、半夏 9 克、姜皮 6 克、五味子 6 克、杏仁 9 克、石膏 30 克、炙甘草 6 克、大枣 9 克，5 剂。

7 月 4 日：患者昨晚体温 37.6℃，皮疹增多，脉沉数，苔白。暂不予药，观察。

四诊（2018 年 7 月 5 日）（笔者）：患者昨晚体温 37.2℃，身热汗出，皮疹开始消退，恶心，咳。脉寸关部弦数，苔白。

［方药］三仁汤加减。

竹茹 12 克、清半夏 12 克、薏苡仁 15 克、滑石 15 克、杏仁 9 克、五味子 6 克、通草 6 克、厚朴 9 克、陈皮 9 克、竹叶 6 克，5 剂。

按：该患者由武冰医生主诊，适笔者门诊日时经笔者诊过 2 次。

初诊，针对表邪，尤其患者出现皮肤痛，用柴胡桂枝汤，方向是对的。二诊，笔者据舌苔白判断为湿热郁表，用麻黄连翘赤小豆汤也是合适的。反思起来，麻黄用量偏小，且只用了 2 剂，虽然湿邪外透，皮肤痛已，出现皮疹，但不彻底，所以仍有发热。三诊，若笔者处方，大概会用桂枝麻黄各半汤或桂枝二麻黄一汤。武医生思路是调理患者自身枢机，药后皮疹先是增多，随着汗出，皮疹开始消退，是正气祛邪外出之象，发热也随之降低。四诊，笔者用通阳化湿法善后。

武医生对经方熟稔，跟笔者门诊多年，路数相近，但亦有所别。诊治疾病途径非一，只要合乎理法且有效验，皆可也。

附：柴胡桂枝汤证

笔者[1]曾通过因子分析，揭示柴胡桂枝汤证具有外感、内伤两方面的病机。就外感而言，其病机为血弱气尽，营卫不和，邪正相搏。就内伤而言，其病机是肝胆不利，脾胃失和。其辨证要点：①太阳少阳并病见症：发热、微恶寒、肢节烦疼、微呕、胸胁满等。②脘腹胁部见症：心下支结、心腹卒痛等，病位主要在四肢或脘腹。

案例 3

孙某，男，40 岁。

［病史］2020 年 9 月 12 日，患者被蚊虫叮咬后左小腿后侧出现红肿，3 天后逐渐破溃并有少许脓液渗出，形成硬币大小痂皮，前往医院包扎换药治疗，但创面逐渐扩大，1 周后创面扩大至手掌大小，发热最高达 39℃，收住该医院，行抗感染治疗及创面清创引流术，术后仍反复高热且创面肿痛加重，组织培养细菌阴性。为进一步治疗来笔者医院门诊，诊断为左下肢皮肤感染、2 型糖尿病，于 10 月 9 日收住院。入院查体：左小腿曲侧创面面积约 2%，局部肿胀，腐皮脱落，创面基底黄白色坏死组织附着，并有肌腱外露，渗出较多，伴有异味，痛感明显。皮肤科会诊后考虑坏疽性脓皮病，建议系统激素治疗。10 月 10 日予甲泼尼龙注射液 60 毫克/日，静脉滴注；10 月 20 日改甲泼尼龙注射液 40 毫克/日，静脉滴注；10 月 30 日改甲泼尼龙片 32 毫克/日，口服；12 月 2 日改甲泼尼龙片 24 毫克/日，口服；12 月 18 日改甲

泼尼龙 32 毫克 / 日，口服。于 11 月 19 日行全麻下左下肢创面清创植皮、头部取皮术。12 月 2 日行左侧胸壁皮下肿物切开引流术。术后仍反复发热，口腔溃疡形成，痔疮发作，邀笔者会诊协助治疗。

初诊（2020 年 12 月 3 日）：患者舌前部左侧见片状溃疡，椭圆形，约 1cm×2cm，上覆腐苔，周边红肿（见彩插图 1），系数日前不小心咬伤所致，疼痛难忍，妨碍进食饮水。近日发热，体温 39℃ 左右，无明显恶寒、身痛或烦热。另有痔核脱出，不能还纳，痛苦不堪。左上臂一处疖肿切开引流。睡眠差。脉数，舌苔白。

［辨证］当下舌疮、痔疮为苦。辨为湿毒蕴结。

［方药］试用甘露饮、乙字汤、小柴胡汤合方加减。

柴胡 15 克、黄芩 9 克、生地 12 克、熟地 15 克、天冬 12 克、麦冬 12 克、石斛 12 克、当归 9 克、升麻 9 克、甘草 6 克、大黄 3 克、枳壳 9 克，6 剂。

二诊（2020 年 12 月 9 日）：患者舌痛减轻，可进食水，舌面溃疡面积略缩小，腐苔稍变薄，周边红肿消退（见彩插图 2）。痔核脱出未见改善，痛苦貌。仍发热。

［方药］改用白虎汤合四妙勇安汤。

黄芪 30 克、金银花 30 克、当归 30 克、石膏 120 克、知母 15 克、生地 30 克、甘草 10 克，6 剂。

三诊（2020 年 12 月 16 日）：患者欣喜告知，舌面溃疡已愈合（见彩插图 3），痔核脱出亦自行还纳。发热退（该科按皮肤科会诊意见已用激素治疗月余尚未退热）。

暂停中药。

按： 本例初用甘露饮子有效，二诊用白虎汤与四妙勇安汤合方加减，取效颇著。四妙勇安汤有清热解毒、活血散瘀之功，宋孝志先生得铃医所传"疮疡三两三"（黄芪、金银花、当归各一两，甘草三钱，蜈蚣三分），即是此方去玄参，易黄芪，加蜈蚣而成[2]。

舌痛减轻后，痔疮脱出已是患者最为痛苦所在。原计划待舌疮基本痊愈后再行解决，不意药后脱出之痔核亦自行回纳，是黄芪升提之功乎？抑或郁热消散乎？

该例姑且辨为"脓毒（坏疽性）体质"，以往虽有所闻，未得亲睹。患者被蚊叮后，些小微创异常恶化，许是蚊毒诱发机体过度反应，随后多发疖肿，切开引流不愈；自咬伤舌亦加重溃烂。种种轻微伤损，俱放大同化为疮疡肿毒，且愈演愈烈。

笔者迄今习医、从医 50 余年，学习实践不可谓不努力，身处综合医院，见识诊治范围不可谓不广，但仍有不少老问题有待解决，也会不时遇到新问题。个人的知识储备和感性认知是有局限的，而临床情况则是复杂而层出不穷的。"多闻博识，知之次也"，做医生需要不断学习进取，储备知识，以应不时之需。

《旧唐书·孙思邈传》载："胆欲大而心欲小，智欲圆而行欲方。《诗》曰：'如临深渊，如履薄冰'，谓小心也；'纠纠武夫，公侯干城'，谓大胆也。'不为利回，不为义疚'，行之方也；'见机而作，不俟终日'，智之圆也。"

《礼记·中庸》载："博学之，审问之，慎思之，明辨之，笃行之。"

以此自勉，亦与读者同道共勉。

参考文献

[1] 高飞，刘渡舟，方积乾. 柴胡桂枝汤证解析 [J]. 中医杂志，1988（12）：58-60.

[2] 高齐民. 高齐民先生经方临床经验集 [M]. 北京：中医古籍出版社，2019.

附录

已发表热病、急重症相关论文

题目	刊物	年，卷（期）：起止页码
急重型心肌炎救治2例	中国中医急症	1994，（增）：79
医热病未必概用清法	中国医药学报	1998，13（1）：74-75
辨证治疗疑难发热138例总结	中国中医急症	1998，7（5）：210-211
空调伤寒诊治一得	北京中医药大学学报	1999，22（2）：50
中医药防治多器官功能障碍综合征探讨	中国中医急症	2000，9（3）：113-114+119
中医药防治多器官功能障碍综合征回顾与展望	中西医结合急救杂志	2001，8（6）：323-325
471例发热证治分析	北京中医药大学学报	2002，25（2）：57-59
心衰救治三则	中国医药学报	2002，17（3）：176-177
中医博士群体应多出良医上工	中医药学刊	2002，20（6）：747-748
新达原饮（颗粒）治疗湿热发热66例分析	中医药学刊	2003，21（4）：618
上文又见《中医博士临证精华》	人民卫生出版社	2004，9：214
对贯众治疗风寒表实证流感价值的质疑	中华中医药杂志	2006，21（1）：40-41
说寒疫	北京中医药大学学报	2007，30（5）：296-297
治疫勿轻忽伤寒理法	环球中医药	2011，4（1）：38-39

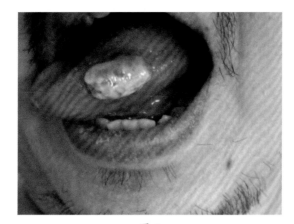

图 1

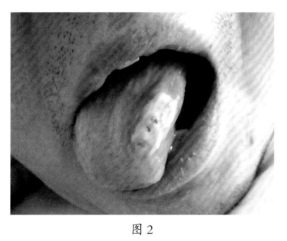

图 2

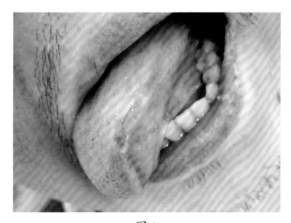

图 3